Janna Neubauer
Pränataldiagnostik und das Recht auf Inklusion

Die Reihe DIALEKTIK DER BE-HINDERUNG ist inter- und transdisziplinär angelegt. Sie eröffnet den Zugang zu einem vertieften theoretischen Begreifen der sozialen Konstruktion von Behinderung in Form von Beiträgen zu einer synthetischen Humanwissenschaft. Sie versteht sich in den Traditionen kritischer Theorie, die immer auf eine veränderte gesellschaftliche Praxis im Sinne von Dekolonisierung und Überwindung sozialer Ausgrenzung zielt. Außerdem muss kritische Theorie im Bereich von Behinderung und psychischer Krankheit erweiterte Zugangswege kritischer Praxis eröffnen und sich von dieser ausgehend bestimmen, denn wie bereits Comenius festhielt: »Das Wissen, das nicht zu Taten führt, mag zugrunde gehen!«

Damit ist ein Verständnis von Behinderung und psychischer Krankheit zugrunde gelegt, das von dem bio-psycho-sozialen Wechselverhältnis von Isolation und sozialer Ausgrenzung als Kernbestand der Konstruktion von Behinderung ausgeht. Gegen diese Prozesse wird die generelle Entwicklungsfähigkeit aller Menschen durch menschliche Verhältnisse gesetzt, in deren Mittelpunkt, in Anlehnung an die »Philosophie der Befreiung«, Anerkennung und Dialog stehen.

Das einzig Heilige, das zählt, ist die Existenz des Anderen.

DIALEKTIK DER BE-HINDERUNG

Herausgegeben von Georg Feuser, Wolfgang Jantzen †, Willehad Lanwer, Ingolf Prosetzky, Peter Rödler und Ursula Stinkes

Janna Neubauer

Pränataldiagnostik und das Recht auf Inklusion

Zum paradoxen Menschenbild in der Gegenwartsgesellschaft

Mit einem Vorwort von Peter Rödler

Psychosozial-Verlag

Bibliografische Information der Deutschen Nationalbibliothek
Die Deutsche Nationalbibliothek verzeichnet diese Publikation
in der Deutschen Nationalbibliografie; detaillierte bibliografische Daten
sind im Internet über http://dnb.d-nb.de abrufbar.

Originalausgabe

info@psychosozial-verlag.de
www.psychosozial-verlag.de

Umschlagabbildung: Hilma af Klint, *Siebenstern*, 1908
Umschlaggestaltung und Innenlayout nach Entwürfen von Hanspeter Ludwig, Wetzlar
ISBN 978-3-8379-3037-5 (Print)
ISBN 978-3-8379-7749-3 (E-Book-PDF)

Inhalt

»Nobody is perfect!« – Das Thema Pränataldiagnostik heute

Vorwort

Peter Rödler

»Nobody is perfect!« Mit dieser Aussage wischt Osgood in *Manche mögen's heiß* alle von Daphne vorgebrachten Argumente gegen eine Heirat vom Tisch. Als Daphne sich letztendlich als Mann outet, sticht dieses Argument endgültig. Die Schärfe dieser Pointe wird aber erst deutlich, wenn man bedenkt, dass 1959, im Jahr des Erscheinens des Films, Homosexualität insbesondere bei Männern noch juristisch verfolgt wurde und gesellschaftlich sehr geächtet war.[1]

Was hat das nun mit unserem Thema zu tun? Zum einen zeigt die Szene, dass Inklusion von der sozialen Bereitschaft zur Begegnung abhängt und, wird diese leidenschaftlich – das heißt mit der Bereitschaft zur Überwindung aller Hindernisse – gesucht, auch grundsätzlich quasi voraussetzungslos möglich ist.

Zum anderen zeigt sich aber im Vergleich zu damals die heutige Zeit angesichts der Fokussierung auf die Gleichberechtigung aller gesellschaftlichen Lebens- und Ausdrucksformen als eine grundlegende Befreiung hin zu einer scheinbar umfassenden – inklusiven – Toleranz. Die Entscheidung des Gemeinsamen Bundesausschusses (G-BA), nicht-invasive Pränataltests (NIPT) auf Trisomien als Kassenleistungen anzubieten, das heißt, einen Beschluss von 2019 nun umzusetzen und der Regierung zur Annahme vorzulegen (science media center, 2021), erschüttert dieses Bild jedoch erheblich. Dies gilt im Besonderen, wenn man dazu bedenkt, dass nicht nur in

1 In den USA wurde Homosexualität, die bis in die 1960er Jahre in allen Bundesstaaten strafbar war, in jener Zeit noch über die McCarthy-Ära hinaus massiv diskriminiert, in Deutschland der entsprechende §175, der Homosexualität unter Strafe stellte, erst 1994 (!) vollständig gestrichen. (Lesben- und Schwulenverband, o.J.; Müller-Elmau, 2020; vgl auch https://de.wikipedia.org/wiki/Geschichte_der_Homosexualit%C3%A4t_in_den_Vereinigten_Staaten).

Deutschland ca. 90% der pränatal diagnostizierten Kinder mit Down-Syndrom abgetrieben werden (dpa/run, 2017).

Diese kann aufgrund mangelnder Ressourcen an dieser Art Leben nämlich nicht teilhaben, teilt aber aufgrund der Medien dieses Ziel durchaus und strebt es illusionär, auf welchen Wegen auch immer (Influencerin, Gangster-Rapper), an. Zum anderen wird aber der Gruppe von Menschen, die als behindert gesehen wird, nicht etwa nur die Teilhabe an dieser Kultur vorenthalten, sondern es wird ihnen, zumindest pränatal, ihr Lebensrecht generell abgesprochen.

Auffällig ist auch die große gesellschaftliche Ruhe, in der sich die Entwicklung hin zu dieser Situation in den letzten Jahren vollzogen hat. So hatte Peter Singer 1989 mit seiner These der ethischen Möglichkeit, schwer beeinträchtigte Menschen zu töten, noch einen großen Aufruhr erzeugt, der über die Diskussion seiner Thesen und die Frage, ob hierüber überhaupt diskutiert werden dürfe, weit hinausging und bis hin zur Verhinderung seiner Vorträge reichte. Dabei war die Diskussion damals nicht auf den Bereich der Therapie beziehungsweise der Behindertenpädagogik begrenzt, sondern fand ihren Weg mit Protagonisten wie Micha Brumlik und Jürgen Habermas auch in die allgemeine Pädagogik und in die Philosophie. Selbst die *Zeit* widmete auf dem Höhepunkt dieses Diskurses diesem Thema eine komplette Doppelseite (Merkel, 1989).

Aus der »Störung« Singer war eine grundlegende Diskussion über die Menschen in ihrem Verhältnis zueinander und in ihrer Welt, aber auch über die Möglichkeiten und Rolle der Wissenschaften in diesen Zusammenhängen geworden. Leider wurde dieser sehr fruchtbare dynamische Prozess ab dem Sommer '89 von den Entwicklungen in der DDR bis hin zur Öffnung der Mauer im November völlig verdrängt. Auch die Zeit danach war mit so vielen pragmatischen Entscheidungen und politischen Kämpfen über die Hoheit der geschichtlichen Dynamik und ihrer Erzählung dieser Zeit erfüllt, dass der Faden der bis Sommer '89 begonnenen Grundsatzdiskussion nicht mehr aufgenommen wurde.

Im Gegenteil zerschellten die normativen, um Werte und Urteile ringenden Wissenschaftspositionen an der Mauer des behaupteten »Endes der Geschichte« (vgl. Fukuyama, 2006), die nicht nur von den KapitalismusvertreterInnen im Sinne Fukuyamas gebaut wurde, sondern auch und in ihrer Wirkung eventuell noch nachhaltiger von dem – unkritischen – Konstruktivismus und den an diesem orientierten systemischen Positionen.

Spätestens als »Theorien«, die immerhin eine, wenn auch nicht erreichbare, so doch mindestens anstrebbare »Wahrheit« als Motor ihrer Diskurse hatten, abgelöst wurden durch die unverbindliche Subjektivität von »Erzählungen« (Narrativen) konnten »Tausend Blumen blühen«, wie sich ein Kongress in Heidelberg 1991 (»Das Ende der großen Entwürfe und das Blühen systemischer Praxis«) auf die Fahnen schrieb. Dieser hoffnungsvolle Start hatte jedoch bald ein Ende und wurde spätestens seit Mitte der 1990er Jahre von Governance-Strukturen abgelöst, die die subjektive Selbstverantwortung entlang entsprechender Vorgaben in das neoliberale Steuerungsmodell einbanden.

So entstand ein wahrhaft »ganzheitliches« Steuerungsmodell, das heute praktisch alle Ebenen staatlicher und privater Institutionen »alternativlos« durchdringt. Welche Möglichkeiten hierbei für nicht-staatliche Player insbesondere aus dem Medienbereich entstehen und von diesen auch ausgenutzt werden, zeigt sich am Bertelsmann-Konzern, der dies in einer Strategiebroschüre sogar offenlegt (vgl. Rüb et al., 2009, S. 64f.). In der Folge sind heute wissenschaftliche Diskurse bestimmt durch »Evidenz«-Vorgaben, Ratings und Drittmittelverteilung – die wiederum Grundlage für Hochschulstellen spielen – entlang diesen Vorgaben, die entsprechend zu einer Grundlage der Besetzung von Hochschulstellen und damit insbesondere für junge Wissenschaftlerinnen und Wissenschaftler zu einer existenziellen Bedingung ihrer Arbeit werden – wodurch Wissenschaft auf reine Faktizität festgelegt wird und Diskursen wie im Frühjahr '89 völlig entgegensteht.

Nun zeigen aber die Krisen spätestens seit 2008, dass grundlegende Probleme auf diese Weise nicht angegangen werden können und damit anwachsen, bis sie ihre eigene Dynamik entwickeln, die dann erst einmal ungesteuert abläuft und dazu führt, dass das beschriebene System nur mit äußerstem Ressourceneinsatz gerettet werden kann. Das war nicht nur bei der Finanzblase 2008 so, sondern zeigt sich, jetzt unter der Bedingung der Pandemie nur verstärkt, im Pflegenotstand, im Gesundheitssystem insgesamt aber auch in der heutigen Zulieferkrise und ebenfalls – wer es denn sehen will – an den Universitäten, insbesondere in den Geistes- und Sozialwissenschaften, wo, auch unter der Bedingung des Kompetenzparadigmas,[2]

2 Insbesondere da die Kompetenz nach Weinert (2001b) beim Übergang in das herrschende Bildungssteuerungssystem als Erstes um wesentliche, aber nicht oder nur sehr schwer messbare Anteile des Konzepts von Weinert verkürzt wurde (vgl. Klieme & Leutner, 2006, S. 880).

das »Bilden« urteilender Studierender von lernenden FunktionsträgerInnen abgelöst ist (vgl. hierzu Arendt, 2007, S. 149f.).

Es ist offensichtlich, dass es in dieser Situation der immer schnelleren Reproduktion des Gültigen Zukunft nur wiederzugewinnen ist, wenn über das Faktische hinausgehende Kategorien wieder in das Zentrum der Diskurse rücken. So sind es ja gerade auch solche Entscheidungen für bestimmte Begriffe, Werte, Kategorien – auch *aus diesen gebildete Utopien* –, die dem Möglichkeitsraum des Faktischen erst die jeweils unterschiedliche Information entlocken. Ich hoffe, es wird klar, dass es hier nicht um eine bestimmte Utopie, Gesellschaftsform oder Ähnliches geht, sondern um die Rückkehr der Entwicklung des Sozialen aus der Auseinandersetzung um die Zukunftsperspektiven. Es ist offensichtlich, dass dies höchste Zeit ist und das vorhandene System zunehmend machtvoll infrage gestellt wird (»Fridays for future«).

Die vorliegende Arbeit stellt hierzu einen Beitrag dar. Sie schließt an die Diskurse in den 1980er Jahren an und stellt diese in den Zusammenhang mit der Pränataldiagnostik einerseits und dem Konzept der Inklusion andererseits. Diese beiden Themen haben, wie sich im Frühjahr 1989 zeigte, so grundlegenden Charakter, dass sie, widmet man sich ihnen ernsthaft, zur Basis eine Reflexion über das Verhältnis von Menschen zueinander und zu und in der gemeinsamen Welt generell anregt und damit letztlich auch die Frage aufwirft: Wie wollen wir – zusammen – in Zukunft leben?

Janna Neubauer legt hierzu Dokumentarisches aus den früheren Diskursen vor und diskutiert dies bezogen auf aktuelle Entwicklungen. Es bleibt zu hoffen, dass die Lektüre dieses Textes für Leserinnen und Leser zum Anlass wird, sich diese Fragen neu oder erstmalig zu stellen und zur Grundlage eigener Urteile werden zu lassen. Es scheint mir insbesondere in den Geistes-, Sozial- und Bildungswissenschaften *dringend* geboten, um in der gegebenen Situation generell wieder eine begründete proaktivere Position zu gewinnen!

Frankfurt am Main, 12.10.2021

Literatur

Arendt, Hannah (2007). *Über das Böse. Eine Vorlesung zu Fragen der Ethik.* München, Zürich: Piper.

dpa/run (2017). Trisomie-21-Diagnose führt meist zur Abtreibung. Welt-Down-Syndrom-Tag. *ÄrzteZeitung*. https://www.aerztezeitung.de/Politik/Trisomie-21-Diagnose-fuehrt-meist-zur-Abtreibung-295904.html (14.02.2022).

Fukuyama, Francis (2006). *The end of history and the last man*. With a new afterword. New York, NY: Free Press.

Klieme, Eckhard & Leutner, Detlev (2006). Kompetenzmodelle zur Erfassung individueller Lernergebnisse und zur Bilanzierung von Bildungsprozessen. Beschreibung eines neu eingerichteten Schwerpunktprogramms der DFG. *Zeitschrift für Pädagogik 52*(6), 876–903. https://www.pedocs.de/frontdoor.php?source_opus=4493 (14.02.2022).

Lesben- und Schwulenverband (o. J.). Paragraph 175 StGB: Verbot von Homosexualität in Deutschland. Verfolgung von Homosexuellen in Deutschland – Geschichte eines Schandparagraphen. https://www.lsvd.de/de/ct/1022-Paragraph-175-StGB-Verbot-von-Homosexualitaet-in-Deutschland#kontinuitaet (14.02.2022).

Merkel, Reinhard (1989). Der Streit um Leben und Tod. *Die Zeit*, (26). https://www.zeit.de/1989/26/der-streit-um-leben-und-tod?utm_referrer=https%3A%2F%2Fwww.startpage.com%2F (14.02.2022).

Müller-Elmau, Marie (2020). Homosexuelle Frauen: Ein Stück verlorener Geschichte. https://www.rechtverblueffend.com/post/ein-stück-verlorener-geschichte (06.10.2021).

Rüb, Friedbert W., Alnor, Karen & Spohr, Florian (2009). *Die Kunst des Reformierens. Konzeptionelle Überlegungen zu einer erfolgreichen Regierungsstrategie*. Gütersloh: Bertelsmann Stiftung.

science media center (2021). Nicht-invasiver Pränataltest (NIPT) als Kassenleistung (fact sheet). https://www.sciencemediacenter.de/alle-angebote/fact-sheet/details/news/nicht-invasiver-praenataltest-nipt-als-kassenleistung/ (06.10.2021).

Weinert, Franz Emanuel (Hrsg.). (2001a). *Leistungsmessungen in Schulen*. Weinheim: Beltz.

Weinert, Franz Emanuel (2001b). Vergleichende Leistungsmessung in Schulen – Eine umstrittene Selbstverständlichkeit. In Franz Emanuel Weinert (Hrsg.), *Leistungsmessungen in Schulen* (S. 17–31). Weinheim: Beltz.

1 Auf dem Weg zu einer inklusiven Gesellschaft?

Während in den 1990er Jahren die Diskussion um die Vorträge Peter Singers eine landesweite Diskussion auslösten, die auch die Fragen der Pränataldiagnostik und Bioethik in all ihren Facetten umfasste, ist es heute um diese Fragen still geworden. Die Änderungen des Paragrafen 218 im Jahr 1995, die diese Kritik aufgenommen zu haben schienen, gingen relativ »geräuschlos« über die Bühne. Die heutige Debatte um Inklusion widmet sich vor allem der Teilhabe von Menschen am Gemeinwesen, insbesondere in der Schule. Die Verweigerung der Teilhabe aufgrund einer entsprechenden pränatalen Diagnostik und folgender Abtreibung wird in den Zusammenhängen der Inklusion wenig thematisiert. Die als ein Ergebnis der Deutschen Einheit erfolgte Kompromisslösung, die Streichung der embryopathischen Indikation, hatte zum Ziel, einen Schwangerschaftsabbruch aufgrund einer möglichen Behinderung des Kindes zu vermeiden. Die formale Abschaffung verhinderte die behinderungsbezogene Abtreibung allerdings nicht, da die embryopathische Indikation seitdem in Bezug auf die medizinische Indikation abgehandelt wird. Der Gesundheitszustand der Mutter legitimiert einen Schwangerschaftsabbruch, der sich in einer möglichen Behinderung des Kindes begründet (vgl. Kapitel 4.3.1). Der hier vorgelegte Text widmet sich diesem »vergessenen« Zusammenhang. Auf dem Hintergrund der Darstellung und Analyse der ursprünglichen Diskussion, den Entwicklungen um diese Thematik bis heute und der gegenwärtigen Situation, wird die fortdauernde Bedeutung dieses Fragekomplexes aufgezeigt und in Bezug auf einen Diskussionsbeitrag im Licht der heutigen Situation ausgearbeitet.

Die ersten vorgeburtlichen Untersuchungen in den 1960er Jahren bildeten zunächst ein Ausnahmeverfahren, das nur wenige Frauen in Anspruch nehmen konnten. Bis heute weiten sich solche Untersuchungen jedoch rasant zum Regelfall aus (vgl. Kapitel 4.4.4). Aber nicht nur die Anzahl der pränatalen Untersuchungen, sondern auch deren Qualität änderten sich. Der innovative Einsatz nicht-invasiver Methoden ermöglichte das Untersuchungsvorgehen zunehmend komplikationslos. Im Jahr 2019 debattierte der Bundestag über die Einführung des Bluttests als kassenärztliche Regelleistung. Diese jüngste Diskussion bietet den Anlass, die Absichten pränataler Diagnostik und deren gesellschaftliche Relevanz erneut zu ergründen.

Pränatale Untersuchungen eint das Ziel, Behinderungen *sichtbar* zu machen. Eine Diagnose mündet in der Regel in der Selektion: Es erfolgt die Abtreibung des Ungeborenen aufgrund des Merkmals der Behinderung. Das Leben von behinderten Menschen stellt sich damit noch vor seinem eigentlichen Beginn durch die Existenz pränataler Untersuchungsverfahren als offensichtlich bedroht dar. Während Aktivist*innen und Behindertenverbände für die Realisierung von Inklusion kämpfen, annektieren Befürworter pränataldiagnostischer Verfahren deren stetige Ausweitung im gesellschaftlichen Alltag. Dahinter verbirgt sich mehr als eine Kontroverse: Es offenbart sich in paradoxes Menschenbild in der Gegenwartsgesellschaft.

Scheint es aktuell ruhig um den fachlichen Diskurs über die Pränataldiagnostik bestellt, ist es insbesondere die auffällige Unauffälligkeit, in der das Verfahren des nicht-invasiven Pränataltests umgesetzt wurde, die eine diskursive Auseinandersetzung notwendig erscheinen lässt. Tiefergehende Recherchen zeigen deutlich, dass dieses Spannungsfeld durchaus eine fortwährende Aufmerksamkeit in Fachkreisen erfährt. Verschiedene Personengruppen, unter anderem auch Vertreter pädagogischer Fachbereiche, verweisen bis in die Gegenwart auf die alarmierenden Entwicklungen und vorherrschenden Widersprüche, die sich im Übrigen nicht in der Existenz vorgeburtlicher Diagnoseverfahren erschöpfen. Große Proteste oder gar längerfristige mediale Aufmerksamkeit bleiben jedoch bis dato aus. Dabei steht das Themenfeld der Pränataldiagnostik als ein Synonym für gesellschaftliche Tendenzen, die sich innerhalb der Spannungen und Kontroversen zwischen einer Normenkultur und Nutzenkultur (vgl. Schweidler, 2006) herauskristallisieren.

Die vielfältigen Polarisierungen, die in diesen Vorgängen zum Ausdruck kommen, rütteln an den Grundfesten unseres menschlichen Daseins. Neben der Wahrnehmung vorhandener Differenzen benötigt es deshalb der fundamentalen Grundlegung eines Menschenbildes. Was ist der Mensch? (Kant) oder vielmehr: Wann darf Mensch sein? Die Auffassung über das Wesen des Menschen konstituiert den Ausgangspunkt für weiterführende Reflexionen, die sich unter den Bedingungen differenzierter Perspektiven, ob philosophisch, medizinisch, pädagogisch oder auch politisch, unter einem Rückbezug auf unsere Historie, jeweils unterschiedlich gestalten. Ein Bild des Menschen, dass das Recht auf Inklusion impliziert, konstruiert sich auf der Ebene des konfliktbehafteten Austauschverhältnisses zwischen dem Individuum und dessen sozialer Welt.

Während sich die modernen Gesellschaften um die Kriterien von Norm und Normalität herum strukturieren, erzeugen die neoliberalen Gesellschaften heute durch ihre praktisch ausschließliche Leistungsorientierungen und eine von grundsätzlichen Veränderungen geprägte Dynamik unausweichlich Ambivalenzen. Dieses Spannungsfeld wurzelt in den Fortschritten von Technologien und Verfahren, die immer weitere Optionen eröffnen, in den Prozess des Lebendigen einzugreifen. Menschsein erscheint so zunehmend gestaltbar. Hieraus ergeben sich drängende ethische Fragestellungen als eine kontinuierliche Herausforderung, mit dem neu gewonnenen Wissen umzugehen. Doch wie ist es in diesem Zusammenhang um die Vielfalt des Menschen bestellt? Erscheint der »unbestimmte« – und deshalb sich je selbstbestimmende – Mensch im Zuge dieser Entwicklung in all seinen vielfältigen Facetten gefährdet?

Ohne ein Grundverständnis des Menschlichen bleibt ein wissenschaftlicher Diskurs unmöglich und droht ideologische Gestalt anzunehmen. Die Grundlage einer fundierten Anthropologie eröffnet deshalb im Folgenden den Raum für Erläuterungen und aktuelle Überlegungen zum Thema. Dabei soll hier allerdings gerade auch angesichts zum Teil disparater Paradoxien zwischen realen Lebenssituationen und grundsätzlichen Erwägungen keineswegs ein Alleinvertretungsanspruch erhoben werden. Der Text stellt letztlich den Versuch dar, ein Menschenbild nach humanistischen und demokratischen Werten zu entwickeln, das alle Menschen in ihrer Differenz gleichermaßen inkludiert, und vor diesem Hintergrund die fortdauernd aktuellen Fragen der Pränataldiagnostik reflektierend in Erinnerung zu rufen.

Was ethisch und was unethisch ist, bleibt letztlich ohne den Referenzpunkt eines Menschenbildes eine Frage der Perspektive. Auch der bekannte Moralphilosoph Peter Singer bewertet seine Grundsätze als ethisch vertreten. Sein Eintreten für die Tötung behinderter Neugeborener sorgte in den frühen 1990er Jahren noch für Entrüstung und vehemente Gegenproteste. Es häuften sich Vergleiche, die Peter Singers Thesen mit der sozialdarwinistischen Lehre der Nationalsozialisten gleichstellten, in der Behinderung ein Tötungsmerkmal darstellte. Angelehnt an die Analyse utilitaristischer Auffassungen ergibt sich die These einer zunehmend verbreiteten »Neuen Euthanasie« (Degener & Köbsell, 1992) – als den Versuch, Tötungen als das »gute Sterben« zu rechtfertigen. Im Zentrum steht somit die Vermeidung eines leidvollen Lebens durch Tötung. Allein die Maximierung des Glücks legitimiert das Töten zugunsten einer Brauchbarkeitslogik, die heute, zumindest implizit in der Lebensrealität durchgesetzt scheint, worauf auch die Tatsache, dass die Thesen Singers heute kaum noch auf kritische Stimmen treffen, hinweist. Peter Singer vertritt offensichtlich nicht allein diese Auffassung. Die Einteilung in lebenswert und lebensunwert bilden das Prinzip eines Konstrukts, dass den zukünftigen Menschen im Hinblick auf seine Qualitäten vermisst. Die drohende Gefahr für behindertes Leben in einer Kultur, die sich nach dem Prinzip von Nutzen strukturiert, lässt sich nicht leugnen.

Am Übergang von einer Kultur um Normendiskurse, wie sie das 20. Jahrhundert prägte, und der heutigen »Nutzenkultur« werden verschiedene Perspektiven dieser kategorisierenden Logik sichtbar. Neben der Pränataldiagnostik verweisen auch Themenfelder wie die Präimplantationsdiagnostik, Organtransplantation und die Sterbehilfe auf entsprechende ethische und gesellschaftliche Probleme. Die bioethische Debatte, soweit sie heute überhaupt geführt wird, versucht diese Kontroversen zwar aufzugreifen, doch sind die Konflikte an kontradiktorische Definitionen des Menschseins gebunden, sodass diese Kontroversen sich ohne deren Berücksichtigung gar nicht vermitteln lassen. Allen Themen gemeinsam ist das ihnen je eigene Dilemma, dass sich im entstandenen Spektrum nur zugunsten *einer* Präferenz entscheiden lässt. Unweigerlich beinhalten dann entsprechende Argumentationsvorgänge Interessenabwägungen, die eine Bewertung von Menschen implizieren. Obgleich schon deren Vereinbarkeit mit den gültigen Menschenrechten unter den gegenwärtigen Umständen sehr fragwürdig ist, muss diese Fragestellung hier dennoch grundlegend kritisch reflektiert werden.

Die Differenzen solcher Positionen zu einer Ethik der Akzeptanz scheinen unüberbrückbar, denn die Wahrung und Verteidigung partikularer Interessen gegenüber abweichenden Positionen, so scheint es, polarisiert. Das Konzept einer wechselseitigen Reflexion in Form eines interdisziplinären Diskurses ermöglicht es dagegen, diese Form der »Rivalitäten« zugunsten einer realen Wahrnehmung von Ambivalenzen zu überwinden.

Das Paradoxe unserer Gegenwartsgesellschaft wird insbesondere im gesellschaftlichen Umgang mit dem Phänomen Behinderung deutlich. Im Jahr 2009 wurden die UN-Behindertenrechtskonventionen ratifiziert. Das Ziel der Konventionen besteht darin, Menschenrechtsverletzungen vorzubeugen und Menschen mit Behinderungen eine gleichberechtigte Teilhabe am Leben zu ermöglichen. Ein Resümee nach vielen Jahren zeigt die theoretisch gewünschten Veränderungen zwar heute als prinzipiell durchgesetzt, wobei diese jedoch mit der gesellschaftlichen Praxis wenig gemein haben. So rügte der UN-Ausschuss Deutschland unter anderem im Jahr 2015, die Behindertenrechtskonventionen aufgrund mangelnder Bemühungen real nicht umzusetzen. Der Alltag von behinderten Menschen ist fortdauernd geprägt von Einschränkungen und Diskriminierungen. In vielen Lebensbereichen – Bildung, Gemeinwesen, Arbeit etc. – bedarf es weiterhin massiver Veränderungsprozesse, um der Konvention im Sinne einer echten gleichberechtigen Teilhabe zu genügen.

Das Phänomen Behinderung existiert in einer Gesellschaft der »Normalen« als Abweichungstatbestand – eine Basis, die unvermeidlich Diskriminierungen und Stigmatisierungen produziert. Das Prinzip der Stigmatisierung funktioniert dabei in zweierlei Richtungen. So erfahren behinderte Menschen neben der Anerkennung und Bewunderung für erbrachte Leistungen in »Ausnahmefällen« mehrheitlich eine Aufmerksamkeit, die sich durch das Motiv »Mitleid« auszeichnet. Die medizinische Perspektive auf das Phänomen Behinderung und ihr nach Funktionalität wertender Charakter haben wesentlichen Anteil an der Wahrnehmungsbildung von Behinderung als Negativmerkmal. Behinderung erscheint somit gegenwärtig weitverbreitet als ein *individueller* Defekt anstatt einer sozialen Konstruktion. Auch die Verfahren der Pränataldiagnostik tragen hierzu mit ihrer Orientierung an statistisch-datenbasierter Normalität und den sich ergebenden Abweichungen bei. Die Diagnose von vorgeburtlichen Abweichungen mündet in einer individuell von der Schwangeren zu verantwortenden hoch dilemmatischen Entscheidung: jener für oder gegen die »Selektion« ihres Kindes durch eine Abtreibung.

Das Verfahren der Abtreibung ist untrennbar mit der Geschichte von Schwangerschaft verknüpft; dennoch wird es auch heutzutage noch weitgehend tabuisiert. Dabei ergibt sich aus der Emanzipation der Frau eine zunehmend offensivere Perspektive bezüglich des Schwangerschaftsabbruchs. Zuletzt sorgte in diesem Zusammenhang der Paragraf 219a für Kontroversen. Im Jahr 2017 wurde die Gießener Ärztin Kristina Hänel vom Amtsgericht Gießen zur Zahlung einer Geldstrafe verurteilt. Auf ihrer Internetseite informierte sie über verschiedene Methoden des Schwangerschaftsabbruchs. Auch die von der Ärztin eingeforderte Revision im Jahr 2021 wurde vom Oberlandesgericht in Frankfurt verworfen. Einhergehend mit dem Prozess rund um das Werbungsverbot wird ein Kernkonflikt besonders deutlich: Der Selbstbestimmung von Frauen wird die Position des Lebensschutzes kontradiktorisch gegenübergesetzt. Während einerseits vehement die Liberalisierung des Abtreibungsparagrafen gefordert wird, verlangt die Gegenposition ein vollkommenes Abtreibungsverbot.

Die aktuelle Regelung zum Tatbestand eines Schwangerschaftsabbruches im Paragraf 218a des Strafgesetzbuches wirkt in vielerlei Hinsicht wie eine Kompromissregelung – ein Schwangerschaftsabbruch ist rechtswidrig, aber straffrei möglich. Die Entscheidung für oder gegen die Fortführung einer Schwangerschaft stellt für die betroffene Frau einen höchst komplexen Vorgang dar. Dieser Entscheidungsprozess ist dabei eingebunden in vielfältige soziale Beziehungen und Kontexte, die jeweils individuell zu bewerten sind. Die folgenden Überlegungen richten sich allerdings nicht auf die konträren Auffassungen zum Thema Schwangerschaftsabbruch im Allgemeinen oder die Aspekte konkreter Einzelfallentscheidungen. Zentral erfolgt der Anspruch, allgemeine Vorgänge als soziokulturelle Aspekte der Zusammenhänge zu benennen, die schon im Umkreis der Geburt Behinderung realisieren. Insbesondere erscheint es mir dabei elementar, die unverändert selektive Absicht immer differenzierterer pränataldiagnostischer Verfahren zu belegen.

Während es sich bei Abtreibungen im Allgemeinen oft um ungewollte, unbeabsichtigte Schwangerschaften handelt, findet Selektion genau dann statt, wenn das vorherige »Wunschkind« nach pränatalen Untersuchungen den Anforderungen der Mutter beziehungsweise der Eltern nicht mehr entspricht. In diesem Kontext wird das Merkmal »Behinderung« (vgl. Kapitel 3.4.1) zu einem Abtreibungsgrund. Das Konstrukt der Pränataldiagnostik ist daraufhin ausgelegt, Abweichungen von der Norm frühzeitig und möglichst wenig invasiv zu identifizieren. Von der Schwangerenvorsorge bis hin zu spezifischen Verfahren können Mütter ein breit aufgestelltes Untersuchungsangebot wahrnehmen. Insbesondere niedrigschwellige Testangebote, wie der Bluttest auf Trisomie, beeinflussen neuerdings das Spektrum des vorgeburtlichen Untersuchungssektors. Durch deren Aufnahme in den Regelleistungskatalog der gesetzlichen Krankenkassen in die Normalität integriert, werden die Verfahren für das Individuum müheloser zugänglich und, wie sich an der Geschichte der Pränataldiagnostik bereits zeigte, möglicherweise schnell zur Routine.

Doch wie ist es um die Rolle der Frau, ihre individuelle Verantwortung und ihre Informationspflicht bestellt? Aufseiten der werdenden Mütter scheint das Bedürfnis nach Sicherheit verständlicherweise groß. Dabei ist das gesundheitliche Risiko während einer Schwangerschaft für die Mutter aufgrund des ausgebauten Gesundheitssystems in unserer Gesellschaft als niedrig zu bewerten. Die Diagnose einer Auffälligkeit des Kindes trifft die Frauen jedoch in der Regel unerwartet und birgt ein Dilemma. Allein die Existenz pränataler Diagnostik vermittelt in der Gesellschaft den Eindruck, dass Behinderung heutzutage vermeidbar sei. Neben individuellen Motiven bei der Entscheidungsfindung für oder gegen das Kind, spielen vor allem auch die sozialen Einflüsse und Bewertungen eine wesentliche Rolle. Die machtvollen Mechanismen der Gesellschaft, von Ökonomie bis hin zur Politik und deren Wirkung auf unsere Wahrnehmung sind unbestritten. Kritisch sind in diesem komplexen Gefüge die zunehmende Übertragung von Verantwortung auf das Individuum, die die latente Behindertenfeindlichkeit der Pränataldiagnostik verschleiert. In diesem Zusammenhang muss offen thematisiert werden, welche Grenze mit der Bewertung von menschlichem Leben überschritten wird und ob dieser menschendiskriminierende Weg derjenige ist, den wir gegenwärtig gehen wollen.

Die gezeigten verschiedenen Aspekte der Pränataldiagnostik erfordern die Darlegung und Reflexion des Themas aus verschiedenen Perspektiven. Eine Auseinandersetzung mit kontrastiven Menschenbildern bildet dabei den Ausgangspunkt, um das Phänomen Behinderung mit dem Fokus auf pränataldiagnostische Verfahren sowie Gesellschaft unter der Berücksichtigung des Wechselspiels zwischen individuellen und sozialen Faktoren zu reflektieren. Letztlich bleibt es doch die Verantwortung eines jeden Einzelnen, die aufgezeigten Inhalte mit der je eigenen Lebensrealität zu verbinden und zu analysieren. Die aufgewiesenen Inhalte konstruieren unser aller Lebenswelt und gestalten sich somit unabhängig von einem spezifischen Fachkontext. Sie sollten deshalb für jede*n Interessierte*n zeitgemäß interessante und relevante Informationen bieten. Meinerseits soll der Text ein Plädoyer für eine allgemeine Menschlichkeit und eine hieraus folgende Gleichberechtigung für ausnahmslos alle Menschen von Beginn an darstellen.

Nach intensiver Arbeit kann das Buch in seiner jetzigen Form erscheinen. An dieser Stelle möchte ich mich bei all denjenigen bedanken, die mich während dieses Prozesses unterstützt und motiviert haben. Zuerst gebührt mein Dank Prof. Dr. Peter Rödler, der mir im Austausch vielfältige neue Perspektiven eröffnete, sein Fachwissen teilte und mit konstruktiver Kritik zur Seite stand. Mein Dank geht auch an die Lektorinnen Jasna Pape und Julia Stein sowie an Sandra Koch für deren hilfreiches Feedback und deren Korrekturen. Abschließend möchte ich mich bei meiner Familie, insbesondere bei meinem Mann bedanken, die mir durch ihre Unterstützung diesen Weg erst ermöglicht hat.

2 Menschenbilder

2.1 Funktion und Bedeutungsgehalt

Welche Gründe gibt es, Menschenbilder zu reflektieren? Wie kann sich ein Menschenbild in unserer Menschenwelt konstituieren? Mit diesen abstrakten Überlegungen möchte ich beginnen, um konkrete Fragestellungen im späteren Verlauf diskursiv auszuführen. Bereits zu Beginn werden erste Widersprüche bei der Betrachtung von Menschenbildern und damit verbundene Herausforderungen deutlich. Denn es gibt nicht die Welt; es gibt nicht die Wahrheit – sondern immer nur eine Welt und eine Wahrheit, die wir notwendigerweise gemeinsam mit anderen hervorbringen (vgl. Maturana & Varela, 2012, S. 264). Diese eine moderne und aktuell vom Neoliberalismus geprägte Welt präsentiert sich in einem pluralistischen Kleid. In dieser Welt existiert somit »nicht nur *ein* Menschenbild [...], das etwa konsensuell von allen geteilt würde und dessen Geltung unangefochten wäre. Vielmehr gibt es immer viele verschiedene, evtl. sogar sich ausschließende Menschenbilder, die miteinander in Konkurrenz stehen« (Wildfeuer, 2007, S. 320). Unser jeweils individuelles Bild vom Menschen gestaltet sich wandelbar. Als dynamische Konstrukte existieren Menschenbilder bestimmter Humanwissenschaften, verschiedener Epochen, spezifischer Kulturen, bestimmter Weltanschauungen/Ideologien oder auch differenter anthropologischer Überlegungen in der Philosophie (vgl. ebd., S. 321).

Angenommen, eine Gesamtauffassung des menschlichen Wesens würde einen Alleinvertretungsanspruch erheben, gar behaupten, vollkommen zu sein, liefe sie Gefahr sich ausnahmslos auf partikulare Perspektiven zu begrenzen (vgl. Gehlen, 2009, S. 11ff.). Verschiedene wissenschaftliche Paradigmen schließen laut Maturana und Varela einander hingegen nicht unbedingt aus, sondern sie ergänzen sich beziehungsweise bedingen einander in ihrer Ganzheit und Zirkularität (vgl. Maturana & Varela, 2012, S. 32f.). Eine Gesamtanschauung gleicht somit vielmehr einem sich immer wieder transformierenden adaptiven Entwurf aus einer jeweils subjektiven Perspektive. Gerade deswegen bedarf es bei einer Debatte, wie sie aus dem Themenfeld der Pränataldiagnostik resultiert, eines interdisziplinär geführten Diskurses (vgl. Dederich, 2000, S. 23). »Dabei sind Mediziner, Juristen, Soziologen und Pädagogen genauso gefragt wie der Beitrag aus der Philosophie« (ebd.). Über diesen Weg lässt sich ein komplexes Konstrukt, wie es die Pränataldiagnostik darstellt, diskursiv erfassen.

Dies bedeutet, dass auch der Philosophie keinerlei Vorrangstellung eingeräumt werden darf (vgl. Jantzen, 2001, S. 47). Eine ausschließlich philosophische Definition kann in ihrer Reichweite das Wesen des Menschen nicht in aller Komplexität erfassen (vgl. Rödler, o.J., S. 1). Sie existiert nur als Abbild *einer* Dimension, ist also eine Beschreibung unter vielen, die durch ihre Bemühungen eine Lehre vom Menschen entwirft, »die sich – der Intention nach – rein rational plausibilisieren lässt« (Wildfeuer, 2007, S. 321).

Aber der Mensch ist von Beginn an mehr als das.

> »Die diesem Dilemma innerlichen ›Gattungsfragen‹, ›Wer bin ich?‹, ›Was ist die Welt?‹, ›Was soll ich tun?‹ bestimmen [...] nicht erst philosophische Diskurse, sondern stellen die Grundlagen menschlicher Begegnung von Geburt an dar: Die Art wie ein Baby gehalten wird, wie mit ihm gesprochen, wie auf seine Signale reagiert wird, stellen die ersten Antworten auf diese Fragen dar, die sich alleine aus der biologischen Existenz des Babys in der – kulturellen – Menschenwelt unmittelbar ergeben« (Rödler, 2013, S. 46).

Die soziokulturelle Welt, in die das Kind hinein geboren wird, prägt es von Beginn an. So unterschiedlich diese Welt ist, an welchem Ort oder in welcher Kultur das Baby geboren wird, es ergibt sich an dieser Stelle ein je individueller Zugang zu der – zu einer – uns allen gemeinsamen Welt. Warum aber ist dann eine Gesamtauffassung des Menschen bei aller Individualität und allen Differenzen unumgänglich? Ist dies bei aller Diversität überhaupt möglich?

Eine deskriptive Anschauung verbliebe, wie Gehlen beschreibt, auf einer Ebene, die nur einzelne Merkmale zu betrachten und zu vergleichen ermöglicht. Dies erfasst allerdings den Menschen in seinem selbstständigen Wesen keineswegs und macht ein Bild von ihm als eigenständiges Wesen unmöglich (vgl. Gehlen, 2009, S. 13). Die Gattung Mensch verlangt nach relevanten Gemeinsamkeiten. Sie bilden das konstituierende Moment zu der notwendigen menschlichen Wesensbestimmung. Die alle Menschen einenden Gemeinsamkeiten und das Menschenbild formen zudem die Basis, auf die sich unsere Gesellschaft und ihre Rechte (scheinbar noch) gründen. Rechte, die besagen, dass »[a]lle Menschen [...] frei [sind] und gleich an Würde und Rechten geboren« (Menschenrechtserklärung, 1948, Art. 1). Dieses Lebensrecht gilt – vorausgesetzt, ein Mensch wird überhaupt geboren und als solcher anerkannt. In einer Welt, in der man Pränataldiagnostik als Selektion interpretiert, gerät das allgemeingültige Lebensrecht aller Menschen, aber insbesondere des behinderten Menschen, und ein auf Gleichheitsprinzipien basierendes Menschenbild ins Wanken.[1] Der Mensch erscheint zunehmend als gestaltbares Produkt anstatt als naturgegebenes Wesen.

Diverse Techniken wie die Pränataldiagnostik oder auch die Präimplantationsdiagnostik verstärken diesen Eindruck wesentlich. Die Methode der In-vitro-Fertilisation, hier beispielhaft zu erwähnen, sieht die Untersuchung des künstlich erzeugten Embryos auf seine genetischen Eigenschaften hin vor. Werden genetische Auffälligkeiten identifiziert, kann der Embryo noch vor dem Einsetzen der befruchteten Eizelle in die Gebärmutter der Frau »verworfen« werden. Das unter strengen Auflagen regulierte und durch die Ethikkommission kontrollierte Verfahren steht bislang nur vorbelasteten Familien zur Verfügung. Möglicherweise wird diese Methode, ähnlich wie die Pränataldiagnostik in ihren Anfängen als ein Ausnahmeverfahren reguliert (vgl. Kapitel 4.4), zukünftig leichter zugänglich. Entscheidend bleibt, abseits von auf die Zukunft gerichteten Spekulationen, wahrzunehmen, dass die Pränataldiagnostik und auch die Präimplantationsdiagnostik auf einem Grundverständnis basieren, das Lebensrecht in Abhängigkeit von Bedingungen definiert.

Bevor ich mich mit diesen kontrastreichen Auffassungen auseinandersetze, stellt sich mir zunächst die Frage nach der Alternative. Denn sie bildet die wesentliche Voraussetzung, um sowohl selektive Maßnahmen als auch deren Relation zu einem inklusiven Gesellschaftsbild zu diskutieren. Eine Auffassung, die all dies ergründet, lässt sich lediglich auf der Metaebene eines Menschenbildes herausfiltern. Diese abstrakte, gedanklich essenzielle Grundlage ermöglicht es, sowohl Aussagen über das Phänomen Behinderung als auch über die Pränataldiagnostik zu tätigen. »[D]as Menschenbild und der daraus entwickelte Behinderungsbegriff sind demnach die notwendige theoretische Fundierung der Praxis, gleichzeitig auch Bewertungskriterium und -maßstab«

1 An dieser Stelle sei darauf verwiesen, dass ein Lebensrecht nicht in allen angewandten Theorien verschiedener Disziplinen uneingeschränkt vorausgesetzt, sondern an Bedingungen interpretiert wird. Nähere Erläuterungen dazu finden sich ab Kapitel 2.5.

(Doherr, 2007, S. 55). Die Dimension des Menschenbildes bewirkt somit nicht nur vielfältige und prinzipielle Übereinkünfte wie sie sich beispielsweise im Recht gestalten, sondern formuliert ebenso Anforderungen an weitere Lebensbereiche.

> »Es gilt, im Gespräch mit den Humanwissenschaften einen konsensfähigen Behinderungs- bzw. Subjektbegriff zu entwickeln der, über die (leider nicht mehr so selbstverständliche) Lebens- und Existenzsicherung behinderter Menschen hinaus, sowohl eine berufliche Ethik begründen kann als auch gesellschaftlichen Ausgrenzungstendenzen und Euthanasiedenken entgegenwirkt« (ebd., S. 56).

Dies stellt eine fortwährende Herausforderung dar, denn nicht nur das Menschenbild, sondern auch das Phänomen Behinderung existieren in ihrer Mehrdimensionalität und bleiben an differente Perspektiven gebunden. Der Mensch ist, wie Jantzen feststellt, »das Resultat unserer Setzung und immer [auch] unter historischen Umständen« (Jantzen, 2004, S. 265) wahrzunehmen. Dogmatische Feststellungen erscheinen in diesem Kontext unzeitgemäß und werden der Komplexität des Menschen nicht gerecht.

Die theoretische Fundierung hat somit eine substanzielle Funktion. Ihre Rolle übersteigt die einer Analyse oder Bestandsaufnahme, denn sie gründet sich auf einen entwicklungslogischen Charakter. »Es ist das Menschenbild in unseren Köpfen, das die gesellschaftliche Praxis hervorbringt, die ihrerseits wiederum das Menschenbild konstituiert und modifiziert« (Feuser, 1996, S. 2). Das Prinzip der Wechselwirkung existiert sowohl im theoretischen Kontext als auch im praktischen Umfeld. Menschenbilder implizieren einen gestaltendenden Charakter, sie bestimmen maßgeblich unseren gesellschaftlichen Weg und unsere Zukunft. Ihr immanenter Bedeutungsgehalt wird somit in der Wirkungsweise deutlich, »dass ohne einen Rückbezug auf die Anthropologie als die gattungsspezifische Eigen-Art der Menschen *keinerlei* Begründung allgemeiner Normen, Rechte und Werte als universell gültig begründet werden kann« (Rödler, 2013, S. 38; Hervorh. i. O.). Sie formen also eine fundamentale Ebene, auf der sich die Gattung Mensch entwickeln und weiterbilden kann.

An dieser Stelle sei sowohl auf den deskriptiven als auch auf den normativen Gehalt von Menschenbildern hingewiesen. Einerseits ist ihnen ein beschreibender, deskriptiver Charakter zu eigen. Sie sind eine vage Darstellung dessen, was das Wesen des Menschen konstituiert, eine Deskription eines Ist-

Zustandes. In zweiter Instanz gilt die Perspektive dem Zukünftigen des Menschen (vgl. Wildfeuer, 2007, S. 322). Wildfeuer spricht in diesem Zusammenhang von einer »normativen Orientierungsfunktion«:

> »Sie gibt nicht nur an, was der Mensch seinem Wesen nach ist, sondern auch, was er sein soll, was das Glück menschlichen Lebens ausmacht, wie dieses zu befördern ist und wonach sich das Individuum ausrichten muss, um einem bestimmten Menschenbild zu entsprechen« (ebd.).

Menschenbilder fügen sich also grundsätzlich aus heterogenen Aspekten zusammen. Die nachfolgende Analyse der abstrakten Ebene eines Menschenbildes inkludiert neben deskriptiven Elementen auch normative Komponenten. Die Definition eines Menschenbildes bildet die Basis, auf der sich normative und praktische Funktionen sowohl in ihrem Ausmaß als auch in ihrer Wirkung beobachten und diskutieren lassen. Wieland weist ebenfalls darauf hin, dass ein Themenfeld wie das der Pränataldiagnostik und deren Legitimation eine umfassende Auseinandersetzung erfahren müssen. Es sei nicht ausreichend, faktische Befunde zu erheben: »Gerade wenn man die Funktion von Menschenbildern im Blick auf den ärztlichen Auftrag erörtert, kann man nicht darauf verzichten, das Interesse vornehmlich deren normativem Potenzial zuzuwenden« (Wieland, 2006, S. 11f.). Es bleiben unterschiedliche Menschenbilder im Hinblick auf deren diverse Auswirkungen zu differenzieren. Die menschliche Welt zeigt sich somit als ein von Ambivalenzen geprägtes Spannungsfeld.

2.2 Ausgangspunkt: Der Mensch

> »Mit jedem Menschen ist etwas Neues in die Welt gesetzt, was es noch nicht gegeben hat, etwas Erstes und Einziges.«
> *(Buber, 2014a, S. 16)*

2.2.1 Eine Basis der Gleichheit in Verschiedenheit – erste Problemdarstellung

Der folgende Versuch, ein säkulares Menschenbild zu konstituieren, basiert auf differenten Positionen. Die zugrunde gelegten unterschiedlichen Annahmen verfügen jedoch bei aller Devianz ausnahmslos über den gemeinsamen Konsens, ihre Argumentation auf einer Metaebene anzuordnen. Die Darstellung einer Gesamtauffassung vom Wesen des Menschen lässt der »Forderung nach der Offenheit des Menschenbildes« (Gerspach & Mattner, 2004, S. 144) ausreichend Raum und öffnet den Weg für nachfolgende differenzierte Annahmen und Erkenntnisse über die »EIGENart der Gattung Mensch«[2] (vgl. Rödler, o.J., S. 1). Dies erscheint als eine notwendige Konsequenz, da sich die Genesis des Menschen unter differenzierten Bedingungen immer wieder neu konstruiert (vgl. Jantzen, 2004, S. 265).

Die sowohl deskriptive als auch normative Grundlegung eines Menschenbildes erfordert somit einen Fokus, der, bei aller Differenz und Individualität, auf den Gemeinsamkeiten der Eigenart des Menschen liegt und ihre universelle, unabdingliche Bedeutung akkreditiert. Eine zentrale Basis für weitere Annahmen bildet daher vor allem die »Nicht-Indifferenz, die gerade die Nähe des Nächsten ist, durch welche sich erst eine Grundlage der Gemeinsamkeit zwischen dem Einen und dem Anderen abzeichnet, die Einheit der Gattung Mensch, die sich der Brüderlichkeit der Menschen verdankt« (Levinas, 2005, S. 5). Diese Einheit verleiht dem gleichberechtigten Status unter allen Angehörigen des Menschengeschlechts einen Ausdruck.

> »Gleichheit stellt aber nicht nur die Legitimationsgrundlage der Duldung oder Unterstützung von Differenz dar. Überdies erfüllt sie eine weitere essenzielle Funktion. Die Anerkennung einer elementaren Gleichheit aller Mitglieder einer Gesellschaft ist zugleich ein *Mittel*, das dazu dient, der *Verschiedenheit* der Bürger tatsächlich Geltung zu verschaffen« (Kuhlmann, 2004, S. 52).

Diese Verschiedenheit bildet die Grundlage, die dem Wesen des Menschen immanent ist. Die Einzigartigkeit eines jeden menschlichen Wesens existiert als das Merkmal aller Menschen – sie impliziert die voraussetzungslose Zugehörigkeit zur Gattung Mensch. Der menschliche Status gilt also ausnahmslos und universell – ein Status, der jedem Menschen das Recht der Unantastbarkeit seiner Würde zusprechen und ermöglichen soll (vgl.

2 Rödler sieht die »EIGENart der Gattung Mensch in der menschlichen Instinktfreiheit begründet. Diese unterscheide den Menschen grundlegend gegenüber anderen Lebewesen. Daher sei er auf Sozialität und auf Kommunikation verwiesen.

Grundgesetz BRD, o.J., Art. 1 Abs. 1). Der menschliche Status fundiert sich somit nicht auf spezielle Fähigkeiten, Merkmale oder Eigenschaften. Er besteht vollkommen unabhängig von etwaigen Ausschlusskriterien und enthält keinerlei diskriminierende Position. Der Schutz eines jeden menschlichen Wesens, dessen Menschenrechte und dessen Würde, gründen sich auf untrennbare, allgemeingültige Normen, die ihrerseits wiederum auf universell anerkannten Aspekten eines Menschbildes basieren. Bei dem menschlichen Status darf es sich darüber hinaus nicht um einen kulturell unterschiedlichen oder allgemein zu differenzierenden Status des Menschen handeln. Die Grundlagen beziehen sich auf unsere Weltgemeinschaft und realisieren eine Basis für das Zusammenleben aller Menschen (vgl. Schweidler, 2003, S. 6).

> »Die Idee einer derartigen Normkultur geht davon aus, dass es eine Verbindung zwischen allen Angehörigen des Menschengeschlechts gibt, die es uns verbietet, irgendeinen Angehörigen der Menschheit daraufhin zu beurteilen, ob sein Leben es ›wert‹ ist, gelebt zu werden oder ob es für anderes menschliches Leben zu opfern oder zu instrumentalisieren sei« (ebd.).

Es ist eine Idee des Zusammenlebens, die sich an humanistischen und demokratischen Vorstellungen orientiert. Die humanistische Kultur verfügt über ein Verständnis des Menschen, das ihm in sich selbst einen Wert beimisst. Der Mensch in seinem Dasein definiert seine Existenz nicht nur als Aufgabe, sondern zugleich als sein (Bildungs-)Ziel. Allein durch sein Dasein erfüllt er das Ideal und ist »voll und ganz Mensch« (vgl. Hügli & Lübcke, 2013, S. 399f.). Demokratisch werden diesem Ideal nach alle Menschen, gleichberechtigt in ihrer Gesamtheit, in die Überlegungen und Regierungsbemühungen einbezogen.

In der heutigen Gesellschaft werden hingegen Differenzen durch die real vorherrschenden Diskriminierungen einer opponierenden Perspektive der Nutzenkultur sichtbar. Diese Nutzenkultur legt Kriterien zugrunde, die differenzieren, wer oder was unter gewissen Bedingungen von größerem Nutzen ist. Diese kategorisierende Logik nimmt Einfluss auf das menschliche Zusammenleben und befördert fremdbestimmte, exkludierende Strukturen. Beispielhaft möchte ich an dieser Stelle das Wahlrecht oder auch die separierende Schullandschaft erwähnen. Beide Systeme sind, obwohl Part demokratischer Prozesse, geprägt durch extern ausschließende Strukturen und weisen nicht ausschließlich, aber im Speziellen für behinderte Menschen Barrieren auf. Das Beispiel der Pränataldiagnostik verdeutlicht darüber hinaus, dass sich geprägt durch die Nutzenkultur in einer Gesellschaft wie der unsrigen »die Chance auf ein Weiterleben für ein behindertes oder von Behinderung bedrohtes Ungeborene[s] wohl ungleich schlechter« (Feuser, 1998a, S. 2) darstellt.[3] »Damit wird nicht nur das Recht auf Leben und körperliche Unversehrtheit, sondern wohl auch das Benachteiligungsverbot in schwerster Weise mißachtet, von der Unantastbarkeit der Würde ganz zu schweigen« (ebd.). Der Mensch erfährt Reduzierungen und Kategorisierungen, anstatt aufgrund seiner Selbst bedingungslose Anerkennung zu erleben.

Die resultierende Diskriminierung und Gefährdung stellt sich insbesondere für behinderte Menschen dar, denn die Bewertung des Phänomens Behinderung kennzeichnet und begrenzt deren menschlichen Lebensraum. Eine verkürzte, partikulare Perspektive wie diese erweist sich als ein Ergebnis historisch differenzierter Prozesse, das ein heutzutage tief verankertes gesellschaftliches Übereinkommen darstellt (vgl. Jantzen, 2018, S. 192). Der Gedanke der Nutzenkultur spiegelt diese Dominanz des Ungleichgewichts wider. Daher werde ich diese Struktur, die den Nutzen fokussiert, im Folgenden aus unterschiedlichen Perspektiven beleuchten. Dabei weist das strukturelle Vorgehen einer nutzenorientierten Logik auch auf die Disziplin der Pädagogik zurück. Die Zielvorstellung ist es somit, demgegenüber auch im pädagogischen Feld eine allgemeine Auffassung zu etablieren. »Eine vertieft gedachte *Allgemeine* Pädagogik[4] hat sich der Verführung dieses Reduktionismus zu entziehen« (Rödler, 2012b, S. 3; Hervorh. i. O.) und steht vor der fundamentalen Aufgabe, ein Grundverständnis zu entwickeln, das sich der unvergleichlichen Sonderstellung des menschlichen Wesens verpflichtet. Doch sie bildet nur *einen* wesentlichen Part der Verantwortlichkeit der Menschengemeinschaft unter vielen ab, die so elementaren allgemeingültigen Grundlagen zu strukturieren und etablieren, um dem Menschen in seiner Sonderstellung Entwicklungsräume zu verschaffen.

3 Kapitel 4 nimmt näher Bezug zu dieser These und analysiert differenzierte Mechanismen, die eine selektive Praxis befördern.

4 Eine »Allgemeine Pädagogik«, wie sie Rödler definiert, agiert als eine Pädagogik, die Ziele setzt, anstelle auf der Basis von Voraussetzungen zu exkludieren. Es ist eine Pädagogik »ohne Rest«. Dieses Verständnis einer »Allgemeinen Pädagogik« wird im weiteren Verlauf fortgeführt.

2.2.2 Die »Sonderstellung« des Menschen – Instinktreduktion und Unbestimmtheit

Die Suche nach den Existenzbedingungen des Menschen führt unweigerlich zu dessen »Sonderstellung« in der Welt. In einem unbestimmten, nicht festgelegten Daseinsprozess lebt der Mensch sein Leben nach einem neuen Daseinsprinzip, in dem die menschliche Existenz die ihm eigene Aufgabe und Leistung darstellt. Der Mensch als »Mängelwesen« ist somit verpflichtet, ausgleichende Lebensbedingungen zu schaffen, denn, im Vergleich zum Tier, lebt er instinktreduziert (vgl. Gehlen, 2009). »Hierdurch sieht sich der Mensch, einzeln und als Gattung, ziellos in eine Welt ausgesetzt, deren Bedeutung ihm nicht, wie anderen Lebewesen, unmittelbar – natürlich – zugänglich ist« (Rödler, o.J., S. 1). Während der Fisch nur in der Unterwasserwelt existiert und in seinem Wirkungsumfang beschränkt bleibt, kann sich der Mensch ungebunden von der Arktis bis hin zur Wüste in von ihm selbst geschaffenen Lebensräumen entfalten. Demgegenüber begrenzt die naturgegebene Spezialisierung die tierische Lebensfähigkeit und das instinktgebundene Tier bleibt auf eine artspezifische Umwelt angewiesen: das sogenannte Ausschnitt-Milieu (vgl. Gehlen, 2009, S. 31ff.).

Die ihm eigene »Weltoffenheit« erspart dem Menschen zwar eine Einpassung in ein solch festgelegtes Ausschnitt-Milieu, sie stellt aber Bedingung und Belastung zugleich dar. Die Offenheit entspräche ungefiltert einer schwerwiegenden Reizüberflutung. Sie nötigt den Menschen daher zu einer Komprimierung der zahlreichen, durch die Weltoffenheit bedingten lebensfeindlichen Gegebenheiten. Das menschliche Wesen bedarf notwendigerweise eines Entlastungsprinzips, um diese Mängel auszugleichen. Diese Regulierung verwirklicht sich über die menschliche Handlung. Selbsttätig schafft sich der Mensch eine für ihn förderliche Wirklichkeit, die ihn entlastet. Was unter tierischen Lebensbedingungen eine Gefährdung, gar Existenzbedrohung markiert, berechtigt den Menschen indes zu seinem Sonderstatus (vgl. ebd., S. 36f.). Die Instinktreduziertheit treibt ihn zum Handeln, zwingt ihn, eigene Sinnbildungsprozesse zu schaffen (vgl. Rödler, o.J., S. 3). Er gestaltet sich seine zweite, seine menschlich bearbeitete Natur – die sprachliche (Austausch-)Kultur (vgl. Gehlen, 2009, S. 39). Diese (Überlebens-)Kultur ist dem Menschen eigen.

Naturwissenschaftliche Betrachtungen belegen, dass sich der Mensch hinsichtlich seines Erbmaterials tatsächlich nur in geringfügigem Maße vom nichthumanen Primaten unterscheidet (vgl. Henn, 2004, S. 12). Es ist gerade dieses nicht allein auf biologischen Annahmen beruhende Prinzip, eine Bedeutung zu finden, das die Eigenart der Gattung »Mensch« symbolisiert. »Die Abbildung der Welt in Form von Bedeutungen ist uns über die Möglichkeit unserer Handlungen gegeben, die, [im Gegensatz zum Tier] vermittelt über Sprachspiele, im Fluß des Lebens Tatsachen generieren, also alles das, was der Fall ist« (Jantzen, 2004, S. 16). Die Abhängigkeit von jenen Sinnbildungsprozessen unterscheidet schließlich den Menschen grundsätzlich vom Tier (vgl. Rödler, 2012a, S. 5) und prägt seine Sonderstellung in der Welt.

Aus biologischer Perspektive hingegen bleibt zu resümieren, dass die Umsetzung genetischer Homogenität eine Bedrohung für das menschliche Wesen bedeutet. Denn »[n]icht genetische Gleichheit aller Menschen, sondern im Gegenteil eine möglichst große Vielfalt an genetischen Varianten sichert den Fortbestand der Menschheit« (vgl. Henn, 2004, S. 173). Die menschliche Existenz, in ihrem fortwährenden Prozess der Transformation, lässt sich keineswegs auf eine partikulare genetische Anschauung dimensionieren. Die Vielfalt markiert auch in diesem Zusammenhang die Existenz- und Lebensbedingungen des menschlichen Wesens. Grundsätzlich inkludiert diese Perspektive,

> »dass alle menschlichen Eigenschaften und Produkte (Religion, Kunst als Weltinterpretation, politische Ideologien, Philosophie, Moral, Verantwortung, Freiheit, Mündigkeit ...) ohne die Annahme einer biologischen Undeterminiertheit (Unbestimmtheit) gar nicht gedacht werden können. Die Unbestimmtheit wird damit zum unhintergehbaren Ausgangspunkt aller auf den Menschen und seine Welt bezogenen Überlegungen, Modelle und Theorien, d.h. zur zentralen Evidenz nicht nur für die Philosophie, sondern insbesondere auch für die Pädagogik, die sich ja gerade der qualifizierenden Entwicklung des Individuums in dieser gemeinsam erzeugten Welt widmet« (Rödler, 2013, S. 45).

Die menschliche Unbestimmtheit bildet somit die erforderliche Prämisse, die allen Individuen einen gleichberechtigten Status zukommen lässt, vollkommen unabhängig von einer diagnostizierten Abweichung, Schädigung oder Beeinträchtigung. Die entwickelte Perspektive eines Menschenbildes legitimiert demnach ein Verständnis, das ausnahmslos jedem Menschen den impliziten Personenstatus zuspricht (vgl. Doherr, 2007, S. 59; Rödler, 2013, S. 48). Alle menschlichen Wesen sind daher in aller Verschiedenheit als gleichwertig anzuerkennen und mit gleichen Rechten zu versehen.

2.2.3 Sprach-Kultur – fortwährender Austauschprozess und menschliches Problem

Die Sprache verbindet alle Wesen der Gattung Mensch. Als allgegenwärtiges Medium in allen Dimensionen des Lebens konstruiert Sprache bei jeder Reflexion eine je eigene, einmalige Welt und ist somit gänzlich menschliche Handlung (vgl. Maturana & Varela, 2012, S. 32). Sie agiert als Bindeglied, das uns die Welt ausschließlich in der Auseinandersetzung mit dieser zugänglich macht, und führt infolgedessen zu deren Erkenntnis (vgl. Jantzen, 2004, S. 15). Allein die Sprache ermöglicht somit die für unser Dasein notwendigen Austauschprozesse: »Wir menschliche Wesen sind nur in der Sprache menschliche Wesen, und weil wir über die Sprache verfügen, gibt es keine Grenzen dafür, was beschrieben, vorgestellt und miteinander in Zusammenhang gebracht werden kann« (Maturana & Varela, 2012, S. 229).

Das verwendete Sprachsystem begrenzt sich in seinem Umfang nicht auf das gesprochene Wort. Es ist vielmehr als ein übergeordnetes System zu verstehen, durch dessen unumgängliche Symbole der für die »EIGENart« (vgl. Rödler, o.J., S. 1) des Menschen zentrale, kooperative Bedeutungsaustausch (mithilfe eines gemeinsamen Gegenstandes) stattfinden kann.[5] Das menschliche Gehirn bedarf dieses Bedeutungsaustausches und sucht förmlich danach, um eine optimale Entwicklung vollziehen zu können. Das komplexe System ist jedoch an die Kopplung nach außen hin verwiesen. Soziale Räume und Beziehungen beantworten die intrinsischen Vorgänge des menschlichen Gehirns und regen dieses zur Bildung neuer Mechanismen an. Erst durch den Austausch und die Verschränkung mit der Außenwelt in sozialen Feldern wird menschliche Entwicklung möglich (vgl. Jantzen, 2004, S. 50ff.). Der individuelle Mensch existiert somit in vollkommener Abhängigkeit von den sozialen Prozessen der äußeren Welt und ist nicht ohne diese zu denken.

Der Prozess und die Teilhabe an den entwicklungsnotwendigen, wechselseitigen Austauschprozessen definieren nicht nur die Bedingungen des

5 Es handelt sich dabei um unumgängliche Symbole wie zum Beispiel das einer »Blume«. Jeder Mensch macht sich eine individuelle Vorstellung – die inneren Vorstellungsbilder sind von Mensch zu Mensch unterschiedlich, das übergeordnete Symbol ist jedoch identisch. So lassen sich Blumen unter anderem hinsichtlich ihrer Farbunterschiede, Sorten, Gerüche etc. unterscheiden.

Lebens, sondern entscheiden in letzter Konsequenz auch über das Überleben eines Menschen. Verweigert man einem Menschen von Beginn an die wechselseitige Kommunikation, kommt diese vollkommene Exklusion dessen Tötung gleich (vgl. Rödler, o.J., S. 3). Der massive Akt des Unterlassens und folglich der Tötung stellt sich in seiner Absolutheit in der Praxis des »Liegenlassens« dar. Infolge einer Abtreibung wird dem Neugeborenen nach dessen Geburt zunächst jede Form der Hilfe versagt. Die unterlassene Hilfeleistung verweigert jedwede Form der Kommunikation grundlegend. Es ist eine Maßnahme, die den Menschen vollkommen von den Bedingungen des Lebens ausschließt. Ein Verfahren wie dieses lässt sich bei einem Menschenbild, das allen Menschen gleichwertiges Lebensrecht zuspricht, nicht begründen. In Diskrepanz zu einem humanistischen Menschenbild existieren jedoch Gegenpositionen, die die dargelegten Handlungen argumentativ als rechtmäßig legitimieren.[6] Die Wirkung differierender Menschenbilder entfaltet sich in einem Maße, in dem konträre Auffassungen bei der Umsetzung geltenden Rechts miteinander konkurrieren. Insbesondere medizinische Grenzfälle sind von diesem dilemmatischen Konflikt betroffen.[7]

Bereits geringfügigere Bedingungen der Isolation entziehen einem Menschen die Lebensgrundlage so sehr, »dass ein Überleben nur noch durch einen Rückzug auf äußersten EigenSinn – Stereotypien, Selbstverletzungen, Autismus – möglich wird« (Rödler, o.J., S. 3f.). Die Geschichte von Kaspar Hauser ist nur ein bekanntes Beispiel dafür, welche Auswirkungen Isolation haben kann. Der Junge lebte im 19. Jahrhundert viele Jahre lang allein in einem Keller. Als er schließlich auf Gesellschaft traf, teilte er sich ausschließlich in Lauten mit. Eine Veränderung seiner Lebensbedingungen in die Sozialität hatte einen maßgeblichen Einfluss auf seine Entwicklung. Er erweiterte seine Kompetenzen und lernte lesen, schreiben und rechnen.

6 Kuhse und Singer (1993) vertreten in ihrem Buch *Muß dieses Kind am Leben bleiben? Das Problem schwerstgeschädigter Neugeborener* eine konträre Auffassung. Sie beschäftigen sich mit der Frage, ob eine medizinische Versorgung eines Neugeborenen immer zu gewährleisten sei und ob nicht eine aktive Sterbehilfe humaner wäre. Das Motiv des wahrnehmbaren »Leiden« diene als eine adäquate Entscheidungsgrundlage »wann Leben lebenswert ist« (Titel des dritten Kapitels).

7 Das Oldenburger Baby Tim ist ein bekanntes Beispiel für einen medizinischen Grenzfall. Nach einer positiven Diagnose auf das Down-Syndrom sollte der Fötus in der 25. Schwangerschaftswoche abgetrieben werden. Er überlebte und erhielt nach neun Stunden des Liegenlassens eine medizinische Versorgung (vgl. Lebenshilfe, o.J.).

Während die Geschichte von Kaspar Hauser eine positive Wendung vollzog, gibt es auch negativ konnotierte Beispiele.

Die Institution der Wochenkrippe, wie sie bis in die 1980er Jahre in der DDR verbreitet war, verantwortete diverse von den deprivierenden Bedingungen ausgehende Konsequenzen. Die Entwicklung der einstigen Krippenkinder war wesentlich durch die außerfamiliären, betrieblichen Verhältnisse beeinflusst. Betroffenenberichten zufolge wirkt sich dies im Ergebnis des Hospitalismus in vielfältigen Erscheinungen aus. Die als negativ wahrgenommenen Begleitumstände entfalten ihre Auswirkungen bis ins hohe Erwachsenenalter (vgl. Wieden, 2017). Überdies birgt auch der fremdbestimmte institutionelle Ausschluss, wie er durch »Sonderinstitutionen« geschaffen wird, exkludierende Existenzbedingungen. Die isolierenden Mechanismen setzen einen homogenisierenden Rahmen, der einen wechselseitigen Austausch auf extern festgelegte, spezifische Räume begrenzt. Die Kommunikation und somit auch die Entwicklung werden für Menschen im Rahmen der Sonderinstitutionen nur so weit umsetzbar, wie die äußeren Strukturen es vorgeben. Dabei ist es gerade die von Vielfalt geprägte Austauschkultur, die neue (Entwicklungs-)Prozesse hervorbringt.

Die unvergleichliche Bedeutung der Sprache bleibt in dem komplexen System eines auf Gleichberechtigung beruhenden Menschenbildes unweigerlich anzuerkennen. »Sprache führt und schließt die gesamte Aufbauordnung des menschlichen Sinnes- und Bewegungslebens in deren unvergleichbaren Sonderstruktur zusammen« (Gehlen, 2009, S. 50). Das Phänomen und seine Sonderstruktur implizieren, neben vielfältigen Chancen und Möglichkeiten, auch durchaus unüberwindbare natürliche (Verstehens-)Grenzen. Auf der Basis einer auf symbolhaften Ausprägungen und Überschneidungen beruhenden Kommunikation werden jeweils individuelle Sinnzusammenhänge gebildet und »(Be-)Deutungen« vor einem einmaligen Hintergrund interpretiert. Schließlich ist es die Basis der Sprachebene, auf der sich in und mit ihr unser Selbst – unser *Ich* – als »soziale Singularität« verwirklicht (vgl. Maturana & Varela, 2012, S. 250). Dieses *Ich* kann jedoch niemals ausnahmslos erfassen, was es bedeutet, ein anderes *Ich* zu sein. Alles was das *Ich* kann, ist zu abstrahieren, denn *»Alles Gesagte ist von jemandem gesagt«* (ebd., S. 32; Hervorh. i. O.).

Der Mensch erschließt sich seine soziale Welt mit seinem und durch sein *Ich* in aktiven, wechselseitigen Austauschprozessen. Lanwer folgert daraus, dass das Verhältnis des Menschen zum Menschen und dessen Individualität nur über das Allgemeine, das Gesellschaftliche möglich werden. Er orientiert seine Argumentation an Aussagen von Sève, der dem Menschen ebenfalls eine Doppelstellung zuspricht (vgl. Lanwer, 2014, S. 62). »Mensch in der Menschheit zu sein bedeutet folglich in sozialen, gesellschaftlichen Verhältnissen zu leben, in die wir hineingeboren werden und die wir uns nicht aussuchen« (ebd.). »Der Mensch ist gesellschaftlich« (Jantzen, 2004, S. 35) und so ist das Soziale dem Selbst – einem jeden Menschen – von Beginn an inhärent. Die Autorin Muriel Barbery beschreibt in ihrem Roman *Die Eleganz des Igels* (2009) einen solchen Prozess der Erschließung des Ichs über den Zugang der sozialen Welt. Eine der beiden Protagonistinnen, Renee, erinnert sich emotional an ihren ersten Schultag, als sie die Ansprache mit ihrem Vornamen durch die Lehrerin als ein »Erwachen des Bewusstseins« (ebd., S. 40) erlebt. Hatten ihre Eltern den kommunikativen Austausch bislang auf ein Minimum beschränkt, stellt die literarische Figur Renee nun mit Erstaunen fest, dass der Beginn des Bewusstseins eben nicht mit »der Stunde unserer ersten Geburt zusammenfällt« (ebd.), sondern sich in sprachlichen Austauschprozessen als eine Verschränkung zwischen Individuum und sozialer Realität offenbart.

Die Sozialität impliziert einerseits das Potenzial, den Menschen die ihm so notwendige Entwicklung zu ermöglichen. Andererseits birgt die Ebene der Sozialität ein vielfältiges Konfliktpotenzial. Die Freiheit jedes Einzelnen wird in jeweils differenzierte Grenzen verwiesen (vgl. Jantzen, 2004, S. 10). Ein vollkommenes Verständnis des Anderen erscheint bei der Berücksichtigung des jeweiligen biografischen Hintergrundes und der Einzigartigkeit eines jeden Menschen nahezu unmöglich. Somit erhält auch die Sprache eine unvergleichliche Doppelstellung, die Optionen und Konfliktpotenzial nahe beieinander integriert. »Deshalb ist die Sprache auch unser Ausgangspunkt, unser Instrument des Erkennens und unser Problem« (Maturana & Varela, 2012, S. 32).

Ein Problem präsentiert sich dann, wenn ein individuell begrenztes Verständnis – also eine individuelle »(Be-)Deutung« – zu einer Projektion führt, die, anstatt die eigene Begrenztheit in den Blick zu nehmen, den Anderen als begrenzt interpretiert und fokussiert. Daraus resultiert die Konsequenz, den Anderen mit Zuschreibungen auf der Grundlage der eigenen begrenzten Wahrnehmung zu belegen (vgl. Feuser, 1996, S. 7): »Was wir an einem anderen Menschen zum Beispiel nicht verstehen und nicht akzeptieren können, dass es auch für uns selbst zutreffen könnte, nehmen wir als dessen Unverstehbarkeit und ›Andersartigkeit ‹ wahr.« Die Wahrnehmung der Andersartigkeit bewirkt, wie auch die Perspektiven auf den

Behinderungsbegriff zeigen, negativ konnotierte Interpretationen. Anstatt die Grenzen im Selbst, in der Eigenart unseres menschlichen Verständnisses zu suchen, werden Erscheinungen auf eine Begrenztheit des Anderen zurückgeführt. Daraus resultiert nicht selten die Annahme einer für wesensmäßig gehaltenen Begrenztheit des Anderen, anstatt seine individuelle Natur als selbstverständlich menschliche zu verstehen (vgl. ebd.).

Dies spiegelt sich ebenso in den resultierenden Handlungen wider. Denn der Andere, so oftmals der Irrglaube, müsse anders behandelt werden. Diese Differenzierung, die auf intrinsisch erstellten Bildern beruht, reflektiert sich in der äußeren Welt. Schließlich generieren wir – aus der einen Welt und der einen Wahrheit – eine allgemeine Welt und eine allgemeine Wahrheit, wenn wir die Eigenschaften »im Spiegel der dominierenden gesellschaftlichen Norm« (ebd.) deuten und bewerten, anstatt »[d]ie mitmenschliche Begegnung [...] als Frage aufzugreifen, deren Beantwortung niemals endgültig wahr sein kann« (Gerspach & Mattner, 2004, S. 144). Die Offenheit gegenüber der Erstmaligkeit und Einmaligkeit jedes Einzelnen muss als Grundlage und Existenzbedingung bestehen bleiben. »Letztlich bleibt der Mensch – *jeder* Mensch – in all seinen Ausprägungen und Verwandlungen und in seinem Nichtidentischen unbegreifbar, objektiv nicht verifizierbar und damit wert- und bedeutungsvoll« (ebd.). Erst in der Anerkennung dieser Tatsache bleiben wir entwicklungsfähig und verweigern uns nicht die so lebensnotwendigen Grundlagen.

2.3 Inklusion – eine unabdingbare Konsequenz des Menschenbildes

Inklusion (lat. *inclusio* – wörtlich »Einschluss«, »Einbeziehen«) begrenzt sich per se nicht in ihrem Bedeutungsumfang aufgrund einer Kategorisierung oder gar Klassifizierung. »Inklusion meint grundsätzlich *alle* Menschen, meint also nicht speziell beeinträchtigte[,] sondern alle von Ausschluss bedrohte Menschen« (Rödler, 2014, S. 1). Der Grundgedanke richtet sich in seiner Zielvorstellung somit nicht an eine spezifische Gruppe, sondern stellt ausnahmslos jedem Menschen die gleichen Teilhabechancen in Aussicht. Die Idee der Inklusion legitimiert sich über ein kongruentes Menschenbild, das, folgt man ihrer Logik, sich auch real in der Gesellschaft verwirklichen lässt. Das inklusive Bild des Menschen wird angeleitet von Prinzipien, die alle menschlichen Wesen gleichermaßen in ihrer je eigenen, einzigartigen Individualität und Verschiedenheit anerkennen – ohne zu differenzieren und hierarchisieren. Darüber hinaus geht ein inklusives Menschenbild kohärent mit humanistischen und demokratischen Wertvorstellungen einher. Inklusion ist schließlich eine entwicklungslogische, unabdingbare Konsequenz eines auf dem universellen Prinzip der Gleichberechtigung beruhenden Menschenbildes (vgl. Feuser, 2012, S. 1).

Was zunächst als logische Folgerung eines Menschenbildes erscheinen mag, gestaltet sich sowohl in der Praxis als auch in der Theorie schwierig. Die ausgiebige Betrachtung der konfliktträchtigen Begriffe »Integration« (lat. *integratio* – wörtlich »Erneuerung«) und »Inklusion« macht heterogene Deutungszusammenhänge sichtbar. Schon der wissenschaftliche Diskurs weist darauf hin, dass ein differenziertes Verständnis vorherrscht, was Integration und Inklusion normativ zu leisten haben. Ein breitgefächertes Interpretations- und Deutungsspektrum findet sich darüber hinaus auch in praxisnahen Bereichen. Die Caritas wirbt mit Slogans wie »Inklusion inklusive« (2017a) oder »Inklusiv für alle!« (2017b) in Kontexten, die ausschließlich Menschen mit Behinderung betreffen. An anderer Stelle offeriert der Wohlfahrtsverband sprachlich die Integration, die dann in Verbindung von »Migration und Integration« Verwendung findet (2017c). Dies lässt beinahe vermuten, dass die Begriffe gemäß einer Kategorisierung von Menschengruppen anzuwenden seien, was schon vor dem Hintergrund der wörtlichen Übersetzung zu dementieren ist, obgleich eine tatsächliche begriffliche Differenzierung besteht. Die Verschiedenheit bezieht sich allerdings auf die Bedeutungen von Integration und Inklusion, die ihrem Umfang nach aber alle Menschen in ihrer Wirkung umfassen. Wolfgang Jantzen kritisiert in diesem Zusammenhang die zumeist vorherrschende Geschichtslosigkeit des Diskurses um Inklusion. Die Trennung von Integration und Inklusion erweist sich als ein Resultat dieser Vernachlässigung (vgl. Jantzen, 2015, S. 4). Verantwortlich für die Begrenztheit des Diskurses zum einen und die nicht hinreichende Berücksichtigung der relevanten Geschichte der Integration zum anderen zeigen sich jedoch auch Inklusionsbefürworter (ebd.). Die Konfrontation mit geschichtlichen Relationen verdeutlicht, dass die menschliche Autonomie kontinuierlichen Beschränkungen unterliegt, die sich zwischen den komplexen Beziehungen von Inklusion und Exklusion bewegen. Das Verhältnis dieser beiden Relationen und der sich ergebende Freiheitsbegriff existieren also gesellschaftsabhängig (vgl. Jantzen, 2004, S. 10).

Bereits Ende der 1970er Jahre entwickelte Georg Feuser eine Konzeption der Integration, die nahezu deckungsgleich mit den heutigen Ansprüchen der Inklusion argumentiert und diese realisiert. Feuser beschreibt Inklusion als das Ziel, welches über den Weg aus der Segregation mithilfe der Integration erreicht werden kann. Es ist ein Konzept, das mithilfe einer entwicklungslogischen Didaktik eine »Allgemeine Pädagogik« begründet, die jeden in seiner Einmaligkeit und Einzigartigkeit umfasst. Diese Allgemeine Pädagogik beruft sich auf eine Fundierung, die neben human- und erziehungswissenschaftlichen Komponenten differenzierte heterogene Annahmen vereint (vgl. Feuser, 2012, S. 1ff.).

Der Inklusionsgedanke bindet sich an eine komplexe Dynamik. Er lässt sich als eine gesamtgesellschaftliche Leitidee fassen, die niemals absolut sein darf. Die nachfolgenden Ausführungen gehen keineswegs von einem starren Inklusionsbegriff aus. Die Zielvorstellung der Inklusion bildet einen grundlegenden Ausgangspunkt zu einer real möglichen Transformierung des bestehenden Systems.

> »Das verdeutlicht, ausgehend von den bestehenden selektierenden, ausgrenzenden und segregierenden Systemen, *Integration* als Prozess deren Überwindung und *Inklusion* als das zu erreichende Ziel, das in einer Welt ständig wechselnder Teilsysteminklusionen aber nie ein einmal erreichter und dann bestehen bleibender Zustand sein kann« (ebd., S. 5; Hervorh. i. O.).

Der Inklusionsgedanke verhält sich gegenüber unfreien *separierenden und selektionsorientierten* Exklusionsbestrebungen zwar ablehnend, schließt aber Exklusionsprozesse im Allgemeinen nicht vollkommen aus, sondern berücksichtigt das wechselseitig bedingende auf antonymischer Differenz beruhende Verhältnis (vgl. Fuchs, 2015, S. 397). Was aber bedeutet das konkret für die Bewertung von Exklusionsprozessen?

»Inklusion, heißt das, ist nicht ohne Exklusion, Exklusion nicht ohne Inklusion zu haben« (ebd., S. 398). Eine Differenzierung im System der Inklusivität und Exklusivität markiert zunächst die jeweilige Relevanz eines Menschen im sozialen System, ohne dass dies einen grundlegenden (be-)wertenden Charakter impliziert. Inklusion und Exklusion sind für sich gesehen als Prozesse wertneutral. Die (Be-)Deutung beziehungsweise Differenzierung erfolgt anhand der im Menschenbild beschriebenen Mechanismen des Sprachsystems und wirkt sich schließlich auf die Optionen der Partizipation aus (vgl. ebd.). Eine Exklusion kann somit autonom erfolgen, kommuniziert ein Mensch, dass er nicht Teil einer Gruppe sein möchte. Die Relationen sind für die Bewertungsprozesse entscheidend. Angenommen, Tim besucht die Schule nicht mehr, kann er nicht gleichzeitig ein Mitglied der Schülergemeinschaft sein. Es bleibt zunächst bei einem faktischen Inhalt der Aussage. Erst über die Bedeutung des Schulsystems in der Gesellschaft und über die Person von Tim lässt sich die Exklusion in ihren Relationen in jeweils individuellen Deutungsprozessen herausfiltern.

Die Systemtheorie Luhmanns erläutert Gesellschaften als »funktional differenzierte« Systeme. Ein System schließt systemkennzeichnende Elemente ein (Inklusion) und diejenigen automatisch aus (Exklusion), die dieser Differenzierung nicht entsprechen. Diesen Gedanken führt Luhmann in Verbindung der Gesellschaftssysteme weiter aus. Aus soziologischer Perspektive betrachtet, können (Teil-)Inklusion und (Teil-)Exklusion als Bestandteil/Gegenstand eines Prozesses und bewusst herbeigeführtes Phänomen angesehen werden, das zwischen einem »Innen« und »Außen« der Gesellschaft unterscheidet (vgl. Luhmann, 1996, S. 19ff.). Häufig führt diese wertfreie Differenzierung aber zu einem problematischen Fehlschluss. »Der Ausschluss wird als negativ, als ethisch bzw. moralisch nicht wünschenswert, als Generator für Ungleichheit begriffen, der Einschluss dagegen als positiv und ›sittlich gesollt‹« (Fuchs, 2015, S. 398). Doch sind sowohl Inklusion als auch Exklusion für das System notwendig.

Trägt man dem Gedanken der Individualität und Einzigartigkeit Rechnung und betrachtet den Menschen in seiner Möglichkeitsfülle, erklärt sich der Theorie zufolge eindeutig, dass es niemals möglich ist, alle Systemerwartungen gleichermaßen erfüllen zu können. Dieser Anspruch gleicht einem Paradoxon. Rödler warnt ebenso davor, Inklusion mit den Mitteln einer überschießenden Individualisierung verwirklichen zu wollen. Ein solches Vorhaben übersehe, dass sich ein Menschenbild auf der Basis ausnahmsloser Sozialität aller Menschen gründet und darüber hinaus die Voraussetzung der Verschiedenheit aller für eine dynamische Entwicklung zugrunde legt. Vielmehr sei es die Aufgabe einer Allgemeinen Pädagogik, derlei menschliche und soziale Gemeinsamkeiten in den Blick zu nehmen (vgl. Rödler, 2012b, S. 3) und sowohl Inklusion als auch Exklusion auf einer Basis der Gleichberechtigung und der Selbstbestimmung zu organisieren.

Problematisch wird Exklusion im Übrigen, wenn eine Einschränkung der Selbstbestimmung erfolgt oder wenn auf der Grundlage von Eigenschaften und Merkmalen exkludiert wird – also, wenn Exklusion zu Diskriminierung, Separation oder gar zu Selektion führt. Jene dysfunktionale Form der Exklusion beschreibt den Vorgang einer Ausgrenzung statt eines selbstbestimmten Ausschlusses. Eine Ausgrenzung erfolgt meist als ein Ergebnis, wenn man eine der unterschiedlichen Systemerwartungen enttäuscht oder sich selbstständig nicht mehr in soziale Austauschprozesse einfinden kann (vgl. Rösner, 2010, S. 129). Diese Dysfunktionen sind jedoch, wie ich im Folgenden aufzeigen möchte, konventionelle Vorgänge in unserer Gesellschaft.

Die *Hessenschau* veröffentlichte 2017 den Artikel »Wo Menschen mit Behinderungen eine Heimat finden«. Die Berichterstattung über den »Besuch in der Lebensgemeinschaft Bingenheim« dokumentiert aus meiner Perspektive beispielhaft eine solche Form der dysfunktionalen Exklusion. Im genannten Artikel befürwortet die Autorin Wesolowski das inklusive Zusammenleben von 145 Menschen. Kritisch erscheint dabei der Umstand, dass diese Menschen nicht inklusiv in einer Gemeinschaft für alle Menschen leben. Die genannte »inklusive Einrichtung« inkludiert ausschließlich Menschen mit Behinderung (vgl. Wesolowski, 2017). Institutionen, die nach diesem Prinzip agieren und unterdessen mit Inklusivität argumentieren, bilden in unserer Gesellschaft keine Ausnahme. Im Sinne Goffmanns lässt sich von einer Sonderinstitution als »totale Institution« (Goffman, 1973) sprechen, die anlässlich ihrer umfassenden Begebenheiten keinerlei Teilausschluss mehr ermöglicht. So erscheint »der Mensch als das weltoffene, nicht-festgestellte Tier, […] [als] der institutionalisierte Behinderte[,] das weltgeschlossene, festgestellte Tier« (Dörner, 2004, S. 157). Institutionen fungieren, wie Jantzen formuliert, in dieser Position als »Orte der Außerkraftsetzung von Bürgerrechten, als Stätten der Genesis von Rassismus« (Jantzen, 2004, S. 121). Sie realisieren einen unnachgiebigen Rahmen, der den Menschen vorrangig begrenzt, statt ihm die notwendige Entwicklung zu ermöglichen. Denn »[d]er Mensch erschließt sich die Dinge durch den Menschen und sich den Menschen über die Dinge – in gemeinsamer Kooperation« (Feuser, 2013b, S. 286).

Der fremdbestimmte Ausschluss vom (gemeinsamen [Zusammen-]) Leben widerspricht nicht nur den geltenden Rechtsprinzipien, sondern hindert auch die Gattung Mensch an ihrer Weiterentwicklung. »Inklusion versteht sich dabei in dem wertschätzenden Umgang mit Differenzen« (Rödler, 2012b, S. 5). Dies betrifft die gleichberechtigte Teilhabe aller in ihrer Verschiedenheit in allen menschlichen Lebensbereichen, geht also über die Grenzen der Pädagogik hinaus – als eine gesamtgesellschaftliche, immerwährende Aufgabe, die in ihrer Universalität alle Menschen umfasst. Inklusion dient ihrer Idee zufolge dem Interesse aller, ist auf dem Weg ihrer Umsetzung jedoch keinesfalls barrierefrei beschaffen. Für eine Verwirklichung braucht es neue Perspektiven und die gesellschaftliche Etablierung eines

> »Gedanke[n], der die Randständigen von der letzten an die erste Stelle rückt und der von seiner Randständigkeit den Menschen und die menschliche Welt aufbaut, also es notwendig macht, auf keinen Menschen verzichten zu können, so dass es nichts, aber auch gar nichts Unmenschliches mehr geben kann[.] [Dieser] hat die Art von Zwangsläufigkeit, die wir bisher immer nur der Brauchbarkeitslogik und Ethik bescheinigen konnten« (Dörner, 2002, S. 127).

Im Folgenden werde ich die Rolle einer Allgemeinen Pädagogik in diesem ambivalenten Verhältnis beleuchten.

2.3.1 Eine Allgemeine Pädagogik und ihre Aufgaben

Ist Inklusion in der Realität also eine Utopie? »Es ist offensichtlich: es existiert, Inklusion auf *alle* Menschen bezogen, ein immenses Gerechtigkeitsproblem, das aber *insgesamt* realistisch selbst mit einer weltweiten Revolution nicht ohne weiteres lösbar ist« (Rödler, 2013, S. 37; Hervorh. i. O.). Gerade deshalb erscheint es für ein allgemeines Verständnis zwingend notwendig, sich mit den verbundenen Mechanismen auseinanderzusetzen. Auf dieses Weise lässt sich konstatieren, wie verschiedene Disziplinen divers zu den Prozessen beitragen. Was braucht demzufolge eine – oder besser, unsere – Gesellschaft seitens der Pädagogik, um der Leitidee der Inklusion näher zu kommen?

Ohne Zweifel, Inklusion realisiert sich nicht ohne eine wahrhaft gemeinte, konfrontative Auseinandersetzung, auch wenn dies in der Konsequenz einen spannungsgeladenen oder konflikthaften Diskurs bedeutet. Erforderlich sind in dieser Kontroverse aber nicht nur Schuldzuweisungen und Kritik, sondern ein diskursiver Austausch auf der Ebene der Selbstreflexion. Vor allem eine Pädagogik steht in der existenziellen Pflicht, Zugeständnisse zu formulieren. Nur so wird sie gegenwärtig und auch zukünftig wieder handlungsfähig, um Entscheidungen im Sinne der Inklusion zu treffen.

> »Wir stehen also in mehrfacher Hinsicht in einem Dilemma, das in der Frage der Integration [und somit auch der Inklusion] nicht mit einem Fingerzei[g] auf die diesem Anliegen gegenüber nicht gerade wohlwollenden gesellschaftlichen, politischen und ökonomischen Entwicklungen ›entsorgt‹ werden kann, sondern auf uns selbst zurückweist« (Feuser 2002, S. 4).

Eine Pädagogik steht vor der unabdingbaren Notwendigkeit, sowohl die eigene Verantwortung infrage zu stellen als auch kritisch Eingeständnisse zu machen, dass auch sie ihre wesentlichen Anteile an separierenden und selektierenden Zuständen hat. Laut Jantzen konfrontiert sie das mit der Aufgabe, die Wirkung negativer Dialektik wahrzunehmen, während sie sich indes als Mitorganisatorin eines Systems und der in diesen bestehenden Verhältnissen begreift, das sie schlussendlich auflösen möchte (vgl. Jantzen, 2004, S. 237f.). Denn nicht jedes pädagogische Vorgehen entspricht einem gleichberechtigten Menschenbild, denn eine Orientierung an genormten Idealvorstellungen befördert faktisch gegenläufige, diskriminierende Bilder (vgl. Dederich, 2000, S. 69). Die »Schwarze Pädagogik« beispielsweise folgt dem Paradigma machtvoller, manipulativer Erziehungsmethoden. Die langjährige Bevormundung und Diskriminierung in diversen pädagogischen Institutionen bis hin zu körperlicher Gewalt, wie sie zum Beispiel im Rahmen von Fixierungen getätigt wurde, lässt sich nicht nur in weit zurückliegenden historischen Prozessen nachverfolgen. So »zeigt sich, daß die Behindertenpädagogik […] nicht Abseits der Entwicklung der Moderne entstand, sondern als ihr folgerichtiges Produkt zu sehen ist« (ebd.). Es sind diese in der Vergangenheit produzierten Bilder des zum Sonderstatus erklärten behinderten Lebens, die eine Ungleichbehandlung und im Endergebnis auch die Maßnahmen der Pränataldiagnostik mit legitimieren. Diese Bezüge bleiben notwendig zu reflektieren, um anschließend gegenwärtige Perspektiven zu diskutieren.

Eine Allgemeine Pädagogik verpflichtet sich dazu, Menschen keineswegs zu klassifizieren. Ein Vorgehen aber, das Differenz zu ignorieren versucht, grenzt ebenso an Torheit. Dieses ist jedoch zu einem prägnanten Bestandteil des »Glaubenskrieg[es] um Inklusion« (Jantzen, 2015, S. 1) geworden. Der Wunsch nach Innovation mutiert im Ergebnis in das unbestreitbare Gegenteil. Schon der Begriff »Behinderung« gilt vielerorts als untragbar und diskriminierend, ungeachtet dessen, dass ersatzweise verwendete Euphemismen die Lage keineswegs transformieren (vgl. ebd., S. 3). »Inklusion wird zum Himmelreich auf Erden, zur ›Paradiesmetapher‹« (ebd., S. 4). Die Dynamik der Unsichtbarmachung von Differenzen übersieht hingegen komplexe Zusammenhänge und wird dem Gedanken einer Allgemeinen Pädagogik nicht gerecht. Vielmehr gefährdet sie den so notwendigen wechselseitigen Austausch zugunsten von Unwissenheit und Bagatellisierung.

Eine ernstzunehmende Schwierigkeit besteht darüber hinaus darin, dass eine Pädagogik ständig gefährdet ist, Probleme gesellschaftlicher und politischer Natur mit ihren Mitteln lösen zu wollen, während sich die Politik, ohne hinreichende Kenntnisse, Aussagen pädagogischer Natur erlaubt (vgl. Feuser, 2012, S. 2). Feuser sieht einen zentralen Weg in der Klärung der Verantwortlichkeiten:

> »Es geht nicht darum, dass die inklusive Pädagogik den gesellschaftlich Verantwortlichen das politische Handwerk abnimmt, sondern dass sie deutlich kennzeichnet, was pädagogisch machbar ist und was politisch gemacht werden muss, damit das Pädagogische gemacht werden kann, so es politisch gewollt wird« (ebd., S. 3).

Nur im gemeinsamen Dialog, in der Anerkennung der jeweiligen Kompetenzen lassen sich neue Ziele herausfiltern, Zuständigkeiten eindeutig verteilen und humanistische und demokratische Motive herausbilden.

Doch nicht alles, was als »fortschrittlich« deklariert wird, ist dem inklusiven Gedanken dienlich. Wir stehen vor der Aufgabe, zukünftig neue Optionen und Wege zu finden, die auf Basis einer Achtung aller Menschen fundieren.

> »Mit dem im Rahmen der Integrationsbewegung verbundenen Versuch der Schaffung einer nicht ausgrenzenden Allgemeinen Pädagogik ist ein erster und sehr zentraler Weg der Entfaltung einer Gegenkraft gegen die moralisierend daherkommenden Tötungsideologien schwer beeinträchtigten Menschen gegenüber beschritten worden« (Feuser, 1998b, S. 9f.).

Doch darf dieses Vorgehen nicht auf einer partikularen oder individuellen Ebene verbleiben. Es ist *ein* erster Schritt unter vielen auf dem Weg, der auch zukünftig gegangen werden muss, um machtvollen, diskreditierenden Gegenpositionen und dem Missverhältnis der Ungleichheiten entgegenzusteuern.

Inklusion betrifft uns alle, in unserer uns allen lebensnotwendigen gemeinsamen Sozialität. Ohne eine Rückbesinnung auf das uns Menschen Bezeichnende und Einende, kann sich unser auf humanistischen und demokratischen Vorstellungen beruhendes System, in das sich Integration und Inklusion notwendig gedanklich einfügen, kaum erhalten und muss Konzepten weichen, die diesem kontraindiziert gegenüberstehen.

Das System der funktional differenzierten Gesellschaft setzt infolge der radikalen Individualisierung nicht nur die einheitsstiftende Idee der Inklusion aufs Spiel; es gefährdet ebenso die gesellschaftliche Stabilität und die Chance auf Entwicklungsoptionen. Die Verantwortung trägt nicht mehr die Gemeinschaft, sondern die einzelnen spezialisierten Funktionssysteme, die mehr oder weniger mächtig sind. Das Ergebnis formiert sich in einer sozialen Klassengesellschaft, die aufgrund ihres sozialen Ordnungsprinzips eine Negativbewertung zulässt. Hinzu kommen Veränderungen in der Differenzierung von Inklusion und Exklusion, die zu einer »Lockerung der Integration« führen. Das bedeutet, dass kaum mehr Rückschlüsse in einem zusammenhangslosen System möglich werden (vgl. Luhmann, 1996, S. 24ff.). Auch »die Beziehungen zwischen den Funktionssystemen fluktuieren und [können] nicht mehr gesamtgesellschaftlich festgelegt werden« (ebd., S. 41). Dies hat einen konsequenten Orientierungsverlust und widersprüchliche Beziehungen zur Folge.

Im Kern ist es nicht die uneingeschränkte Aufgabe einer Allgemeinen Pädagogik, Veränderungen diesbezüglich zu realisieren, sondern es besteht der gesamtgesellschaftliche Auftrag, sich über die genannten Wechselwirkungen gewahr zu werden und den Konflikt trotz aller Ambivalenzen im Sinne eines jeden Menschen durch die Stiftung einer sozialen Einheit aufzulösen. Darüber hinaus ist es eine Aufgabe, die vor allem im Hier und Jetzt als reale Entwicklungschance existiert und nicht erst in »erlösender Zukunft« ihre Berechtigung erhält. Nur so wird der Mensch abseits von Zukunftserwartungen in einem »relationalen Raum« der Gegenwart denkbar (vgl. Jantzen, 2004, S. 15ff.). Das erfordert ein revolutionäres Vorgehen, das für den Erhalt einer demokratisch-humanistischen Gesellschaft essenziell erscheint, denn »[o]hne den Menschen in der Menschheit neu denken zu können und unser [Menschen- und] Behinderungsbild grundlegend zu revidieren, wird Inklusion eine Utopie bleiben, ganz abgesehen von den damit politisch verbundenen Problemen« (Feuser, 2013a, S. 5).

2.3.2 Historische Dimension von Menschenbildern – Eugenik und Euthanasie

Ein neuer Weg, welcher der Leitidee der Inklusion Folge leisten möchte, kommt nicht aus, ohne zuvor einen reflexiven Blick auf die historische Dimension von Menschenbildern zu richten. Das Vorgehen verfiele einem Reduktionismus, welcher der inklusiven Idee in keinem Maße gerecht würde. Eine historische und fraktale Perspektive verpflichtet sich demgegenüber der Vergangenheit und begründet zweifelsohne die Notwendigkeit, den Menschen in seiner Relationalität, statt ausschließlich auf sein zukünftiges Wesen konzentriert zu erfassen. Über diesen Weg wird der Mensch der Gegenwart (be-)greifbar (vgl. Jantzen, 2004, S. 15ff., S. 91, S. 197). Abhängig vom historischen Kontext, stellen sich auch die jeweiligen Menschenbilder in ihren diversen Ausprägungen differenziert dar. Diese Vielfalt gilt es bei einer facettenreichen Analyse zu berücksichtigen.

Dennoch kann an dieser Stelle nur ein kurzer Abriss historischer Dimensionen erfolgen. Das Gerechtigkeitsproblem hat seinen Ursprung nicht erst in der Moderne, sondern existiert in seiner Komplexität schon seit jeher (vgl. Rödler, 2013, S. 1). Wie ein roter Faden durchziehen Polarisierungen geschichtliche Verhältnisse und entfalten ein hierarchisches Ungleichgewicht. Schon im antiken Rom finden sich Motive wie das des mangelnden Bildungsstandes der Germanen, um Gewalt und Degradierung zu legitimieren. »Die Rechtfertigung von Machtpolitik durch Mythen und Ideologien, die den Eroberern Höherwertigkeit gegenüber den Unterdrückten zuschreiben, war schon immer ein Grundmotiv der Geschichte« (Henn, 2004, S. 47). »Daneben treten ideologische Positionen, die schon sehr früh sogenannte Andersartigkeit in das Gefüge der Macht einordneten« (Jantzen, 2004, S. 119). Die Unterdrückung aufgrund einer Behinderung realisiert sich zwangsläufig als ein beständiger Umstand des historischen Programms. Doch unter welchen Bedingungen lässt sich die gegenwärtige Rechtfertigung von Ableism, also die Diskriminierung und Benachteiligung von behinderten Menschen, als geschichtliches Resultat erfassen? Was bildet die Triebfeder, die neben Machtmechanismen eine Eugenik in der Vergangenheit wie in der Moderne begründet? Die Ursachenforschung stellt an dieser Stelle eine grundlagentheoretische Notwendigkeit dar, da sich die Gegenwart immer auch als eine Konsequenz der bisherigen Umstände erweist. In Anbetracht der Komplexität werde ich allerdings nur einige wenige Aspekte mit deren Auswirkungen bis in die Gegenwart und deren wesentliche Relevanz für die Thematik analysieren.

Rödler beschreibt den Verlust eines gemeinsamen normativen Maßstabes im Zuge der Aufklärung als eine bis heute unüberwundene (Glaubens-)Krise. Dem durch den göttlichen Glauben gegebenen, allen Menschen so notwendigen gemeinsame Rückbezug sei ab jenem Wendepunkt entsagt worden. Es sei bis heute nicht gelungen, eine universelle Grundauffassung für alle Menschen und eine entsprechende Orientierung zu etablieren (vgl. Rödler, 2013, S. 37ff.). Zudem erkennt Jantzen in den Ambivalenzen des Fortschritts ein Dilemma, dass nun nicht mehr umkehrbar scheint: »An die Stelle des ewigen Reiches Gottes tritt eine säkularisierte Utopie, die sich aus den antizipierten Möglichkeiten einer Humanisierung durch gezielte Bevölkerungspolitik, Unterwerfung der Natur und Technikentwicklung speist« (Jantzen, 2004, S. 58). Neben dem Verlust des göttlichen Glaubens entfalten sich mannigfaltige, fortlaufend neue Erkenntnisse, wie sie unter anderem die Evolutionstheorie oder die Erfahrung der Bedrohung durch den Kapitalismus als »die großen Kränkungen der beginnenden Neuzeit« (ebd., S. 23)[8] hervorbringen. Die Konsequenzen tragen nicht etwa einzelne Kulturkreise, die Auswirkungen beeinflussen die gesamte Weltgemeinschaft. Eine historische Perspektive verweist auf die signifikanten Entwicklungen gesellschaftlicher Prozesse, welche die Chance einer umfassenden Reflexion implizieren, die Offenheit vorausgesetzt, die Welt unter jenen Ambivalenzen erfassen zu wollen (vgl. ebd., S. 23ff.).

Nach Luhmann ergibt sich insbesondere seit der frühen Neuzeit eine zunehmende und explizite Exklusionspolitik (vgl. Luhmann, 1996, S. 23). »Erst im 18. Jahrhundert wird diese wenig erfolgreiche Politik durch Maßnahmen der Sozialdisziplinierung ergänzt, deren Härte in auffälligem Kontrast steht zu den Humanitätsidealen der Aufklärung, die offensichtlich nur für den inkludierten Bevölkerungsteil bestimmt waren« (ebd., S. 24). Das Ungleichgewicht in der Bevölkerung prägt sich unterdessen kontinuierlich aus. Wenn auch zwischen dem Wandel keine einheitsstiftende Ordnung

8 Aus subjektbezogener Perspektive repräsentieren und manifestieren sich die Kränkungen in den innerpsychischen Räumen, sind symbolträchtig für einen Sicherheitsverlust im Bindungs- und Beziehungsgefüge. Jantzen verknüpft differenzierte Ebenen und greift hierfür nach Sève (1973) den Begriff der »Juxtastruktur« auf, in dem sich der individuelle Vernunftraum in den gesellschaftlichen sozialen Vernunftraum positioniert (vgl. Jantzen, 2004).

gefunden werden konnte, so hatten einzelne Systeme die Chance, sich machtvoll zu etablieren. Schumann bemerkt in diesem Zusammenhang die Konstruktion »sozial-biologistischer Positionen« während sich parallel der Gedanke des Marxismus in Teilen der damaligen Welt etablierte (vgl. Schumann, 1989, S. 135). Die industrielle Revolution des 19. Jahrhunderts führte unweigerlich zu gesellschaftlichen Wandlungsprozessen, die sich ihrerseits in den vorherrschenden Sozialstrukturen und der Politik niederschlugen. Der Naturalismus weicht sukzessive dem Ideal des Biologismus.

Charles Darwin publizierte im Jahre 1859 seine Theorie *On the Origin of Species* als Selektions- und Abstammungslehre, von der sich das Recht des Stärkeren und die Theorie des Sozialdarwinismus ableitet. »Der Sozialdarwinismus ist eine biologistische Theorie, die komplexe gesellschaftliche Zusammenhänge, wie z.B. Armut, auf die Biologie des Menschen reduziert und damit der Herrschaftslegitimierung dient« (Degener & Köbsell, 1992, S. 12f.). Darwin zeigte sich beeinflusst durch T.R. Malthus (1766–1834), der in seiner Theorie die Lösung für den im Zuge der Ökonomisierung aufkommenden Bevölkerungszuwachs und die damit verknüpfte Nahrungsmittelknappheit in der Aberkennung von Hilfen erwog (vgl. Schumann, 1989, S. 134). Der Biologismus stellt ein Modell dar, diese Verweigerung aufgrund von funktionellen Erklärungen zu begründen. Infolgedessen wird das gesellschaftliche Wesen des Menschen zugunsten biologischer Faktoren vollkommen ignoriert (vgl. ebd., S. 135). Der Darwinismus etabliert als Ergebnis die Lehre der Eugenik, die sich als Selektionslehre versteht. Der Argumentation zufolge sei ein aktives Eingreifen in natürliche Ausleseprozesse aufgrund einer Differenzierung in gute beziehungsweise schlechte Gene vorteilhaft. Die Eugenik agiert somit immer selektiv.

Ein auf Eugenik basierendes Vorgehen machten sich die Nationalsozialisten unverkennbar zu eigen (vgl. Degener & Köbsell, 1992, S. 12f.). Die biologistische Anschauung der Erbgesundheitslehre der Nazis gipfelte in der Euthanasie – der Ermordung unzähliger Menschen. Die Professoren Binding und Hoche befürworteten in ihrem Werk *Die Freigabe der Vernichtung lebensunwerten Lebens* (1920) ein eugenisches Vorgehen, weshalb ihr Text in diesen tödlichen Zusammenhängen als bahnbrechend gilt. Die Deklarierung von Menschen als unwert ging mit der Forderung – und einige Jahre später mit der brutalen Realisierung – der Tötung einher. Die Rassenhygiene des Nationalsozialismus sah neben der Sterilisation von Frauen (vgl. Reichsgesetzblatt, Gesetz zur Verhütung erbkranken Nachwuchses, 1933) auch die Abtreibung nach eugenischer Indikation vor. Zugleich förderte der von Heinrich Himmler errichtete Verein Lebensborn mit dessen Struktur die zum Ziel gemachte Fortpflanzung der arischen Rasse. Im Jahr 1939 erfolgte der Erlass, behinderte Neugeborene und Kinder bis drei Jahre zu melden, um deren systematische Tötung vorzunehmen. Tolmein bemerkt zentrale Gemeinsamkeit in der Legitimierung der Verbrechen gegenüber von der Gemeinschaft diskriminierten Menschen: »Sie haben stets den Einzelnen im Namen einer Gemeinschaft in die Pflicht genommen und dann zumeist ums Leben gebracht, stets wurden gesellschaftliche Gründe angeführt, deretwegen das Wohl des Individuums zurücktreten sollte« (Tolmein, 2003, S. 112). Das diskriminierende Bild des minderwertigen Menschen, das solch ein Maß der individuellen Verantwortungsübertragung vorsieht, widerspricht dem solidarischen Gedanken und der Gleichberechtigung aller Menschen.

Heutzutage dürfte durch all die innovative Wissenschaft und Technik eigentlich deutlich sein, dass »Eugenik als kollektive Erzeugung von ›Erbgesundheit‹ nicht funktionieren kann, weil es dafür weder sinnvolle Ziele noch taugliche Mittel gibt« (Henn, 2004, S. 173). Doch mithilfe der Selektionslehre legitimierte sich eine ehemals allgemein anerkannte Begründung, die noch über das dritte Reich hinauswirkt, um eine Entwertung und Entwürdigung insbesondere behinderter Menschen zu rechtfertigen (vgl. Dörner, 2004, S. 157). In der Folge wurde und wird auch heute noch »eine beliebige Bevölkerungsgruppe, die man nach einer negativ angesehenen und veränderungsbedürftigen Eigenschaft definiert, aus ihren Lebenswelten ausgegrenzt, selektiert, homogenisiert und potentiell lebenslänglich institutionalisiert« (ebd.). Die Prozesse der Vergangenheit entfalten sich bis in die Gegenwart. »[D]ass die gängigen Menschenbilder unhinterfragt blieben, erwies sich als fatal« (Sierck, 2000, S. 74).

Insgesamt gibt es viele Beispiele, die unabhängig von der Zeit des Nationalsozialismus Benachteiligungen gegenüber einer bestimmten Gruppe von Menschen hervorbrachten. Ich möchte an dieser Stelle beispielhaft die Situation von Kindern und Jugendlichen, die in der Behindertenhilfe oder Psychiatrie der DDR wohnhaft waren, benennen. Betroffene berichten von Gewaltmaßnahmen in diversen Formen und von Medikamentenversuchen. Die verdeckt gehaltenen, unrechtmäßigen Umstände wurden erst kürzlich zum Gegenstand historischer Nachforschungen. Die Stiftung Anerkennung und Hilfe setzt sich die Aufarbeitung der unterdrückenden Umstände zum Ziel (vgl. Stiftung Anerkennung und Hilfe, o.J.). Deutlich zeigt sich, dass sich mit der Niederschlagung des NS-Regimes nicht alle strukturellen Macht- und Gewaltvorstellungen auflösten und dass diese auch an diversen anderen Stellen produziert werden. Das System des Sozialismus setzte den Gedanken fort, der Macht und die Minderwertigkeit eines Menschen implizierte. War mit dem Mauerfall und der Wiedervereinigung Deutschlands eine neue Entwicklungsstufe erreicht, so entfiel nun die einheitsstiftende Struktur vollkommen zugunsten individualbasierender Lebensentwürfe (vgl. Rödler, o.J., S. 1). Damit traten neue soziokulturelle Schwierigkeiten auf.

Eine Weile herrscht nun schon »der begeisterte Glaube an einen bestimmten Typ von Wissenschaftlichkeit, die Reduktion des Menschen auf physikalische und chemische Naturgesetze« (Dörner, 2004, S. 156). In Anlehnung an die Resultate des Wandels erkennt Feuser in dem aufgeklärten, mündigen Menschen das »Gespenst der Gegenwart« und weist auf die Notwendigkeit eines Welt- und Menschenbildes sowie dessen ethische Fundierung inklusive einer Didaktik hin, die nicht nur für eine Allgemeine Pädagogik zentral und unabdingbar sind (vgl. Feuser, 2014, S. 13f.). Antonym zu dieser Forderung lässt sich im Zuge der Moderne eine gegenläufige Bewegung beobachten. Die Neuordnung der Gesellschaft und ihrer normativen Perspektiven erleichtert ebenso nicht-gleichberechtigten Auffassungen vom Menschen eine Organisation im Rahmen des rechtlich Möglichen und bietet die zulässige Chance, sich auf diesem Fundament zu entfalten. Der Fortschrittsglaube hat derweil die Rolle eines Ersatzgottes inne und attackiert beziehungsweise negiert die Menschenwürde fortlaufend (vgl. Jantzen, 2004, S. 197). Die Prozesse der Vergangenheit, insbesondere die Geschichte der Eugenik und der Euthanasie, weisen den Kurs in eine Richtung, die heutzutage der Humangenetik eine Basis bietet, sich zu etablieren.

Die Menschenbilder der Vergangenheit dienen in diesem Komplex nicht der Abschreckung, sondern vielmehr der Legitimation der durch die Industrialisierung aufgekommenen Kosten-Nutzen-Abwägungen, die auch gegenwärtig eine gesellschaftliche Rolle spielen. Die berechnende Strukturierung konzentriert sich jedoch keineswegs auf Sachwerte. Die Kosten-Nutzen-Abwägungen beziehen sich auf den Menschen und seine Arbeitskraft und degradieren ihn schließlich zum »Ding« (vgl. Dörner, 2002, S. 120). Für Dörner markiert dies den Ursprung einer Misere, die bis heute in ihren vielfältigen Ausprägungen unaufhaltsam scheint. Die Basis des Konfliktes begann demnach im Einklang mit den durch die Industrialisierungsprozesse vorangetriebenen Bewertungsmustern des Menschen nach dessen »Brauchbarkeit« (vgl. ebd.). Das Konstrukt der Kosten-Nutzen-Abwägungen konzentriert sich darüber hinaus nicht mehr ausschließlich auf die Gegenwart, sondern legitimiert sich im Unterschied zum Diesseits über den Traum eines gesünderen und demzufolge leistungsgesteigerten, glücklicheren Menschen in der Zukunft.

> »Utopie wird so zum Ort des eigentlichen Menschen, die Gegenwart zum bloßen ›noch nicht‹ […]. Und erneut knüpft sich die Hoffnung, wie vorher im christlichen Gottesbegriff, an die Zukunft, welche die Gegenwart erträglich machen soll, statt an eine Gegenwart, die in sich Zukunft im Sinne des ›immer schon da‹ von Humanität generieren könnte« (Jantzen, 2004, S. 17).

Das Hier und Jetzt mutiert beinahe zum Bedeutungslosen. Das hat zur Konsequenz, dass gegenwärtige Chancen und Möglichkeiten ignoriert werden, um im Sinne ideologischer und utopischer Vorstellungen zu sondieren (vgl. ebd., S. 17).

In der Moderne angelangt, möchte ich vor diesen Hintergründen erforschen, welche Absichten und welches Menschenbild sich hinter Maßnahmen wie der Pränataldiagnostik verbergen. An dieser Stelle bereits kritisch zu bemerken erscheint die Tatsache, dass noch heute Ideale und Behauptungen mit einem biologistischen Kern und langer Tradition Bestand haben können (vgl. Sierck, 2000, S. 74). Dörner leugnet zwar nicht die Existenz einer akzeptierten Option auf ein Menschenbild, das alle Menschen im Sinne des Pluralismus in ihrer Individualität und Verschiedenheit anerkennt, sieht diese Option allerdings als massiv bedroht (vgl. Dörner, 2004, S. 159). Zwei Veränderungen hält er für diese Gefährdung maßgeblich: »Es handelt sich dabei zum einen um den molekular- und gentechnischen Fortschritt der Verwissenschaftlichung der medizinischen Technik und zum anderen um die Ökonomisierung des Sozialen – in ihrer Wechselwirkung« (ebd.).

Auch Degener und Köbsell machen darauf aufmerksam, dass es sich kaum um eine revidierte Auffassung oder gar neue Gesamtanschauung vom Menschen zu handeln scheint. Vielmehr präsentiert sich die Eugenik heute in einem neuen Gewand (vgl. Degener & Köbsell, 1992, S. 23). Die Pränataldiagnostik und auch die Präimplantationsdiagnostik erfahren gesellschaftliche Anerkennung und entwickeln sich zur Normalität. In ihrer Gestalt scheinen die eugenischen Motive der vorgeburtlichen Maßnahmen weit weniger offensichtlich. Ein Faktum, dass für die Gegenwartsgesellschaft ganz offensichtlich noch zu reflektieren bleibt. »Die Neue Eugenik unterscheidet sich [...] [somit] in mancherlei Hinsicht von der alten: Heute ist keine brutale Gewalt zu ihrer Durchsetzung nötig, sie funktioniert ohne staatlichen Unterdrückungsapparat im Namen von scheinbarer Freiwilligkeit und Selbstbestimmung« (ebd.).

2.4 Bioethik – ein Resultat der Moderne

Der rasche Fortschritt und die stetige Zunahme des zur Verfügung stehenden Wissens sorgen nicht nur im Feld der Pränataldiagnostik für kontinuierlich neue Handlungsanforderungen. Die Gesellschaft der Moderne steht ihrerseits vor der Aufgabe, einen verhältnismäßigen Umgang gegenüber den technischen Entwicklungen zu realisieren und ist dahingehend auf strukturierende Bestimmungen angewiesen. In den 1970er Jahren etablierte sich in diesem Zusammenhang in den verschiedensten wissenschaftlichen Kontexten der Begriff der Bioethik als neue Disziplin der Moderne. Als Bereichsethik befasst sie sich mit heterogenen Theorien aus vielfältigen Komplexen, die das Leben und die Beziehung der fortschreitenden Wissensbestände aus Forschung und Wissenschaft betreffen, und fokussiert die daraus resultierenden Herausforderungen und Schwierigkeiten (vgl. Graumann, 2002). Die Anforderungen an die Bioethik stellen jedoch keinen neuen Forschungsbereich der Ethik dar, sondern orientieren sich in ihrem Bedarf an den gegenwärtigen gesellschaftlichen Gegebenheiten. Als Zweig der Moraltheorie diskutiert die Bioethik Fragen aus allen Bereichen des menschlichen Zusammenlebens und leitet demgemäß relationale Entscheidungen oder allgemeingültige Normen ab (vgl. Moskopp, 2009, S. 1ff.).

Für jede Gesellschaft ist es unumgänglich, abzuwägen, was an deren kulturellem Verständnis gemessen moralisch vertretbar ist. Dieses Erwägen stellt sich als ein Reflektieren differenter Positionen in deren Komplexität und Relativität und somit immer interdisziplinär dar. »Da ethische Fragen auch immer eine gesellschaftliche, politische und historische Dimension haben, müssen diese jeweils mit bedacht werden« (Dederich, 2000, S. 12). Diese Mehrdimensionalität gilt es sowohl in der Kommunikation und Aushandlung bioethischer Konfliktlagen wahrzunehmen als auch differente Perspektiven einzubeziehen. Schweidler zufolge gestaltet sich Bioethik somit »mehr als eine soziokulturelle Aufgabe als eine akademische Disziplin« (Schweidler, 2008, S. 1) Der Kerngedanke bestünde darin, das theoretische Wissen sinnvoll anzuwenden und dessen Potenzial auszuschöpfen, um, angesichts von Konfliktfragen, mit ethisch verantwortlichen Vereinbarungen zu reagieren (ebd., S. 2). Doch in Zeiten der rasanten technologischen Neuerungen eröffnen sich fortlaufend neue Dimensionen, die unweigerlich entsprechender gesellschaftlicher Maßstäbe bedürfen. Die Herausforderung des Menschen der Gegenwart besteht gerade darin, trotz seiner pluralistischen Wirklichkeit verantwortlich zu agieren. Die Bioethik ihrerseits reagiert auf die unumgänglichen Prozesse der modernen Welt und versucht die systemimmanenten Auffassungen zu bündeln und zu analysieren. Als soziokulturelle Anforderung fokussiert sie das menschliche Leben in seiner normativen Konstitution.

Insbesondere im medizinischen Sektor ergibt sich die primäre Pflicht, die Verhältnismäßigkeit von Fürsorgepflicht und Selbstbestimmung vor den Bedingungen des menschlichen Lebens zu reflektieren. Die Disziplin der Medizin begründet ihre immanente ärztliche Ethik, doch laut Schweidler interferiert sie sich in dem ihr gegebenen Verantwortungsbereich mit dem der Bioethik. Das ärztliche Handeln erfordere anlässlich seines Aufgabenspektrums ein unvermindert reflexives Vorgehen, da es in außergewöhnlichem Maße im Umgang mit Fragen des Lebens gefordert sei. Anlass für die enge Relation zwischen Bioethik und Medizin sei die Ärzt*in-Patient*innen-Bindung, die sich in ihrem Auftrag auf die Gesundheit des Menschen und die Vorbeugung und Heilung von Krankheiten ausrichte (ebd., S. 2f.). Zwar existiert ein medizinischer Kodex, doch die gesellschaftlichen Gesamtentwicklungen verändert auch das medizinische Selbstverständnis fortlaufend.

Neue Verfahrensweisen und Technologien, aber auch gesellschaftliche Entwicklungen sowie damit verbundene Einzelfallentscheidungen stellen Ärzt*innen nicht selten vor ethische Dilemmata. Die Entscheidung für oder gegen das Fortführen lebenserhaltender Maßnahmen, das Liegenlassen eines Säuglings oder die Bewilligung oder Ablehnung einer Maßnahme als therapeutisch (nicht) notwendig – die Liste der Anforderungen an die ärztliche Urteilsfähigkeit ist lang. Insbesondere das Beispiel des im Zuge der Coronapandemie vermehrt diskutierte Anwendungsverfahren der Triage macht die Handlungsnot der Mediziner*innen ganz besonders deutlich. Dem praktizierenden Arzt bzw. der Ärztin obliegt das Dilemma zu wählen, wer im Zuge der Überbelastung der Intensivmedizin medizinische Hilfe erhalten soll. Zu diesem Zweck erfolgt im Zuge der Triage eine Kategorisierung der betroffenen Patient*innen nach differenten Kriterien vorrangig im Hinblick auf deren Überlebenschancen. Ziel ist die Maximierung der Überlebendenzahl im System. In Italien war hingegen auch die mögliche Lebenserwartung ein handlungsentscheidendes Kriterium. An diesem Muster wird deutlich, dass sich in der Medizin offenkundig soziokulturelle Spannungen und Ambivalenzen darstellen. »Wie an eine moderne Heilserwartung klammern sich immer mehr Menschen an die Hoffnungen von Organtransplantationen, künstlicher Befruchtung, Stammzellenforschung oder Sterbehilfe (Euthanasie). Andere hingegen fürchten die Machbarkeit des Menschen und den Verlust der individuellen Menschenwürde« (InteressenGemeinschaft Kritische Bioethik Deutschland, o. J.). Die Bioethik ihrerseits reagiert rechtskonform auf die ökonomischen und fortschrittsbestrebenden Motive der Moderne, kann sich aber keineswegs von der Verantwortung freisprechen. Im wechselseitigen Austausch formiert sich das System der stetig wachsenden Ermächtigung weiter aus. Bioethische Entscheidungen stehen wesentlich in der Kritik, nicht alle Menschen gleichermaßen zu repräsentieren und aufgrund des Charakters der biologischen Fokussierung zu diskriminieren. In ihrer Funktion stellvertretender Perspektivenübernahme geraten so vor allem partikulare Aspekte statt ganzheitlicher Konzepte in den Mittelpunkt.

Die im Mai 1997 verabschiedeten Bioethik-Konventionen als »Übereinkommen zum Schutz der Menschenrechte und der Menschenwürde im Hinblick auf die Anwendung von Biologie und Medizin« verstärken das Bild einer gesellschaftlichen Ordnung des verwertbaren Menschen. Die Artikel 17.2 und 20 sehen in »Ausnahmefällen« eine fremdnützige Forschung an nicht einwilligungsfähigen Menschen vor (Übereinkommen über Menschenrechte und Biomedizin, 1997, S. 32f.)

> »Die Kritik-Bewegung in Deutschland gegen die Bioethik-Konvention, hat sich dabei eindeutig auf diesen Artikel der Konvention konzentriert, nicht auf die für die strategischen Ziele der neuen Biomedizin viel wichtigeren Gebiete, die die Konvention ebenfalls abhandelt: die genetische Testung, die Embryonenforschung als Tor zur Gentherapie und die Keimbahntherapie, deren Anwendung (noch) verboten wird (ebd. Art. 13), deren Erforschung aber in Punkt 91 der ›Erläuterungen‹ erlaubt wird« (Wunder, 2009, S. 56).

Die Subsumierung der in den Konventionen als relevant genannten Forschungsbereiche umfasst mitunter beinahe das, was Feuser als durch gesellschaftliche Entwertung gefährdetes »Menschenmaterial« beschreibt (vgl. Feuser, 1998b, S. 3). Degener und Köbsell bezeichnen die methodisch betriebene Behindertenfeindlichkeit als die »Neue Eugenik«. Während historisch betrachtet radikale Mechanismen zur Durchsetzung der staatlichen Strukturen unvermeidlich waren, sei gegenwärtig keine Gewalt mehr erforderlich. Denn »Freiwilligkeit und Selbstbestimmung« legitimierten vor dem Hintergrund der auf subjektiver Ebene empfundenen moralischen Verantwortung der Vermeidung von Behinderung die Durchsetzung der vom Kollektiv erzeugten Einwilligung (vgl. Degener & Köbsell, 1992, S. 23). »Die HumangenetikerInnen haben es geschafft, aus dem ihnen unliebsamen Schatten der rassenhygienischen Vergangenheit herauszutreten« (ebd., S. 8). Die Entscheidung pro oder contra Pränataldiagnostik erscheint vor dem neuzeitlichen Verständnis – inklusive des Wunsches der Entscheidungsfreiheit und des Rechts der autonomen Selbstbestimmung in der logischen Konsequenz – als ein ethisches Dilemma. Dieser Konflikt lässt sich nur zugunsten einer widerstreitenden Position auflösen. Die auf die Entscheidung Einfluss nehmenden Faktoren werden dabei vor allem auf individueller Ebene anstatt als soziokulturelles Phänomen wahrgenommen.

Jede Frau kann sich dem bioethischen Selbstverständnis der Pränataldiagnostik und Humangenetik entziehen. Nicht nur die Grundrechte geben im Rahmen der unantastbaren Würde vor, dass Frau (und natürlich auch Mann!) sich schützen kann. Und auch das seit 2010 im Gendiagnostikgesetz (GenDG) festgeschriebene »Recht auf Nichtwissen« hat zum Ziel, »Automatismen und der Diagnosespirale« entgegenzuwirken (vgl. Achtelik, 2015, S. 58). Das bislang geringfügig wirksame Wissen um dieses Recht reicht nicht aus, die damit verbundenen selektiven Prozesse sichtbar zu machen oder zu verhüten. Der auf individueller Ebene erzeugte Druck einer auf Fürsorge basierenden moralischen Handlung lastet schwer, und so wird »mit aller Macht versucht, uns einzubläuen, es ginge damit um die Umsetzung demokratisch bedeutsamer Werte, wie z.B. das Recht des Menschen auf selbstbestimmtes Sterben und damit um ethisch legitimierbare Moral« (Feuser, 1998b, S. 2). Dass dieses instrumentalisierende Prinzip dem Regulativ einer umgekehrten, lebensfeindlichen Logik folgt, bleibt unbeachtet. Das Leben, das das Merkmal der Behinderung aufweist, soll noch vor seinem Entstehen unterbunden werden. Dass dieses Verständnis indes als logische Konsequenz vonseiten der Eltern interpretiert wird, ist als entwicklungslogisches Produkt gesellschaftlicher Vorgänge zu bewerten.

Darüber hinaus existieren massive Anforderungen an die Rolle der Frau/Mutter, die angesichts der gesellschaftlichen Lage mit der Geburt eines Kindes eine hinderliche Umwelt erwarten muss (vgl. Rödler, o.J., S. 3).

Es bleibt festzustellen, »daß die Befähigung des Menschen, in die Natur gestaltend oder manipulierend einzugreifen, kontinuierlich erweitert wird« (Dederich, 2000, S. 21). Im Kontext der Forschungsfreiheit finden gegenwärtig massive Grenzüberschreitungen statt, die nicht selten mit einer fehlenden Verantwortungsübernahme einhergehen. Waldschmidt kritisiert das Vorgehen, das den Stellenwert der Grundrechte wahrlich ignoriere. Sie sieht eine Notwendigkeit in der Rückbesinnung auf den Aspekt, dass Wissenschaft in den Diensten aller Menschen agiere (vgl. Waldschmidt, 2002). Eine Position, die das Menschsein negiert, und dessen Daseinsberechtigung hinterfragt, wirkt deformierend und degradierend. Sie missachtet die alle Menschen gleichermaßen vereinenden Komponenten. »In dieser Form entspricht ›Bioethik‹ ziemlich genau dem, was Foucault unter ›Diskurs‹ versteht: eine Produktion von Wissen über Menschen, die sich mit der Autorität der Wissenschaft umgibt [...]. Der Diskurs im foucaultschen Sinne ist also nicht zuletzt immer auch eine Produktion von Macht« (Braun, 2000, S. 181). Die Überwindung machtbesetzter Strukturen bindet sich hingegen an eine öffentlich geführte, interdisziplinäre Debatte. Einzelne Funktionssysteme dürfen dann nicht integritätslos in ihrem Eigeninteresse agieren. Es bedarf einer Transformation und darüber hinaus braucht es Skripte, die alle in ihrer Sozialität erfassen.

In Zukunft »werden neue, ganzheitliche Ethik-Konzepte zu erarbeiten sein, in denen die Perspektiven von behinderten und kranken Menschen einen systematischen Platz haben, in denen nicht nur ›Bios‹ – das Lebendige – sondern auch soziale Beziehungen einen angemessenen Stellenwert erhalten« (Waldschmidt, 2002). Eine Reformierung philosophischer Konzepte erfordert somit, die Humanität jedes Einzelnen gegenüber totalitären und fortschrittsorientierten Anforderungen zu vertreten. Dies wäre im Rahmen der Genesis einer postmodernen Ethik möglich – indem sich die Perspektiven gleichermaßen für die klassischen als auch für die modernen Thesen, für innere, als auch für äußere Gründe, öffnen und deren Wert in resultierenden Ambivalenzen statt in gesetzter Absolutheit begreifen (vgl. Jantzen, 2004). Neben Dörner, der zwischen einer »Ethik der Brauchbarkeitslogik« und einer »Ethik der Solidarität« differenziert, verstärkt sich die Forderung nach einer »Ethik der Verantwortung«. Die Fortschrittsentwicklungen lassen sich nicht aufheben und ein gemeinsamer Konsens gleicht einer Utopie. Ein untrennbares Regulativ der Würde, das der Menschlichkeit entspricht, ohne zuvor klassifizierende Bedingungen an das Leben zu formulieren, bildet die wesentliche Basis, um ethische Entscheidungen der Gegenwart im humanitären Sinne abzuleiten (vgl. u.a. Dederich, 2000; Feuser, 1998b; Schweidler, 2008). Doch muss sich an dieser Stelle zunächst ein ausgeglichenes Verhältnis jenseits diskriminierender Interessenabwägung bewähren.

2.5 Das Recht auf Leben in Gefahr

2.5.1 Begrenzte Schutzwürdigkeit – Würde als Privileg?

Im Jahr 1948 wurde die Allgemeine Erklärung der Menschenrechte von der Generalversammlung der Vereinten Nationen erlassen. Die Idee der Würde – Gleichheit aller Menschen – steht gleich zu Beginn der Erklärung und sichert die bedingungslose Freiheit eines jeden Menschen ab. Die Erklärung wendet sich weiterhin gegen jede Form der Diskriminierung und spricht allen Menschen das Recht auf Leben zu (vgl. Menschenrechtserklärung, 1948, Art. 1–3). Dieses Ideal wird jedoch faktisch durch heterogene Maßnahmen unterlaufen. Nicht jedem Menschen stehen diese Rechte gleichermaßen zur Verfügung, nicht in jedem Fall ist die Würde unangetastet. Die Pränataldiagnostik und auch die Präimplantationsdiagnostik agieren nach einem Prinzip, das die Menschwerdung kategorisiert. Dies geschieht im Einklang mit Argumentationen, die eine Begrenzung der Schutzwürdigkeit des Menschen fordern. »Dass die Menschenwürde außer Kraft gesetzt wurde und wird, ist eine Tatsache« (Jantzen, 2001, S. 49), die sich seit einigen Jahrzehnten deutlich in diversen Handlungen abzeichnet. Der Mensch wird in seinem Sein zunehmend infrage gestellt – dies ist die humanitäre Krise der Gegenwart.

Die Definition von Leben und Würde, die Datierung des Beginns menschlichen Lebens – all dies existiert in seiner Mehrdimensionalität gebunden an die Interpretation der jeweiligen Perspektive. Im Ergebnis präsentieren die differenten Argumentationen somit immer auch das Resultat historischer gesellschaftlicher Aushandlungsprozesse. Das Embryonenschutzgesetz (1991) formuliert aus biologischer Perspektive betrachtet die Entwicklungsfähigkeit der Eizelle vom Zeitpunkt der Nidation an als die grundlegende Voraussetzung, um diese als Embryo zu bezeichnen. Der embryonale Status verfügt ab diesem Zeitpunkt über Gültigkeit und wird als schützenswert geachtet. Die fundamentale Frage, »[w]as den Menschen zum Menschen macht« (vgl. Tolmein & Schweidler, 2003) und welche Rechte dies impliziert, scheint somit zumindest auf einer biologischen Basis beantwortet. Das Grundgesetz schließt aus rechtlicher Sicht an diese Perspektive an. Der Artikel 1 erklärt die menschliche Würde zum unantastbaren Gut und benennt die Verpflichtung des Staates, diese zu achten und zu schützen. Die unverletzlichen und unveräußerlichen Menschenrechte sind als Basis des menschlichen Zusammenlebens vor diesem Grundrecht uneingeschränkt anzuerkennen (vgl. Grundgesetz, o. J.). Doch vermehrt existieren gesetzliche Neuregelungen, die in Widerstreit zu den Grundrechten treten. Der Beschluss der Bundesregierung der Kostenübernahme nicht-invasiver Pränataltests als Kassenleistung bildet nur ein Beispiel kontrainduzierter Maßnahmen ab.

> »Das menschliche Leben ist [also] nach der deutschen Verfassungsrechtsprechung von der Nidation an geschützt, aber von der Abtreibung bis zur Verwendung von Stammzellen ist dieser Grundsatz mit einer ihrerseits rechtlich geordneten und angeordneten entgegengesetzten Praxis der Gesellschaft konfrontiert« (Schweidler, 2003, S. 9).

Nicht nur die Diskussion um den vorgeburtlichen Status, sondern ebenso divergierende Interpretationen bezüglich der existenziellen Würde des Menschen sorgen für ethisch uneinheitliche Auffassungen und manifestieren sich in einem normativen Spannungsfeld. Menschliches Dasein wird nicht von Grund auf als Würde implizierend und lebenswert geachtet, sondern steht auf dem Prüfstand. Rau warnt davor, die menschliche Würde in ihren Anfängen auf der Grundlage von Interessenabwägungen abzuerkennen. Ein solches Handeln entspreche Werten, die sich vehement von den im Grundgesetz vertretenen Standpunkten differenzierten. Die Würde des Menschen und dessen Schutzbedürftigkeit seien untrennbar miteinander verbunden (Rau, 2004, S. 15). Mit dem Anspruch auf die Formulierung eines Lebensbegriffs stellt sich ein inhärenter Konflikt dar. Denn »[m]it der Forderung nach Erfüllung von Kriterien, die ein Mensch erst erlangt haben muss, bevor er als Mensch anzuerkennen sei, erkennen die Bioethiker menschliches Dasein nicht mehr unter allen Umständen als gegeben an« (Stein, 2009, S. 42).

Feuser sieht in dem »verfügbar machen« des Menschen den Kern des

Problems, das die Würde und somit das Menschsein in den Grundfesten gefährde. Die Kategorie der Behinderung sei spezifisch von den Prozessen der Verfügungsgewalt betroffen, die von der Segregation bis hin zur Selektion, sprich zur Tötung von Menschen führe. Diese Verfügung geschehe in differenten Kontexten und sei ein gesellschaftlich tief verankertes Vorgehen, dass sich sowohl ökonomischer als auch mitleidsvoll eschatologischer Motive bediene, um sich zu legitimieren. Würde gehe in diesem Zusammenhang mit dem Missverständnis der Verwechslung des Wertes eines Menschen einher, der real nicht existiere (vgl. Feuser, 1998b, S. 2). Die bioethische Diskussion um den Lebenswert eines Menschen lässt sich unter diesem Umstand als ein Aushandeln der Rahmenbedingungen der Verfügungsgewalt bewerten, das durch politische Rahmenstrukturen seine rechtliche Umsetzung erfährt. Die Ideologie des ökonomisch verwertbaren Menschen verstärkt den Konflikt und charakterisiert sich durch die Reduzierung des Menschen auf dessen Brauchbarkeit. Dieser Reduktionismus spiegelt sich facettenreich wider: in der Institution der Behindertenwerkstätten, im Prinzip der gesetzlichen Betreuung oder auch im, mit dem Status des Behinderten verbundenen, Ausschluss vom Wahlrecht. All dies macht deutlich, dass behinderte Menschen vor dem Hintergrund des euphemisierten Gedankens der Fürsorge von ihrer Autonomie entbunden werden. In letzter Instanz führt dies sogar zur Tötung von behinderten Menschen.

Differente Bestrebungen, unsere Gesellschaft nach einem neuen Leitbild zu reformieren, haben einen massiven Anteil am gegenwärtigen Paradigmenwechsel. »Für die biomedizinische Forschung und Entwicklung ist die Utopie vom perfekten, leistungsfähigen und gesunden Menschen eine wichtige Antriebsfeder« (Mürner et al., 2000, S. 7). Zugleich geht mit ihr die erwähnte Kategorisierung einher, die Menschen in »minderwertig« oder »höherwertig« (vgl. ebd.) klassifiziert, die in der Folge Leben als »lebenswert« und »lebensunwert« deklariert. Die Position des Utilitarismus gründet sich auf der Annahme, dass ein Recht auf Leben nicht von Grund auf anzuerkennen sei, sondern sich an spezifische Bedingungen bindet. Utilitaristisches Handeln verfolgt das Ziel, von Nutzen (lat. = utilitas) zu sein, und setzt dahingehend die Existenz eines Vergleichsmaßstabs voraus. Eine Handlung wird utilitaristisch nach konsequenzialistischen Prinzipien, also aufgrund ihres positiven ethischen Nutzenwertes bemessen (vgl. Hügli & Lübcke, 2013, S. 914f.). Als moralphilosophische Theorie bildet sie »eine Form normativer Ethik, die für sich in Anspruch nimmt, ohne Rückgriff auf Traditionen unterschiedlicher Art das Kriterium für richtige, moralisch gute Handlungsweisen angeben zu können« (Dederich, 2000, S. 127). Die analoge Homogenisierung von Werten zielt auf die Maximierung des Glücks, ein Vorgang, der schon aus sprachkultureller Sicht Schwierigkeiten integriert. Denn der Glücksbegriff verfügt zwar über einen symbolisch übergeordneten Charakter, doch die inneren Vorstellungsbilder, die individuellen Deutungsmuster was Glück sei, differenzieren sich je nach Subjekt signifikant voneinander (vgl. Kapitel 2.2.3). Nicht zuletzt darin weist die teleologische Perspektive inhärente Beschränkungen auf und steht hier in der Kritik.

Im Zentrum der Diskussionen stehen wiederholt die Thesen von Peter Singer (vgl. Dederich, 2000; Feuser, 1998a; 1998b; Jantzen, 2004; Rödler, 2012a). In diesem Kontext bleibt zu bemerken,

> »daß Singer – dessen Eintreten für eine liberale Praxis aktiver ›Euthanasie‹ bei behinderten Neugeborenen die größte Empörung auslöste – innerhalb dieser vor allem im englischsprachigen Kulturraum geführten Diskussion nicht nur einer von vielen Protagonisten ist, sondern mit seinen Thesen durchaus nicht alleine dasteht« (Dederich, 2000, S. 8).

Seine Opposition liefert ihm aufgrund ihrer Proteste eine Bühne, die die Verbreitung seiner Thesen in der Öffentlichkeit verstärkt in den Fokus rückt und erheblich zu seinem Bekanntheitsgrad beiträgt (vgl. ebd., S. 12). Die von ihm abgehandelten Inhalte haben keineswegs an Aktualität verloren. Im Gegenteil, sie gewinnen vor dem gegenwärtigen gesellschaftlichen Hintergrund wieder zunehmend an Wirkung. Doch auf begründete Einwände in innerphilosophischen Kreisen wartet man zum Teil vergebens, was offensichtlich eine vorherrschende Befangenheit in jenem Diskurs vermuten lässt (vgl. Jantzen, 2004, S. 206). Die Zurückhaltung verläuft analog zum Rückhalt der Befürworter. In den Bereichen der Politik, der Wirtschaft und auch in der Medizin finden sich die Annahmen einer utilitaristischen Machbarkeit, vielfach im Sinne des personifizierten Eigeninteresses, wieder, und so kann sich die ethische Grundvorstellung durch entsprechende Unterstützung vermehrt als tatsächliche Handlungsmaßnahme durchsetzen.

Die *Praktische Ethik* (2013) von Peter Singer basiert auf dem spezifischen Prinzip des Präferenz-Utilitarismus. Singer vertritt darin die Ansicht, man solle das tun, was die Präferenzen aller befördere. Essenziell und konstitutiv für seine *Praktische Ethik* sei in diesem Zusammenhang die, für ihn außer Frage stehende, gattungsunabhängige Beurteilung. Entgegen einem inklusiven und auf dem Gleichheitsprinzip basierenden Menschenbild, repräsentiert Singers Position den Speziesismus. Er möchte sich von der Vorstellung distanzieren, dass alle Menschen allein aufgrund ihrer Gattungszugehörigkeit einen immanenten Wert enthielten, der sie gegenüber anderen Arten bemächtige. Er beruft sich auf die Heterogenität des Menschen und bezweifelt, dass es eine signifikante Eigenschaft gebe, die alle umfasse. In der Konsequenz charakterisiert er Menschsein in gesondert definierten Kriterien und grenzt dies unverkennbar vom Personenstatus ab (vgl. Singer, 2013, S. 12).

> »Die An- oder Aberkennung bestimmter Eigenschaften dient der Klärung des *menschlichen* Status – z.B. eines Embryos, Fötus, Neugeborenen, Schwerstbehinderten – und soll damit in der Konsequenz Aufschluß über den jeweiligen *moralischen* Status geben – seinen Schutz, seine Rechten [sic!] und Pflichten, sowie die Rechte, Pflichten und Freiheiten derjenigen, die mit ihm zu tun haben bzw. in irgendeiner Form Verantwortung für ihn tragen« (Dederich, 2000, S. 17).

Ein präziser Blick auf die klassischen Theorien verrät, dass diese Ansicht nicht neu konstruiert ist. Singers Ansichten und Differenzierungen zwischen Mensch und Person lassen sich auf einen naturalistisch interpretierten Kantianismus zurückführen. Es ist eine Form des Naturalismus, welche die Thesen des Seins in einer unhaltbaren Argumentation an deren mutmaßlich inhärente Empfindungs- und Vernunftfähigkeit knüpft (vgl. Jantzen, 2004, S. 192). »Im Naturzustand gibt es nach Kant keine Vernunft – also bei Behinderten, bei psychisch Kranken, bei alten Menschen, bei Naturvölkern vor dem 16. oder 17. Lebensjahr« (ebd.). Aus dieser Perspektive resultiert die Interpretation einer Differenzierung, deren diffamierende Auswirkung noch bis heute Bestand hat. Schweidler warnt vor der Konsequenz, sich auf die Frage nach der Qualität menschlichen Lebens einzulassen: »In einer Normkultur kann es ihrem Selbstverständnis nach eine Abstufung oder Relativierung des Schutzes eines menschlichen Wesens zu irgendeinem Zeitpunkt seiner Existenz nicht geben« (Schweidler, 2003, S. 7). Menschliches Leben gilt absolut, unabhängig von jeglichen Relationen, die von außen beispielsweise über die Beurteilung eines moralischen Status hergestellt werden. Der Personenstatus muss, untrennbar gebunden an das menschliche Leben, über autonomen Gültigkeitsstatus verfügen. Der rasche Fortschritt und die vielzähligen Entwicklungen erfordern diese notwendige Einheit, um das Selbstverständnis zu erhalten. »Was sich verändert hat, sind unsere Möglichkeiten, frühe Stadien des Menschseins zu beobachten, aber das ist eine Sache der Perspektive; dadurch ändert sich ja nicht die Qualität dessen, was da vorliegt« (ebd., S. 24). Der Mensch bleibt Mensch; trotz aller Veränderungen ist sein biologisches Leben als solches eine Konstante, die sich vor dem soziokulturellen Hintergrund zu entwickeln vermag. Vertreter oppositioneller Abwägungen hingegen differenzieren das Dasein des Menschen als bloße Natur, in Diskrepanz zum System der Normenkultur an Kriterien gebunden, und sehen aufgrund dieser Argumentation auch die Rechte des Einzelnen als zu beschränken an.

Die Disziplin der Bioethik hat einen massiven Anteil an der dieser diametral entgegenstehenden Praxis. Schon ihre inhärente Struktur macht deutlich: »Der Konflikt widerstreitender Interessen *muss* auf Kosten einer Seite zu einer Lösung gebracht werden« (Gillon, 2003, S. 99). Auch der Philosoph Norbert Hoerster favorisiert seinen Thesen zufolge die Klassifizierung menschlichen Lebens. Biologisch betrachtet teilt Hoerster zwar die Ansicht, dass ein Embryo gleichermaßen Mensch sei, »[w]enn Embryonen aber das spezifisch menschliche Überlebensinteresse aufgrund ihrer Entwicklung noch nicht haben können, dann sei es ethisch auch nicht begründet, ihnen bereits ein Recht auf Leben zuzusprechen« (Hoerster, 2008). Ranaan Gillon plädiert dafür, Embryonen das volle Lebensrecht zu versagen, da deren nicht vorhandener moralischer Status deren Tötung auch als menschliches Wesen legitimiere. Der Embryo sei keine Person, aufgrund dessen begehe man mit dem Tötungsakt kein Unrecht (vgl. Gillon, 2003, S. 108f.). Peter Singer vertritt ebenfalls die Auffassung, dass ein Embryo kein Recht auf Leben habe. Er relativiert das Menschsein anhand naturwissenschaftlicher Argumentationen. So handle es sich laut Singer »[u]nmittelbar nach der Empfängnis [...] bei dem befruchteten Ei nur um eine einzelne Zelle, deren Absterben kaum jemanden von uns gefühlsmäßig berührt« (Singer, 2013, S. 226).[9]

9 Dem entgegenzusetzen sind die detaillierten Auseinandersetzungen von Jantzen zur Widerlegung der genannten Argumentation. Er wendet drei Brückenprinzipien nach Hans Albert an und weist anhand der Postulate auf vorhandene Dissonanzen hin. Er kommt zu dem Schluss, dass Singers Fragen berechtigt, aber keineswegs annehmbar sind. Schon

Laut Jantzen ist dies eine Argumentation, die aufgrund ihres isolierten, eingeschränkten Personenbegriffs in Verweigerung eines allgemeinen Menschenverständnis, in einer zusammenhängenden philosophischen Diskussion keineswegs belegt werden kann (vgl. Jantzen, 2004, S. 241). Die Zuerkennung des Personenstatus müsse nicht zwingend erfüllt sein, um ein Anerkennungsverhältnis gegenüber Embryonen zu etablieren, das ihnen einen Status der Würde und Schutzwürdigkeit zusichere. Es ergebe sich die Notwendigkeit, den Sinn im Sein zu realisieren. Eine Missachtung dessen käme einer Gefährdung der Existenz des Menschen gleich, die sich gleichermaßen in biologischer Hinsicht als auch auf sozialer und kultureller Ebene verwirkliche. Es brauche das Verhältnis wechselseitiger Anerkennung als Bedingung selbstverständlicher Lebensräume (vgl. Jantzen, 2001, S. 50f.).

Zieht man praxisnah Bilanz, etabliert sich entgegen den Grundrechten eine konträre Ethik, die sich nur bedingt für das Leben als schützens- und respektierenswert einsetzt. In einem Interview mit der NZZ am Sonntag (Streeck, 2015) vertritt Peter Singer die für das uneingeschränkte Lebensrecht als kontrovers einzustufenden Thesen. Als Befürworter der Präimplantationsdiagnostik sieht er die Chance, schon im embryonalen Stadium Gene zu erfassen, die zu einer Behinderung führen, und diese Embryonen zu verwerfen. Peter Singers Gleichsetzung von Behinderung und Leid setzt ein Urteil voraus, wie lebenswert das Leben anderer sei (vgl. ebd.). Die Verfügungsgewalt über das Leben des Einen sollte demnach in der Hand des Anderen liegen.

Doch müssen wir uns fragen, ob wir das wirklich wollen; unser Recht auf Leben in die Hände anderer zu legen. Dann liegt nicht nur eine konträre Grundauffassung gegenüber dem inklusiven Leitgedanken zugrunde, sondern eine massive Gefährdung unseres grundlegenden Daseins durch eine willkürliche und machtvoll festgelegte Grenze. Klaus Dörner definiert diese Form des Urteilens über Menschen als den »Pannwitz-Blick« (Dörner, 2002). Dörner beschreibt in einer Sequenz seines Buches *Tödliches Mitleid* die Erfahrung eines Holocaust-Zeugen und -Überlebenden. Dem Auschwitz-Häftling Primo Levi wurde durch den KZ-Arzt Pannwitz

die Aberkennung von Vernunft sei ein unannehmbares Argument, das nur als vernunftwidrig eingestuft werden könne. Im Sinne des Kongruenzpostulates merkt Jantzen an, dass wissenschaftliche Belege für die Empfindungsfähigkeit schon bei Einzellern vorhanden seien. Auch die Aberkennung der Innenperspektive sieht er bei der Voraussetzung, dass ein Ich-Bewusstsein sich nur unter den Bedingungen der Sprachentwicklung in Zeit und Umwelt ergebe, als unhaltbar an (vgl. Jantzen, 2004, S. 192, S. 204ff.).

der Tod verordnet. Hinter dieser Perspektive steht ein klassifizierendes Konstrukt, dass Menschen nach den Prinzipien der Zweckmäßigkeit bewertet (vgl. ebd.). Entsprechend dient der Pannwitz-Blick als ein geeignetes Synonym für eine Menschen kategorisierende Grundvorstellung, wie sie so auch in utilitaristischen Theorien grundlegend Anwendung finden. »Die entscheidende Voraussetzung für diese Logik und Ethik – in eine Formel zusammengefasst – lautet: Es gibt Menschen, die sind Personen und nur deshalb schutzwürdig – und es gibt Menschen, die sind Dinge« (ebd., S. 48). Eine Differenzierung wie diese basiert dann nicht mehr auf dem Prinzip der Anerkennung, sondern auf dem Leitbild der Ungleichheit, und stellt unser gegenwärtiges Zusammenleben auf den Prüfstand.

2.5.2 Behinderung und Utilitarismus

Das Phänomen Behinderung zeigt sich in besonderem Maße von den gegenwärtigen Entwicklungen betroffen. Während der Pannwitz-Blick die Aufmerksamkeit auf die diskriminierende soziale Dimension des Diskurses lenkt, scheint das Interesse einiger Wissenschaftsbereiche hingegen adäquaten Maßnahmen der Klassifizierungen und Kategorisierungen sowie der Verbesserung der Gesundheitssituation zu gelten. Die Debatte über Komponenten des menschlichen Lebens gewinnt zunehmend an zentraler Bedeutung und die Kontraste im Spannungsfeld verstärken sich. Tolmein zufolge gerät über die Diskussion des Lebensrechts der eigentliche Anlass aus dem Fokus: die Verhinderung von Behinderungen (vgl. Tolmein, 2003, S. 107). Aus diesem Grund erscheint es mir angemessen, in den aktuellen Zusammenhängen diese zum Teil vernachlässigte Perspektive einzunehmen und, angesichts der Diskriminierung hinsichtlich eines interpretierten Merkmals, den Begriff der Selektion diesbezüglich anzuwenden.

Die zentralen selektiven Maßnahmen werden mittels der Verfahren der Pränataldiagnostik, aber ebenso durch die im Jahr 2011 vom Bundestag als begrenzt zulässig verabschiedete Präimplantationsdiagnostik[10] real in der Praxis umgesetzt und verwirklicht. Die diametral entgegen-

10 Die Dimension erschöpft sich allerdings nicht in der Beurteilung vorgeburtlichen Lebens, auch Alter und Krankheit sind ein Indiz für die rationale Beurteilung von Leben als weniger lebenswert wie bspw. die Debatte um die Sterbehilfe verdeutlicht (siehe z.B. Spaemann, 2006).

stehende Rechtslage bildet zwar einen grundsätzlichen Ausgangspunkt, aber kein Hindernis bei der Überwindung humanitärer Strukturen. Die opponierende Gegenkraft spiegelt sich in der Realisierung einer neuen Normalität wider, in der insbesondere behinderte Menschen gefährdet sind. Fakt ist: »Es wird wieder offener und öffentlicher, ohne taktisch-opportune Verdeckung darüber gesprochen, ob das eine oder andere Leben lebenswert oder noch lebenswert sei« (Dörner, 2002, S. 95). Eine Verschleierung der wesentlichen Absichten scheint in der gegenwärtigen Gesellschaftssituation nicht nötig. Die moralisierende Klassifizierung von Leben entwickelt sich zu einer allgemeinen, gesellschaftlich anerkannten Normalität. Feuser spricht in diesem Kontext von einer neuen Behindertenfeindlichkeit als Produkt fortwährender Ausgrenzungs- und Entwertungsprozesse (vgl. Feuser, 1998a, S. 7f.). Das Konzept des Ableism entspricht dieser Deutung der Diskriminierung und Ungleichbehandlung. Anhand von spezifisch interpretierten Merkmalen wird eine negativ konnotierte Bewertung des Menschen abstrahiert, die dessen Benachteiligung und Ausgrenzung zur Konsequenz hat. Behinderung wird, entgegen der gesetzlichen Bestimmungen, wie sie zum Beispiel die Behindertenrechtskonvention der UN (UN-BRK) präzise formuliert, in differenzierten Kontexten in Devianz zu den gültigen Normalitätsvorstellungen dargestellt.

Auch Peter Singer unterteilt Menschen anhand der ihnen zur Verfügung stehenden Fähigkeiten in die Kategorien der »Normalen« und der »Behinderten« und leitet dahingehend gesonderte Handlungsmaßnahmen ab. Seine Ausführungen zu den Themen »Gleichheit und Behinderung« nehmen zwar moralisierenden Bezug zu vergangenen Verbrechen und Ungerechtigkeiten gegenüber Behinderten und erklären jene Vorgänge anhand des Kriteriums der Ungleichheit als widerrechtlich, zugleich aber dient genau dieses Kriterium dem Verständnis, dieses Vorgehen als logische Konsequenz zu erachten. Dem Vorgang der Diskriminierung Behinderter sei nach dem »Prinzip der gleichen Interessenabwägung« entgegenzuwirken. Die Umsetzung spezifischer Bedürfnisse, wie das Angebot einer Hilfestellung, die zum Beispiel einem behinderten Kind die Teilnahme am normalen Unterricht gewährte, ließe den Bedürfnissen Behinderter laut Singer »ein viel größeres Gewicht zukommen als den geringeren Bedürfnissen anderer« (vgl. Singer, 2013, S. 93ff.). Anstatt infolge der Achtung der Würde Gleichberechtigung zu verwirklichen, trägt eine solche Strategie entscheidend zu Ungleichheiten bei, da sie sich um die Beurteilung der

Vorrangigkeit von Interessen bemüht. Diese Argumentation darf somit keineswegs darüber hinwegtäuschen, dass Singer seine These auf Menschen diffamierende, konsequentialistische Prinzipien stützt. Es »gilt die Grundvoraussetzung, dass ein Leben ohne Behinderung besser sei als ein Leben mit Behinderung« (ebd., S. 96). Der Intention nach begründet dies eine Aberkennung des Lebensrechts und spricht für eine Selektion beziehungsweise ein eugenisches Vorgehen. Dies sei laut Singer vertretbar und legitim, da auch Behinderte darum bestrebt seien, Behinderungen auf vielfältige Weise zu verhindern. Singer schlussfolgert daraus, dass behinderte Menschen ihrerseits das eigene Leben als problembehafteter und minderwertiger wahrnehmen als das von nicht-behinderten Menschen (vgl. ebd., S. 96f.).

Ein ganzheitlicher Ansatz erkennt in dieser Perspektive die antonymische Differenz, die weit weniger offensichtliche Strukturen zu ignorieren versucht. Behinderte Menschen erleben sich als Teil eines Systems, dass sie keineswegs bedingungslos anerkennt. In der Folge führt gerade dies zur Übernahme selbstkritischer Sichtweisen. Das in der Wechselwirkung vermittelte Bild des entwerteten Selbst wird internalisiert als das Bild des abgelehnten Behinderten, den man im besten Fall vor dessen Geburt selektiert. Dieser inhärente soziale Mechanismus wird in einer diskreditierenden Weise übergangen, während das Motiv der leidvollen Existenz die zentrierte Aufmerksamkeit der Mehrheitsgesellschaft erfährt. Die Argumentationsführung manövriert über differente Wege auf ein einendes Ziel zu – die Entwertung des Menschen und die Aberkennung seines Lebensrechts zugunsten einer »wertvolleren« Gesellschaft.

Der deutsche Philosoph und Jurist Norbert Hoerster sieht in einem vorhandenen Lebensinteresse ein Argument für ein differenzierbares Lebensrecht. Der Embryo sei biologisch als Mensch zu betrachten, doch aufgrund des erst zukünftig sich entwickelnden Lebensinteresses lasse sich aus ethischer Perspektive keineswegs die Ableitung des menschenrechtlichen Status begründen. Die Theorie, der Embryo verfüge über kein eigenes Überlebensinteresse, sieht von dessen Reflexionsfähigkeit ab und stellt ihn mit der tierischen Existenz gleich. In der Konsequenz stünde dem Menschen auf embryonaler Ebene, ohne ein Bewusstsein und die Wahrnehmung als ein Ich, nicht zwingend die vollständige Verfügung des moralischen und rechtlichen Lebensrechtes zu (vgl. Hoerster, 2008). Die Würde sei schon vor dem Hintergrund der Existenz der durch die Indikationsregeln vom Staat gebilligten Abtreibung als eine »Leerformel« zu bewerten (vgl. Klinkhammer, 1996). Alternativ erachtet Hoerster es als angemessen, die Geburt beziehungsweise ein »Gesamtalter von mindestens 28 Wochen« (Hoerster, 2015, S. 113) als vernunftgemäße Grenzziehung für ein Lebensrecht in der Praxis zu realisieren. Das Kriterium »Überlebensinteresse« ermögliche es ebenso, pragmatische Lösungsstrategien als geltende Rechtsnorm umzusetzen.

Hoerster übt Kritik an der Perspektive von Peter Singer, der eine Tötungserlaubnis bis zwei Monate nach der Geburt als adäquat bewertet. Laut Singer ist es legitim, das Leben eines Kindes durch die Geburt eines anderen zu ersetzen, soweit dies der Maximierung des Glücks diene. Hoersters Gegenargumentation beruht jedoch nicht auf einer Bewertung von Singers Thesen als behindertenfeindlich, sondern er erkennt in diesen eine »Dammbruchsgefahr« für die Menschenrechte an (vgl. ebd., S. 29ff.). Menschliches Leben lässt sich laut Hoerster anhand der Bemessung des Fremdwertes, wie er durch die Bewertung anderer erfolge, und des Eigenwertes, wie er durch die eigene Person vorgenommen werde, unterscheiden (vgl. ebd., S. 117). Daran knüpft er die interpretative Annahme, es würde »einem *gravierend* Kranken oder Behinderten [...] normalerweise sicher nicht gelingen, gerade als Folge dieses Defizits den Wert seines Lebens zu verbessern« (ebd., S. 120). In der Konsequenz erscheint auch hier das Leben als Gegenstand, durch externe verdinglichende Wertungsprozesse, gegeben.

Laut Feuser gefährdet eine Priorisierung des Bewusstseins als Begründung für das Personendasein die menschliche Würde massiv. Mit der Annahme dieser Begründung wäre in vielerlei Hinsicht, von Koma-Patient*innen bis hin zur Retortenmedizin, kein Schutz mehr zu gewährleisten (Feuser, 1998b, S. 3). Utilitaristische Positionen bedienen sich diesbezüglich einer empirischen, rationalen Vorgehensstruktur, um auf die Prämisse der Würdelosigkeit hinzuweisen. Zusammenfassend lässt sich bemerken, dass utilitaristische Überlegungen ein Verständnis vereint, dass nicht allen Menschen gleichermaßen der Personenstatus zukommen sollte. Analog geht die Aberkennung von Rechten mit dem Befund abweichender Merkmale, Fähigkeiten und Eigenschaften einher. In der Konsequenz kann dies vor allem pragmatischen Lösungen einen gesellschaftlichen Raum bieten. Die Würde, die einen universellen Rahmen für Normen und Werte schafft, verhindert, was der Pragmatismus in seiner situativen Herangehensweise als dynamisches Konstrukt als ergebnisorientiert aufweist. Willkürliches Handeln erscheint somit illegitim und der Selektion wird auf dem Fundament einer gemeinsamen Grundlage entgegengewirkt.

> »Indem die Möglichkeit der Erlangung der Kriterien der Rationalität, des Selbstbewusstseins, des Bewusstseins in der Zeit, sowie der Kommunikationsfähigkeit behinderten Menschen generell abgesprochen wird, wird als behindert geltenden Menschen das Menschsein gänzlich abgesprochen, sie werden als Sachen deklariert, die ›genutzt‹ (Forschung an Nichteinwilligungsfähigen) oder ›verworfen‹ werden können (›Euthanasie‹/›Liegenlassen‹ bei schwerstbehinderten Säuglingen), ohne dass dies ethisch verwerflich sei. Zielvorstellung ist die auf Glücksmaximierung ausgerichtete leidfreie Gesellschaft des utilitaristischen Weltbildes« (Stein, 2009, S. 42).

Behindertes Leben widerspricht utilitaristischen Ansätzen zufolge der zweckgerichteten Vorstellung eines gesunden, glücklichen Lebens. Es wird dem Ideal der Nutzen- und Brauchbarkeitslogik zugeordnet und als »lebensunwert« degradiert. Das Motiv des Leidens lässt das selektive Töten als moralischen Akt der Menschlichkeit erscheinen. Die allgemeine Verbreitung des Mitleides grassiert, sodass aufseiten des Individuums der Glaube an ein leidvolles Leben und ein entsprechender Handlungsdruck im sozialen Umfeld resultieren.

Die Tötung eines behinderten Menschen und dessen Status wandelt sich durch die Geburt ins schützenswerte Gegenteil. Dieses Dilemma zeigt sich aus Singers Position auflösbar, indem er den Infantizid als späte Methode der Abtreibung definiert. Er sieht darin die Chance, schwerstgeschädigte, interessenlose Neugeborene durch moralisch verantwortbare Handlungen von ihrem Leiden zu erlösen. Das Argument der Ersetzbarkeit des behinderten durch ein neues Leben erscheint für ihn ebenso legitim wie das Bemessen der Lebensqualität. Die Tötung sei gegenüber dem Sterbenlassen als ein humaner Akt zu bewerten (vgl. Singer, 2013, S. 298ff.). Peter Singers Thesen leitet das Motiv des Leidens – der Gedanke an eine moralisch gute Handlung. Im Sinne einer Verringerung des Leides sei es angemessen, das Kind frühestmöglich sterben zu lassen (vgl. Kuhse & Singer, 1993, S. 97). »Er setzt von ihm vermutete subjektive Einschränkungen von Lebensqualität durch Behinderung mit objektiver Minderung von Lebenswert behinderter Menschen gleich – und landet damit zielsicher beim Biologismus der Denkrichtung von Binding und Hoche« (Henn, 2004, S. 161). Ein biologistisches Verständnis wie dieses gründet sich auf die im 19. Jahrhundert entstandene Verallgemeinerung der Selektionstheorie Darwins. Es abstrahiert, ausgehend von biologischen Prinzipien, zugehörige Weltanschauungen und Deutungsmuster. Diese Betrachtungsweise mündet in einem Evolutionismus, der »lineares Fortschrittsdenken im soziokulturellen Bereich an die Prinzipien der biologischen Evolution anbindet« (Wuketits, 1999). Im späten 19. Jahrhundert übernehmen diverse wissenschaftliche Disziplinen Deutungs- und Erklärungsmuster der Biologie (vgl. ebd.). Ein selektiver Biologismus in darwinistischen Zusammenhängen interpretiert, komprimiert das menschliche Dasein – er reduziert den Menschen auf Erklärungsmodelle und Theorien aus einer lediglich biologischen Perspektive. Gleichermaßen fundiert dies die explizite Wahrnehmung von menschlichem körperlichem Leiden, »um daraus das Recht ihrer ›Entsorgung‹ abzuleiten« (Saal, 2006).

»Dennoch ist es falsch Leben deswegen zu einer Größe wie andere auch zu degradieren, deren Wert sich durch Vergleich und logische Analyse errechnen und dann in entsprechende ethische Überlegungen als Rechenfaktor einfügen ließe« (Tolmein, 2003, S. 114). Diese Rechnung rechtfertigt partikulare Interessen, ignoriert das Leben in seiner Einzigartigkeit und Unverwechselbarkeit – ein Bereich, der sich jeder vergleichenden Wertung entzieht – und autorisiert zu einer zweifelhaften Diskreditierung menschlichen Lebens (vgl. ebd., S. 115). Auch auf biologischen Erklärungsmustern fußende selektierende Theorien können widerlegt werden. Der Mensch existiert als Mensch auf der Grundlage seiner natürlichen biologischen Differenzen und seiner Entwicklungsfähigkeit. Das Menschsein impliziert das Personsein, auch wenn sich beides im faktisch-empirischen Sinne differenziert. Als Person trägt man Würde, die zu achten und zu schützen ist (vgl. Spaemann, 2003, S. 11). Das bedeutet, dass »[d]ie Menschenwürde unabhängig von genetischen Eigenschaften [ist], gleich welcher Art; keine Form von Verachtung oder Unterdrückung anderer Menschen lässt sich biologisch begründen« (Henn, 2004, S. 172). Erst ein diskriminierendes Menschenbild konstruiert eine abweichende Struktur. Anders als bei Singer ist die Annahme abzulehnen, »dass es ein isoliertes Individuum überhaupt geben könne, während doch jeder Mensch schon von der Konzeption an auf andere verwiesen ist, für andere Bedeutung hat« (Dörner, 2002, S. 154).

Während Singer und Hoerster sich auf eine allgemeingültige Umsetzung konzentrieren, präferiert Gillon, ethische Existenzfragen vor allem in die individuelle Verantwortbarkeit zu überführen. Dieser auf zukünftiges

Dasein konzentrierten These folgend, sei es kein Unrecht, einen Embryo zu töten, um einem behinderten Leben präventiv entgegenzutreten. Das Zugeständnis des vollumfänglichen Rechtes gegenüber Embryonen hält Gillon für eine »Tradition des Katholizismus«, die durch eine Aberkennung der moralischen Konstitution zu umgehen sei (Gillon, 2003, S. 106ff.). Letztlich »sollte [es] Sache der Eltern sein zu entscheiden, ob die Behinderung so schwer ist, dass sie das Kind sterben lassen wollen« (ebd., S. 110). Eltern, insbesondere Mütter, erleben in diesem Zusammenhang eine große Not. Ihnen obliegt die Verantwortung, das Dilemma zwischen den existierenden Kontroversen für sich nach bestem Gewissen zu erwägen. Ihnen wird die Last auferlegt, in dieser misslichen Situation eine Entscheidung treffen zu müssen.

Die Wahl kann nur zugunsten einer widerstreitenden Position zu einem als geringfügig wahrgenommenen Übel führen. In der gegenwärtigen Lebenswirklichkeit existieren moralisch betrachtet gute Begründungen für beide Perspektiven. Abtreibungen werden aktuell weiterhin tabuisiert und häufig als belastend thematisiert. Doch verzichtet man auf eine selektive[11] Abtreibung aufgrund einer möglichen Behinderung, kann eine Frau sich keineswegs dem gesellschaftlichen Druck entziehen. In einer Welt, in der solch vielschichtige pränataldiagnostische Maßnahmen existieren, erscheint Behinderung vermeidbar. In einer Gesellschaft, in der man Behinderung als minderwertiges Leben und leidvolle Existenz interpretiert, erhält primär das Motiv des Mitleids eine essenzielle Funktion. Die Frau beziehungsweise die Familie und auch der geborene Mensch müssen befürchten, soziale Diskreditierung zu erfahren. Eine solche Erwägung ist nicht ausschließlich rational zu beurteilen, sondern kann explizit auf der emotionalen Ebene als höchst belastend wahrgenommen werden. Die Entscheidung hängt von heterogenen Faktoren ab, bei denen sowohl individuelle als auch soziale Ressourcen ausschlaggebend sind.

Erwähnenswert scheint in diesem Kontext, und damit möchte ich den Inhalten von Kapitel 4 kurz vorgreifen, dass Frauen die humangenetische Beratung oftmals als eine Hilfemaßnahme und als Ausweitung weiblicher Selbstbestimmung interpretieren, anstatt ursprüngliche Motive der Bioethik kritisch zu hinterfragen. Dass Frauen in der Umkehrung im Übrigen manipulativen Prozessen unterliegen, bleibt dabei zumeist unerkannt (vgl.

11 Die Betonung liegt auf dem Kontext der Behinderung, der allgemeine Lebensschutz steht bei dieser Erwägung nicht (!) im Fokus.

Achtelik, 2015, S. 104). »[D]er Selbstbestimmungsbegriff [wird] in der sogenannten neuen Ethik-Debatte von BioethikerInnen, ›Euthanasie‹ betreiberInnen und anderen VertreterInnen der herrschenden Interessen zunehmend als soziale Waffe instrumentalisiert« (Degener & Köbsell, 1992, S. 9). Die Schutzbedürftigkeit des Säuglings erscheint gegenüber dem Selbstbestimmungsrecht der Frau abwägbar, doch eine solche Perspektive verallgemeinert und verkürzt den Diskurs auf eine partikulare Dimension. Wie Degener und Köbsell (ebd., S. 82) oder auch das Netzwerk gegen Selektion durch Pränataldiagnostik (2017, S. 36) betonen, gilt die Kritik nicht dem Abbruch einer Schwangerschaft und einer Schuldzuweisung der Frau im Generellen. Frauen sollen über das Recht eines autonomen Umgangs hinsichtlich einer Abtreibung verfügen. In dieser Ansicht gilt es, sich entscheidend von einer allgemeinen Lebensschützer-Perspektive zu distanzieren. Die entscheidende Kritik gilt der negativen Bewertung und Entwertung von Behinderung, die in der Folge ein Abtreibungskriterium darstellen. Die Verhinderung von Behinderung führt nur über den Weg der Selektion. Die gesellschaftliche Wirkung bleibt entscheidender einflussnehmender Faktor und bei aller individuellen Verantwortung nicht minder zu berücksichtigen.

2.6 Kritik an einem gegenwärtigen Leitbild der Moderne

Eine kritische Reflexion gegenüber der Bioethik und dem Utilitarismus geht gleichermaßen mit einer kritischen Perspektive gegenüber dem Leitbild der Moderne einher. Letztlich bleibt zu »resümieren, dass es im Konflikt um die Bioethik um Grundsatzfragen der Moral und der Organisation von Gesellschaft geht« (Braun, 2000, S. 185). Eine Analyse kann allenfalls mehrdimensional geschehen, um die Komplexität des Diskurses nicht zu vernachlässigen. Nicht nur die Disziplin der Ethik hält differierende Antworten für die Zukunft der Moderne bereit. Sie teilt sich das Feld mit anderen wissenschaftlichen Bereichen und organisiert sich dynamisch in Bezug auf die Fragen des menschlichen Seins und deren Verhältnis zur Gegenwart.

Im Kern organisieren sich Gesellschaften nach einem normativen Bild vom Menschen. In der Moderne finden sich diesbezüglich widerstreitende, kontraindizierte Perspektiven. Diese gilt es keineswegs auf einen Nenner zu bringen, sondern deren relationales Verhältnis und die damit verbundenen Spannungsfelder wahrzunehmen, um in der Konsequenz zentrale Entscheidungen auf einer reflektierten Basis in Aussicht zu stellen. Durch Fortschrittlichkeit und Erweiterung der Technologien an einem Wendepunkt angelangt, verhandelt der Diskurs nunmehr darüber, ob »biologische Normierungen und eugenische Visionen an die Stelle von Sozialgesetzgebung und moralischen Ansprüchen« (Mürner et al., 2000, S. 7) treten, statt die im Grundsatz verankerte Würde voranzustellen und somit die Gleichwertigkeit aller dem Status der Schutzwürdigkeit zuzuführen. Die Koordination der Vereinbarungen über die Relevanz der Würde kommt nicht ohne das Zugeständnis einer interdisziplinär geführten Kommunikation aus. Die Verständigung richtet sich wesentlich nach der Wahrnehmung von Unterschieden, der Realisierung von Ambivalenzen und dem Anspruch, keine universelle Wahrheit zu generieren.

Die Auseinandersetzung zwischen den Polaritäten setzt ein Mindestmaß an Kompromissfähigkeit, aber auch die Kenntnisnahme von Differenzen voraus. »Wenn die klassischen Philosophen über den Menschen nachdachten, dann war es zumindest ihr Anspruch, sich über alle Menschen der Gesellschaft Gedanken zu machen, in der sie lebten« (Dörner, 2002, S. 32). Die »Ethik der industriellen Brauchbarkeit« (ebd., S. 114ff.) hingegen bündelt ihre Überlegungen nach Prinzipien, die sowohl die Bedingungen des Lebens und damit verbunden Behinderung infrage stellen. In dem System der Nutzenkultur ist eine Exklusion nicht selbstbestimmt, sondern gleichbedeutend mit dem externen Ausschluss vom Leben. Insbesondere ökonomische Faktoren formieren Bedingungen, die eine derartige Exklusion als nützlich abbilden. Denn »[w]er vom Kapitalismus, wer von moderner Marktwirtschaft redet, darf von Eugenik und Selektion nicht schweigen« (Gleiss, 2000, S. 94). Das Leistungsprinzip bildet den Motor für gewinnorientierte Prozesse, die ihrem Verständnis nach kaum Raum für den humanitären Gedanken des Selbstsinns im Sein schaffen. Es liegt in der gesellschaftlichen Verantwortung, entsprechende Konsequenzen wahrzunehmen, zu realisieren und zu thematisieren, um im Anschluss Antworten für die Gegenwart und die Zukunft abzuleiten. Ohne den respektvollen Diskurs der Disziplinen untereinander bleiben Konflikte starr und aufgeladen und vermeiden eine Verständigung über das gegenwärtige menschliche Zusammenleben. Diese Verständigung bildet jedoch das zentrale Moment für eine gemeinsame Konstitution. »Ethik und Behinderung: Alle Fragen, die damit zu tun haben, münden letztlich in die Frage, in welch einer Gesellschaft wir leben wollen« (Rau, 2004, S. 19).

Der Blick auf die Prozesse der Vergangenheit verdeutlicht deren erheblichen Einfluss auf das Vorgehen in der Gegenwart und unser Bild von Gesellschaft. Einhergehend mit der Industrialisierung bildet sich laut Dörner seit dem 19. Jahrhundert eine Normalität der Moderne, die den Verlauf der Exklusion mit dem Ziel der Lösung der sozialen Frage bis heute vorantreibt (vgl. Dörner, 2002, S. 111). In diesem Kontext sei die seither stetig verstärkte »Medizinisierung der sozialen Frage« (ebd., S. 34) und eine wachsende ambivalente Kategorisierung des Menschen zu beobachten. Die Medizin lege, im Zuge fortschrittlicher Erkenntnisse, zunehmend vielfältigere Kriterien zugrunde, die eine Bewertung des Menschen als funktionstüchtig – und in diesem Maßstab als hochwertig – oder als regelwidrigen Organismus und demzufolge minderwertig zulasse (vgl. ebd., S. 35ff.).

> »Hier wird eine Logik und eine Ethik geboren, die, wenn man nur ihre Voraussetzungen akzeptiert, unwiderlegbar ist und die uns bis heute in Atem hält: wenn man nämlich eine Gesellschaft aus immer besseren, sozialeren, gesünderen und glücklicheren Menschen will, dann muss man einmal demjenigen Menschen das Recht auf den Tod zubilligen, der sich vorübergehend nicht so fühlt, dann muss man aber auch denjenigen Menschen, die dauerhaft schlechter, unsozialer, kränker und unglücklicher sind, das Recht auf den Tod zubilligen, zum anderen aber auch ihnen eine gewisse Pflicht hierzu auferlegen, da sie sonst die so definierte Weltordnung stören würden« (ebd., S. 48).

Wem bleibt dann das Recht zu leben? Es obliegt der Qualität der kulturellen Austausch- und Aushandlungsprozesse, die moderne Gesellschaft vor dieser Kulisse zu definieren. Die Erwägung utilitaristischer Kriterien bildet ebenfalls eine systemstrukturierende Option, nimmt man realistisch die Wahrnehmung der Dichotomien zur Grundlage und sieht von einer vollständigen Auflösbarkeit der Konflikte ab.

> »Letztlich geht es in dieser Kontroverse darum, ob der moralische Status einer Handlung durch ein ihr externes Gut, das sie herbeiführt, also durch ihre Folgen konstituiert wird oder ob er sich aus ihr selbst, also aus der Beziehung ergibt, in die das handelnde Wesen durch sie zu allen anderen Wesen, denen es moralisch verantwortlich ist, tritt« (Schweidler, 2006, S. 7).

Es lassen sich diverse Argumente für jede der Perspektiven anführen. Dies erschwert den Diskurs und lässt demnach im Ergebnis immer nur eine

Tendenz herbeiführen, nach der sich die Gesellschaft orientiert und organisiert.

Schweidler beschreibt diese grundlegende Auseinandersetzung als eine kulturelle Fragmentierung: den Konflikt zwischen »Normkultur versus Nutzenkultur« (vgl. Schweidler, 2006, S. 3). Es bleibt aus, diesen Konflikt einer Lösung zu überführen. Die analytische Differenzierung der antagonistischen Sichtweisen sind in einem dynamischen Spannungsraum zu verorten, anstatt sie als starre Positionierungen zu begreifen. Sie bilden Orientierungshilfe und Perspektive zugleich (vgl. ebd., S. 6). Schweidler benennt drei essenzielle Aspekte der Abgrenzung des Diskurses, die nachfolgend kurz skizziert werden sollen (vgl. ebd., S. 6ff.).

Erstens ist es notwendig, den Konflikt der Nutzen- und Normenkultur nicht synonym zu teleologischen und deontologischen Auffassungen misszuverstehen. Nicht moralische Beweisführung, sondern der Austausch zwischen Moral und Politik formieren den primären Gegenstandsbereich. Sie unterstehen keiner Rangordnung, sondern stehen in wechselseitiger Beziehung zueinander. Zweitens bewegt sich die Kontroverse keineswegs zwischen den Polen religiöser und weltlicher Auffassung, hingegen bleibt eine Annäherung an den Naturbegriff[12] unerlässlich. Die Natur des Menschen verantwortet die einheitsstiftende Struktur der Gattung Mensch und bedingt unser gegenwärtiges, im modernen Staat gültiges Würde-Konzept. Drittens existiert ein Feld der Kontroversen zwischen »›kontinentaler‹ und ›angelsächsischer‹ Philosophietradition« (ebd., S.13), das sich ebenfalls in Norm- und Nutzenkultur widerspiegelt und sich in der differierenden Legitimationsgestalt von Staaten rechtsgeschichtlich begründen lässt. Die von der Rechtsstaatlichkeit abhängige Gesetzes- und Rechtsprechung ordnet sich zwar im Abstrakten, richtet sich in seiner Grenzsetzung aber an das Individuum. Eine Normenkultur versteht sich als eine Rechtskultur, die das übergeordnete Prinzip der menschlichen Würde als ihrige Aufgabe unter dem Gebrauch von Verboten verwirklicht, während ihr Opponent, der Rechtspositivismus, die Umsetzung als autoritär gesetzt betrachtet. Die Kontroverse »Normkultur versus Nutzenkultur« bewegt sich dynamisch zwischen »den ethischen und den politischen ›Gesichtspunkten‹« (ebd. S. 15).

---

12 Der Naturbegriff umfasst sowohl die Auseinandersetzung mit den »natürlichen Gesetzen« wie sie Hobbes definiert, als auch die Natur des Menschen, die normativ und gattungsabhängig dessen Gleichheit konstituiert (vgl. Schweidler, 2006, S. 9f.).

Die Strukturen des Utilitarismus, als Part unserer gegenwärtigen Gesellschaft, erzeugen eine antonymische Spannung gegenüber der Normkultur. Gesellschaftlich als auch individuell ergeben sich fortwährend neue Konfliktfelder und Dilemmata, die insbesondere die Schwächsten in deren individueller Lebenswirklichkeit erheblich beeinflussen. Dieses Phänomen lässt sich ebenfalls international beobachten. Der Streit um das Abtreibungsrecht in Polen zeigt einen solchen Konflikt zwischen den individuellen Bedürfnissen, in diesem Beispiel denen der Frauen, und den gesellschaftlich vorgeschriebenen Gesetzen auf. In diesem Kontext erhalten insbesondere der Machtbegriff und die daraus abgeleitete Verfügungsgewalt eine rechtsstaatliche Handlungsdimension, denn wie die aktuellen Geschehnisse beweisen, funktioniert dass das Prinzip der Verfügungsgewalt in verschiedene Richtungen.

Seit dem Ende des Kommunismus vor ca. 30 Jahren herrscht Uneinigkeit in Polen über die juristische Regelung von Abtreibungen. Im Jahr 2020 sorgt der Beschluss einer Verschärfung des Abtreibungsrechts für erhebliche Proteste. Demonstrant*innen wehren sich gegen eine Regelung, die eine Abtreibung im Falle einer Behinderung verbietet. Die Extreme des unbedingten Lebensschutzes und der weiblichen Selbstbestimmung stehen im Widerstreit zueinander. Behinderung wird von der Politik argumentativ genutzt, um ihre Beschlüsse zu untermauern, doch folgt dieses Vorgehen nicht dem Motiv der Sicherung behinderten Lebens. Dahinter verwirklichen sich bestehende Machtverhältnisse, die in komplexen, unübersichtlichen Systemen genutzt werden, um die eigenen Interessen zu profilieren. Zur Maximierung des Eigennutzes eignet sich die Beschneidung der Rechte des als schwächstes Glied interpretierten Subjekts als förderlich. Die Selbstbestimmung der Frau wird in Polarität gegenüber der Sicherung behinderten Lebens abgewogen. Die Aktivistin Anita Kucharska-Dziedzic äußert sich kritisch zu den entrechtenden Regierungsbemühungen und der Instrumentalisierung von Subjekt und Gesetzen:

> »Den Politikern, die die Gesetze verschärfen wollen, geht es nicht wirklich darum, die Anzahl der Eingriffe zu reduzieren, sondern darum, mit Angst zu regieren. Wer die Macht über intime Entscheidungen des Menschen gewinnt, der hat die ganze Macht über ihn« (Sieradzka, 2018).

Auch »Toleranz gegenüber Singer und seinen Mitstreiterinnen hat [dieser Logik zufolge] nichts mit der Freiheit aller Individuen zu tun, sondern ist nur ein Vehikel zur Durchsetzung reaktionärer und machterhaltender Politik« (Bruns et al., 1990, S. 16). Machterhaltende Politik ergänzt ihr Konstrukt durch die Anwendung der ethischen Tendenz, nach Nutzen und Brauchbarkeit zu gewichten – eine ethische Haltung, die Diskriminierungen produziert. Doch was wäre die Alternative zu der auf sich selbst zurückweisenden, gewissermaßen isolierenden, individuellen Suche nach Bedeutung? Ein Ausweg zeigt sich in der Rückbesinnung auf solidarische Prinzipien, in einer »Anerkennung der Wesensgleichheit und der Anerkennung der Brüderlichkeit« (Jantzen, 2004, S. 218). Es braucht den Blick auf das, was Inklusion und ein auf humanistischen und demokratischen Wertvorstellungen basierendes Menschenbild uns vorgeben. Denn wir sind, was wir sind, »nur als Mitglieder einer universalen Personengemeinschaft« (Spaemann, 2006, S. 85). Wir brauchen also die überlebensnotwendige »Ethik der Solidarität« (Dörner, 2002). Sie integriert grundsätzlich alle Menschen, unabhängig von ihren jeweiligen Eigenschaften und Fähigkeiten, bezieht also nicht nur die Starken und Leistungsfähigen ein (vgl. ebd.). Nur das »Fundament aller Solidarität« (Spaemann, 2006, S. 85) kann schützen, was es primär in jedem Fall zu schützen gilt: das menschliche Leben.

Eine Realisierung und Etablierung einer solidarischen Ethik wäre allerdings nur ein Schritt, der nicht darüber hinwegtäuschen darf, dass viele weitere nötig sind.

> »In vielen Forschungsprogrammen, die aufgelegt, in zahlreichen Projekten und Studien, die präsentiert werden, wird die Frage nach den theoretischen und praktischen Auswirkungen der Biomedizin und der ›Lebenswissenschaften‹ oftmals voreilig auf die ethische Dimension verkürzt. Kulturelle, gesellschaftliche, politische und ökonomische Auswirkungen werden dagegen kaum thematisiert. Meist wird das Gewicht überschätzt, das der ethischen Dimension in der gesellschaftlichen Praxis tatsächlich zukommt« (Waldschmidt, 2002, S. 2).

Bemerkenswert ist in diesem Zusammenhang, dass man nicht mehr nur von Bioethik, sondern häufiger auch von Biomedizin und Biopolitik spricht. Ein eindeutiger Hinweis darauf, dass es um einen weit größeren Wirkungsbereich geht: die komplexe, von Ambivalenzen und Mehrdimensionalität geprägte gesellschaftliche Situation und die daraus resultierenden Spannungen.

Der Verantwortungstransfer auf partikulare Institutionen birgt hingegen massive Komplikationen. In unserem modernen Rechtsstaat berät beispielsweise die Zentrale Ethikkommission über die Rechtmäßigkeit konfliktbehafteter ethischer Fragen, während die Entscheidungen bezüglich bioethischer Problemstellungen letztlich in den Bereich der Politik fallen. Das Amt des Abgeordneten verfügt über ein hohes Maß an Verantwortung und Entscheidungskraft, es berührt die essenziellen Fragen des (Über-) Lebens (Schweidler, 2003 S. 2). Im Privaten hingegen obliegt es dem Individuum, eine Wahl im Überangebot des Pluralismus zu treffen. Eine Bürde, die mit maßloser Verantwortlichkeit behaftet ist und auf Ausweichprinzipien baut. Die Macht hinter politischen Aufgaben und Entscheidungen scheint sich derweil unleugbar auszudehnen. Die Komplexität des Konfliktes erfordert zukünftig eine präzise Beobachtung all dieser Prozesse. Denn

> »[t]rotz der zum Teil wichtigen Beiträge wurde oft übersehen, daß es *faktisch* Entwicklungen im medizinischen Sektor gibt, die nicht nur die diagnostische und therapeutische Praxis massiv verändern, sondern auch das Selbstverständnis der Menschen und ihr Leben in der Gesellschaft, die daher auch von Behindertenpädagogen zur Kenntnis genommen und kritisch reflektiert werden müssen« (Dederich, 2000, S. 10).

Im Zuge der spannungsgeladenen Gesellschaftssituation braucht es einen offenen und gleichermaßen respektvollen Austausch der Disziplinen mit- und untereinander. Der Diskurs darf – neben den Faktoren der Transparenz und der aktiven Partizipation – die demokratischen Grundwerte keinesfalls vernachlässigen. Die Disziplinen stehen somit vor der Verantwortung, ihre jeweilige Einzigartigkeit und Einmaligkeit anzuerkennen, ohne jeglicher Hierarchisierung Raum zu geben. Eine Annahme der vielfältigen Perspektiven ist schlichtweg nicht (mehr) ausreichend. Die Akzeptanz der aktuellen Situation führt zu Stagnation und folglich kann Neues nicht entstehen beziehungsweise sich etablieren. Der öffentliche Diskurs ist die einzige Maßnahme, die der Gesamtanschauung der Vielfalt gerecht werden kann (vgl. Rödler, 2012b, S. 10). Wesentlich bei allen zentralen Fragen »ist [daher] der fruchtbare Austausch bei fortdauernder Differenz (!)« (Rödler, 2014, S. 3).

Die Maxime um die Einführung der neuen Medizintechnologien, wenn diese überhaupt als solche anerkannt werden, als auch ihre diskriminierende Kraft im Sozialen hinsichtlich der Beurteilung von Leiden müssen grundsätzlich thematisiert werden (vgl. Braun, 2000, S. 181). Eine Prävalenz, wie sie der Utilitarismus vorsieht, darf nicht zur Disposition stehen. »Das bedeutet, dass der Diskurs nicht grenzenlos sein kann: Die Menschenwürde steht außer Diskussion« (ebd., 183). Erst wenn dies anerkannt wird, existiert die Option einer allgemein gültigen gesellschaftlichen Konzeption, die sich einer willkürlichen Bewertung von Leben entzieht und den gleichberechtigten Status aller Menschen festigt.

> »Basierend auf den Grundannahmen wirtschaftsliberaler Theoriebildung werden jedoch die umfassenden Integrationsansätze (und Inklusionsansätze) vor allem deswegen blockiert, weil sie als das erkannt werden, was sie tatsächlich darstellen: *gesellschaftliche Sprengsätze* gegen die vorherrschende gesellschaftliche Ausrichtung an Nützlichkeit, wirtschaftlicher Verwertbarkeit, und auch postmodernistische Vorstellungen von Individualisierung und vorgeblicher Beliebigkeit an Wertorientierungen, die seit der Moderne die gesellschaftliche Entwicklung bestimmt haben« (Stein, 2009, S. 48).

3 Behinderung in der Gegenwartsgesellschaft

3.1 Grundlagentheoretische Annahmen

3.1.1 Analytische Notwendigkeit einer Reflexion des Behinderungsbegriffs

Die Kultur der Moderne sieht sich komplexen und fordernden Aushandlungsprozessen gegenübergestellt, bei denen die Wahrnehmung heterogener Perspektiven eine elementare Verhandlungsgrundlage bildet. Betrachtet man die Komplexität der menschlichen Lebenswirklichkeit, so gestalten sich auch die Gegenstandsbereiche des Austausches vielschichtig. Das Phänomen Behinderung kann beispielhaft vergegenwärtigen, welch paradoxen Auffassungen unsere Gegenwartsgesellschaft diesbezüglich unterliegt. Eine Analyse und Bestimmung des Behinderungsbegriffs gestaltet sich für das Verständnis wesentlich und ermöglicht es, primäre Schwierigkeiten des interdisziplinären Diskurses abzubilden. Wie bereits erwähnt, zeigt sich speziell das Phänomen Behinderung von selektiven Mechanismen betroffen. Selektion und Separation können immer dann auftauchen, wenn Benennungsunterschiede zu Bewertungen im Sinne einer Kategorisierung, einer Klassifizierung und letztlich zu einer Hierarchisierung führen. Somit gehen in hohem Maße diskriminierende Bewertungsprozesse von diesen Differenzierungsmaßnahmen aus. Die Verfahren der Pränataldiagnostik implizieren ebenso eine divergierende Wahrnehmung auf das Phänomen Behinderung, wie sie auch in weiten gesellschaftlichen Feldern existiert. Im medizinischen Kontext ergibt sich bezogen auf die Pränataldiagnostik der Auftrag, Behinderung frühestmöglich sichtbar zu machen und daraus einen relationalen Handlungsauftrag abzuleiten. Doch wie lässt sich Behinderung in diesem Kontext definieren?

Die medizinische Perspektive bildet eine essenzielle Sichtweise unter vielen ab. Dies darf die Wahrnehmung anderer, ebenso relevanter Bereiche daher nicht mindern. Nachfolgend ist das Ziel, im Sinne einer phänomenologischen Bestandsaufnahme differenzierte Perspektiven auf das Phänomen Behinderung zu ermöglichen. Ebenso wie die differenten Vorstellungen und Wahrheiten den Menschen betreffend vielgestaltig sind, gibt es vielschichtige Perspektiven auf das Phänomen Behinderung. In einer Überschau lassen sich die medizinischen, sozialen, rechtlichen, kulturellen und ethischen Vorstellungen einem Gesamtkontext zuordnen und anhand entsprechender Kriterien, die ein inklusives Menschenbild bestimmen, differenziert analysieren. »Entscheidend ist dabei der Ansatz, dass keine Fachrichtung einen Alleinvertretungsanspruch im Hinblick auf Erklärungs- und Behandlungsmodelle erhebt, sondern die jeweilige Sichtweise und Kompetenz in das Gesamtkonzept integriert« (Wolff, 2004, S. 26). Primär existiert der Anspruch, nicht gegen Bestehendes anzugehen, sondern vorhandene Widersprüche systemkompatibel aufzugreifen und alternativen Lösungswegen zuzuführen (vgl. Jantzen, 2004, S. 18). Denn nicht die kritische Anschauung partikularer, abgegrenzter Positionen bildet den wesentlichen Gegenstandsbereich, sondern deren gedankliche Einordnung in den komplexen Gesamtkontext sowie die Analyse ihrer Wechselwirkung und ihres Spannungsverhältnisses zueinander. Die dezidierte Vorstellung differenzierter Modelle von Behinderung komplementiert somit den Gedanken eines fundierten, interdisziplinären Zusammenspieles der Disziplinen.

Darüber hinaus verbindet dieses Vorgehen die Fragestellung, welche der Perspektiven sich im aktuellen gesellschaftlichen Geschehen vornehmlich und unter spezifischen Umständen zu akkumulieren scheint. Dies macht es notwendig, angegliederte, differente Motive und deren spezifische Ideale zu ergründen. Im Anschluss wird eine Annäherung an die These möglich, dass das Phänomen Behinderung in seiner Existenz, eingebunden in ein inklusives Menschenbild, durch Selektion und Separation in der Gegenwartsgesellschaft massiv gefährdet und bedroht ist.

Doch lässt sich überhaupt ein generelles Verständnis eines Behinderungsbegriffes generieren? Der Annahme der Komplexität des Menschen zufolge ergeben sich innere Vorstellungsbilder niemals aus singulären Einflüssen. Diverse Vorgänge nehmen in unterschiedlichem Maße Anteil an unserem Verständnis von jemandem oder etwas. Die Vorgänge der Wissenschaft und der Technik in der Moderne wirken vermehrt einflussnehmend auf unser gegenwärtiges Bild von Behinderung und lösen andere Perspektiven immer öfter ab (vgl. Dederich, 2000, S. 28). Die dahinterstehende Dynamik und die Wahrnehmung einflussnehmender Faktoren bilden einen entscheidenden Part der Bestandaufnahme. »Damit soll klar werden, daß es sich keineswegs um ›neutrale‹ und rein deskriptive Begriffe handelt, sondern um komplexe und normativ aufgeladene Konstrukte, die einer ideologiekritischen Prüfung unterzogen werden müssen« (ebd.). Doch dafür braucht es einen Behinderungsbegriff, der in seiner Funktion generellen Geltungsanspruch erhebt, der sich auf einem wissenschaftlichen Fundament entwickelt und auf dessen Grundlage sich weitere Argumentationsketten konstruieren lassen. Eine Definition von Behinderung darf sich, um der Dynamik gerecht zu werden, ebenso wie das charakterisierte Menschenbild, lediglich auf dem Niveau einer Metaebene bewegen, um weitere Annahmen zuzulassen. Dies kann nur ein mehrdimensionaler Behinderungsbegriff leisten.

Eine einheitsstiftende Begriffsbestimmung bleibt zweifellos unerlässlich, denn das zugrundeliegende Bild des Phänomens Behinderung entscheidet maßgeblich darüber, welches Handeln sich in Abhängigkeit von diesem legitimieren lässt. Es formt im gleichen Sinne wie die Annahme eines Menschenbildes eine fundamentale Ebene der Verständigung. Diese Ebene des Austausches ist es auch, die in der Konsequenz die Fragen der Pränataldiagnostik und der zunehmend verbreiteten Präimplantationsdiagnostik dominiert und ebenso darüber entscheidet, ob sich derlei Maßnahmen verbieten oder rechtfertigen lassen. Doch nicht allein aus dem Kontext einer »Allgemeinen Pädagogik« resultiert die Pflicht, ein einendes, auf Gleichberechtigung beruhendes Bild von Behinderung hervorzubringen und von klassifizierenden, folglich gar separierenden und selektierenden Vorstellungen abzusehen. Nur ein alle Menschen achtendes Konzept verhindert die enthemmte Legitimierung und Etablierung von Maßnahmen, die ihren Ausgangspunkt in der Trennung des Menschen von dessen Personenstatus vorsehen und somit dessen Lebenswert infrage stellen (vgl. Kapitel 2.5.2). Eine allgemeine Annahme umfasst nicht bloß das Phänomen Behinderung und Menschen, die sich davon betroffen sehen, sondern bezieht sich auf die Lebenswelt aller Menschen.

Die Generierung einer Grundvoraussetzung gestaltet sich, ähnlich wie die Formulierung eines für alle Menschen gültigen Menschenbildes, zunächst nicht unproblematisch. Die wissenschaftliche Literatur und die Gesetzesbücher verdeutlichen, dass sich das Phänomen Behinderung nicht gemäß einer eindeutigen Definition erläutern lässt. Der Begriff »Behinderung« umfasst mannigfaltige Tatbestände, die entsprechend an diverse

Vorstellungen, Annahmen und Modelle geknüpft sind (vgl. Doherr, 2007, S. 16). Eine allgemeingültige Aussage scheint ausgeschlossen, da

> »[e]s [...] keine allgemein anerkannte Definition von Behinderung [gibt], die in jedem Zusammenhang gültig wäre. Behinderung ist immer maßgeblich sozial vermittelt – von sozialen Normen, Standards und Konventionen bestimmt. Gesellschaftliche Einstellungen, diagnostische Zuschreibungen und individuelle Faktoren bedingen die Relativität des Begriffs« (ebd., S. 25).

Das eine Behinderungsbild – wie auch das eine Menschenbild – gibt es nicht. Behinderung resultiert immer auch als *ein* Ergebnis aus sozialen Austauschprozessen (vgl. Jantzen, 2004, S. 110). Somit existieren differenzierte, aus den vielfältigen Vorstellungen hervorgehende Perspektiven auf das Phänomen Behinderung, die mehr oder weniger in Verbindung mit dem dargelegten Menschenbild stehen.

Das darf nicht daran hindern, die aktuellen Positionen zum Behinderungsbegriff und dessen Legitimation zu hinterfragen. Die Ebene der Deskription existiert für das Handeln zunächst folgenlos, doch Cloerkes erläutert, dass eine bloße Beschreibung der gegenwärtigen Umstände behinderter Menschen nicht genüge. Vielmehr sei es notwendig, diese Aspekte in deren lebensweltlichen Kontext einer kritischen Überprüfung zu unterziehen (vgl. Cloerkes, 2007, S. 3). Andernfalls bliebe eine Bestandsaufnahme ohne Folgen. In Bezug auf die Pränataldiagnostik sind es eben diese Inhalte, die Bewertung und Herstellung von Relationen, die letztlich lebensentscheidend sind. Unter diesen Rahmenbedingungen bedarf es einer Anschauung, die der Einheit in der Differenz gerecht wird:

> »Es gilt, [...] einen konsensfähigen Behinderungs- bzw. Subjektbegriff zu entwickeln der, über die (leider nicht mehr so selbstverständliche) Lebens- und Existenzsicherung behinderter Menschen hinaus, sowohl eine berufliche Ethik begründen kann als auch gesellschaftlichen Ausgrenzungstendenzen und Euthanasiedenken entgegenwirkt« (Doherr, 2007 S. 56).

3.1.2 Norm/Normalität – Abweichungsbestand

Die Begriffe »Norm« und »Normalität« sind als wesentliche Vorstellungen in unserer Gesellschaft fest verankert. Jeder verfügt über spezifische Auffassungen darüber, was »normal« ist. Nicht selten herrscht jedoch Unklarheit über die sprachlich zu differenzierende Anwendung der Begriffe. Sie werden bisweilen synonym und in verschiedenartigen Relationen genutzt (vgl. Dederich, 2012, S. 128; Link, 2004, S. 130f.). Man spricht von Gesundheits- und Rechtsnormen und ebenso von dem, was im Alltäglichen als »normal« gilt. Das Phänomen Behinderung steht in enger Beziehung zu den Begrifflichkeiten, denn Norm und Normalität konstruieren ein Paradigma, aus dem ein Abweichungsbestand hervorgeht. Auf der Basis dieses Paradigmas etabliert sich ein Vergleichsmaßstab, in dessen Komplexität das Phänomen Behinderung als ein Devianzbestand erscheint. Eine Anschauung des Phänomens Behinderung kommt demzufolge nicht ohne die Notwendigkeit einer kritischen Begriffsanalyse von »Norm« und »Normalität« aus, da diese Begriffe untrennbar zum differenzierenden Leitkonzept der Wissenschaften und zu unserer gegenwärtigen Gesellschaft gehören (vgl. Dederich, 2012, S. 127ff; Doherr, 2007, S. 17ff.).

Die Begrifflichkeiten »Norm« und »Normalität« haben denselben sprachlichen Ursprung. Hergeleitet aus dem lateinischen »norma« (ursprünglich Winkelmaß, Richtschnur, Maßstab, Regel; vgl. Hügli & Lübcke, 2013, S. 647), liegt ihnen ein gemeinsamer technisch-mathematischer Kontext zugrunde. In ihrer gegenwärtigen Beschaffenheit sind beide Begriffe aufgrund ihrer unterschiedlichen Bedeutungsgehalte, die sowohl aus historischen als auch kulturellen Prozessen hervorgehen, unbedingt zu differenzieren (vgl. ebd.; Dederich, 2012, S. 128): Eine Norm verfügt über einen vorgreifenden, präskriptiven Charakter. In ihrer auf die Zukunft gerichteten Dimension soll die Norm einen Maßstab für den Handlungsrahmen geben und als Bewertungsgrundlage dienen (vgl. Hügli & Lübcke, 2013, S. 647). Normen beruhen somit auf spezifischen Vorstellungen und Leitideen, die es umzusetzen oder auch zu erhalten gilt. »Die Norm hat damit produktiven, herstellenden und sichernden Charakter« (Dederich, 2012, S. 133). Die Anwendung einer Norm impliziert gleichermaßen eine fordernde Eigenart – einer Normierung liegt konstant der Grundgedanke der Homogenisierung zugrunde (vgl. Doherr, 2007, S. 18f.). Unser gesellschaftliches Zusammenleben ist durch den Prozess der Normierung verwoben. Normen finden sich in juristischen, ethischen und in soziologischen Kontexten. Soziologischer Anschauung zufolge sind

> »Normen […] allgemein geltende und in ihrer Allgemeinheit verständlich mitteilbare Vorschriften für menschliches Handeln, die sich direkt oder indirekt an weitverbreiteten Wertvorstellungen orientieren und diese in die Wirklichkeit

> umzusetzen beabsichtigen. Normen suchen menschliches Verhalten in Situationen festzulegen, in denen es nicht schon auf andere Weise festgelegt ist. Damit schaffen sie Erwartbarkeit. Sie werden durch Sanktionen abgesichert« (Bahrdt, 2003, S. 49).

In diesem Verhältnis entfalten Normen, wie Dederich in Anlehnung an Foucault feststellt, einen »spezifischen Zwangscharakter«, der eng gebunden an die Existenz von Machtverhältnissen und -ansprüchen ist[13] (vgl. Dederich, 2012, S. 132). Sie repräsentieren im Einklang mit den Rechten die extern festgelegten, als Pflicht wahrzunehmenden Aspekte des gesellschaftlichen Zusammenlebens.

Jürgen Link beschreibt die Existenz eines Bereiches der normativen Normen – also der wegweisenden, orientierungsgebenden Vorschriften – als die Normativität. Diese Vorschriften erhalten beispielsweise Gültigkeit in Gestalt der Rechtsnormen, wie sie im Grundgesetz formuliert sind. Gesellschaften konstituierten sich seit jeher auf einer Ebene der Normativität. Sie ordnen und strukturieren unser Zusammenleben, indem sie Erlaubtes von Verbotenem trennen. Normen können sich in ihrer Bedeutung aber ebenso auf Grenz- oder Schwellennormen (im Sinn einer positiven Anormalität, in einem heutigen Kontext z.B. besonders leistungsstark) oder auf die Normalität beziehen. Zeitweilen verschwimmen jedoch die Ebenen von Normen und Normalität (vgl. Link, 2004, S. 132f.). An dieser Stelle verbinden sich deskriptiver und präskriptiver, normativer Bedeutungsgehalt auf einer Ebene und sind kaum trennbar miteinander verbunden (vgl. ebd., S. 129; Doherr, 2007, S. 17). Diese Vermischung von Sein und Sollen ist problematisch, da hinter den Begrifflichkeiten differenzierte Annahmen und Ansprüche stehen.

Der Normalitätsbegriff lässt sich laut Link eindeutig von der Normativität abgrenzen. Im Gegensatz zur Normativität sei Normalität ein neuzeitliches Phänomen der modernen verdateten Gesellschaft. Sie konstitu-

---

13 Der Machtbegriff ist (auch in diesem Kontext) von entscheidender Bedeutung. Im nachfolgenden Rahmen findet eine Orientierung an Michel Foucaults perspektivischem Verständnis der Macht statt, dessen Auffassung nicht explizit und vertiefend zugrunde gelegt werden kann, aber dennoch Erwähnung finden soll: »Die Macht ist nicht etwas, was man erwirbt, wegnimmt, teilt, was man bewahrt oder verliert; die Macht ist etwas, was sich von unzähligen Punkten aus und im Spiel ungleicher und beweglicher Beziehungen vollzieht« (Foucault, 1983, S. 94). Die Dynamik der Spannungsfelder entscheidet darüber, wie machtvoll spezifische Positionen hervortreten und aus ihrem Selbstverständnis heraus agieren können.

iere sich auf der Ebene der Statistik und berufe sich auf messbare Faktoren (vgl. Link, 2004, S. 133). »Normal« bedeutet in diesem Zusammenhang »[m]it dem Durchschnitt einer im Voraus festgesetzten Menge übereinstimmend« (Hügli & Lübcke, 2013, S. 648) und betrifft einen Mehrheits- beziehungsweise Mittelwert. Der Maßstab der »normalistischen Norm« (vgl. Link, 2004, S. 134) induziert aber nicht nur Maßeinheiten oder Gesetzmäßigkeiten, sondern nimmt schließlich auch den individuellen Menschen in den Blick. Das Individuum kann im Vergleich zu einem anderen Menschen separat wahrgenommen und bewertet, also verglichen werden (vgl. Waldschmidt, 2003, S. 97). Es finden sich zahlreiche Thesen zum durchschnittlichen Bürger, die von Ess- und Trinkverhalten bis hin zu Schlafgewohnheiten und Entwicklungsansprüchen nahezu alle Lebensbereiche umfassen. Wer nicht zum Durchschnitt gehört, weicht den Daten zufolge ab. Diese omnipotenten und recht vagen Normalitätsvorstellungen gehen in Analogie mit der Erwartung einher, dass Menschen einem Maßstab entsprechen.

Abseits einer freien Entfaltung ist Entwicklung oder Abweichung somit nur im vorbestimmten Rahmen des Maßstabes der Normen und der Normalität möglich. Eine eindeutige Grenzziehung, ab wann eine Abweichung als solche gilt, ist jedoch nicht ersichtlich. Der Bereich der Statistik richtet sich somit an Mehrheiten und Häufigkeiten aus, die jedoch keine absoluten Größen bilden (vgl. Wildfeuer, 2007, S. 322ff.). Dieser Aspekt ist von außerordentlicher Relevanz, prägen gerade auch diese Wahrscheinlichkeitswerte die Verfahren der Pränataldiagnostik. Auf der Grundlage ihrer vagen Ergebnisse sollen Sicherheit vermittelnde Aussagen getroffen werden. Doch was heute noch wahrscheinlich, gar normal ist, muss es morgen lange nicht mehr sein.

Beiden Begrifflichkeiten gemein ist ihr strukturierender und wertender Charakter. Es

> »lässt sich festhalten, dass beide Begriffe in die Reihe von Ordnungsbegriffen gehören, die Ordnung nur unter Herrschafts-, Selektions- und Explosionsaspekten begreifen können und damit als einen Perfektionsbegriff behandeln, dessen Zielpunkt eine homogenisierte soziale oder ethnische Einheit bildet« (Doherr, 2007, S. 18).

Normen und Normalität kreieren in ihrer Dynamik gleichermaßen einen Gegenwert. Sie bilden das Fundament, auf dem sich der Gegenpol des Abweichungsbestandes herauskristallisieren kann (vgl. Waldschmidt, 2003,

S. 95f.). Das Phänomen Behinderung beruht auf dieser Basis. Es wird anhand der Zugrundelegung verschiedener Kriterien zu einem Abweichungsbestand, also immer in Relation zu etwas betrachtet. Doherr benennt in diesem Zusammenhang vier differenzierungsrelevante Kriterien der Norm, die auch im nachfolgenden Kontext von maßgeblicher Relevanz sind: die statistische Norm, die ideale Norm, die biologische oder funktionelle Norm und die soziale Norm. All jene Normen dienen in unserer gegenwärtigen Gesellschaft als Vergleichsmaßstab (vgl. Doherr, 2007, S. 19). »Behinderung wird demnach einem Individuum auf Grund normativ festgestellter Abweichung (Schädigung, Beeinträchtigung) und der daraus resultierenden Nichterfüllung von Erwartungen zugeschrieben« (ebd.).

Das Phänomen Behinderung existiert demzufolge multifaktoriell in differenzierten Relationen als ein Produkt normativer und normalitätssichernder Prozesse. Es sind gerade die Erwartungen der Mehrheitsgesellschaft, wie Waldschmidt bemerkt, die diese Strukturen fordern und auf die sich unsere Gesellschaft im Zuge »flexible[r] Normalisierungsstrategien« gründet. Der »Protonormalismus« (vgl. Link, 2006), der einen strikten Rahmen des Normalbereiches festlege, würde abgelöst und es gäbe keine rigide Ordnung mehr. Was »normal« und »Abweichung« sei, gestalte sich zunehmend variabel (vgl. Waldschmidt, 2003, S. 97ff.). »Im flexiblen Normalismus bestehen kontinuierliche Normalitäten und relativ bewegliche Normalitätsgrenzen« (ebd., S. 98) – eine Dynamik, die sich für das Individuum zu Unüberschaubarkeit und Unsicherheit entwickelt. Das Individuum seinerseits sieht sich laut Waldschmidt mit der Herausforderung konfrontiert, selbsttätig einen Raum in der normalistischen Landschaft zu eruieren, während externe Herrschaft abgelöst werde und ihre Wirkung sich auf der Basis selbstauferlegter Regulierung entfalte (vgl. ebd., S. 97ff.). Dies bildet ein Fundament, das dilemmatische Entscheidungen zwingend auf das Individuum zurückwirft, anstatt strikte Beschlüsse aufzuerlegen. So kreiert der flexible Normalismus Freiheit und Bürde zugleich.

3.2 Medizin und Behinderung

3.2.1 Medizin in der Gesellschaft der Moderne

Die Medizin übernimmt eine tragende Rolle in der Gesellschaft, und dies nicht erst in der Moderne. In den aktuellen Prozessen der Technisierung und des Fortschritts misst man ihr, als ausführende Instanz, einen wesentlichen Stellenwert bei. Dieser Stellenwert erschöpft sich in seinem Wirkungsumfang aber nicht auf das Feld an sich, sondern es existiert eine Wechselbeziehung zu dessen Umwelt. Dementsprechend wird eine kritische Auseinandersetzung mit der Charakteristik der Medizin, insbesondere auf das Phänomen Behinderung bezogen, relevant.

Als angewandte Naturwissenschaft erhebt man im medizinischen Kontext durch die Anwendung empirischer Kriterien den Anspruch, Maßstäbe der Objektivität, Reliabilität und Validität zu erfüllen. Man folgt den Regeln von Gesetzmäßigkeiten und Maßeinheiten, um die Funktionalität eines Organismus, also (Gesundheits- beziehungsweise Krankheits-)Zustände mess- und prüfbar zu machen. Statistische Verfahren leisten ihren Dienst als eine wirksame Methode. Die Medizin vereint im Zuge dessen heterogene Interessen in ihrem Umfeld. Der Arzt beziehungsweise die Ärztin, das Individuum und die Gesellschaft stehen in einem trilateralen, je individuell unterschiedlich geprägten Verhältnis zueinander. Diese Beziehung lässt sich in ihrer Dynamik niemals eindeutig bestimmen, es sind jedoch Tendenzen zu verzeichnen. Die Analyse der Tendenzen soll aber keineswegs zu Pauschalisierungen führen. »So wird mancherorts pauschal von *den* Humangenetikern oder auch *den* Medizinern gesprochen, wobei übersehen wird, daß es innerhalb dieser sehr großen Gruppe auch stark divergierende Meinungen und kontrovers geführte Diskussionen gibt« (Dederich, 2000, S. 260). Die Medizin lässt sich nicht starr generalisieren. Vielmehr erfordert es primär eine Darstellung und Einordnung der medizinischen Disziplin in einen Gesamtkontext. So lassen sich resultierende Beziehungen, wie beispielsweise von Behinderung und Gesundheit oder Krankheit hergestellt, kritisch beleuchten. Aus diesem Grund benötigt es explizit die Sicht auf den Part der Ärzt*innen, der sich dynamisch zwischen dem Feld von Individuum und Gesellschaft strukturiert.

Im Zuge des Wandels veränderte sich sowohl die Rolle der Mediziner*innen als auch die der Medizin. Doch die im Jahre 1987 erlassene Bundesärzteordnung behält bis heute ihre Gültigkeit. Der Paragraf 1 benennt die zentrale Aufgabe der Ärzt*innen: Sie »dien[en] der Gesundheit des einzelnen Menschen und des gesamten Volkes« (Bundesärzteordnung, 1987, §1, Abs. 1). In dessen Inhalt kommen die bereits thematisierten Ambivalenzen zum Ausdruck, denn Ärzt*innen verpflichten sich in ihrem Dienst nicht nur gegenüber dem einzelnen Individuum, sie tragen zugleich eine gesamtgesellschaftliche Verantwortung, und verfügen überdies auch über ein ärztliches Eigeninteresse. Ärztliches Handeln wirkt sich somit multifunktional aus. Das ärztliche Selbstverständnis unterliegt – unabhängig von Aufgaben der Beratung, der Diagnose und der Therapie – in wechselseitigem Austausch immer auch sozialen Vorgaben, verfügt aber auch über Einfluss (vgl. Wolff, 2004, S. 26ff.). Dies erfordert eine Wahrnehmung des medizinischen Kontextes nicht ausschließlich als Kompetenz, sondern registriert auch die inhärente Produktion und Realisierung von Konfliktpotenzial.

> »Trotz der zum Teil wichtigen Beiträge wurde oft übersehen, daß es *faktisch* Entwicklungen im medizinischen Sektor gibt, die nicht nur die diagnostische und therapeutische Praxis massiv verändern, sondern auch das Selbstverständnis der Menschen und ihr Leben in der Gesellschaft, die daher auch von Behindertenpädagogen zur Kenntnis genommen und kritisch reflektiert werden müssen« (Dederich, 2000, S. 10).

Kritisch reflektiert werden muss auch der medizinische Handlungsrahmen, der wie Dörner festhält, Ärzt*innen zum Diagnostizieren, Vorbeugen und Therapieren befugt. Insbesondere die Methode der Therapie erlaube es, Aspekte des Menschen zu verdinglichen[14] und zu fokussieren, die zukünftig aufzulösen seien. Die Medizin folge damit der Logik der Norm, einer sich nicht nur im medizinischen Kontext ausprägenden, sondern im sozialen Umfeld wirksam werdenden Regelwidrigkeit, die sich keineswegs mehr nur auf die körperliche Funktionalität, sondern vor allem auch auf die psychische Konstitution beziehe. Der Befund der Regelwidrigkeit impliziere gleichermaßen den extern festgelegten Anspruch der Adaption. Daher stellt sich laut Dörner vor allem die Frage nach der Grenze zwischen medizinischem Auftrag und Größenwahn und Machtvollkommenheit (vgl. Dörner, 2002, S. 52ff.).

Dieses methodische Vorgehen begreift nicht nur das Individuum als veränderbar, es verknüpft sich in den weiteren Vorgängen mit einem gesellschaftlichen Wandel. In der Folge ergibt sich zunehmend die Logik der Verwertbarkeit und die Frage nach dem Nutzen eines Menschen. Dass im ärztlichen Berufsstand auch der Gedanke der Wirtschaftlichkeit zunehmend eine Rolle spielt, ist nicht von der Hand zu weisen. Mit der Medizin

14 Angesprochen wird an dieser Stelle die bereits thematisierte Form der Verdinglichung des Pannwitz-Blickes, die Menschen als Objekte zu deklarieren vermag.

verbundene wirtschaftliche Interessen bilden, für eine in der Einheit auf Differenzen beruhende Gattung Mensch, zumeist eine gefährliche Kombination. Denn »[a]uch die niedergelassen[en] Ärzt*innen verdienen an der pränatalen Diagnostik« (Achtelik, 2015, S. 134). Entscheidend bleibt in diesem Fall zu beobachten, dass es nicht mehr nur um Berufsethik und Moral geht, sondern sich vermehrt individuelle Gewinn- und Verlustbilanzen etablieren.

Galt vormals in medizinethischen Dimensionen der hypokroatische Eid als Kodex, hat dieser juristisch an jedweder Rechtsgültigkeit und Opportunität verloren. Damit ging auch der Verlust der ausdrücklichen Regelungen bezüglich der Tötung auf Verlangen, also auch des Abtreibungsrechts und der Sterbehilfe, einher. Das seit 1948 gültige Genfer Gelöbnis, das ebenso infolge der medizinischen Verbrechen im dritten Reich als Ablöse des hypokratischen Eides entstand, orientiert sich in seinen Vorgaben an den im gleichen Jahr erlassenen Menschenrechten. Die Pflichten der Ärzt*innen werden unter dem primären Aspekt der Achtung der Würde betrachtet und räumen somit der individuellen Entscheidungsbefugnis der Medizinerin bzw. des Mediziners einen größeren Spielraum ein. Doch die Offenheit gegenüber moralisch vertretbaren Entscheidungen bildet Aufgabe und Schwierigkeit zugleich. Teilweise abgelöst von ökonomischen Motiven zeigen sich die Auswirkungen auf das kostbarste Gut, dass es in keinem Fall zu (be-)nutzen gilt: das menschliche Leben und untrennbar daran gebunden die menschliche Würde. Nach den Prinzipien der ökonomischen Kosten-Nutzen-Erwägungen scheinen diese nicht zwingend schützenswert, wie auch die Beispiele der Pränataldiagnostik und der Präimplantationsdiagnostik zeigen. »Der Arzt wird inzwischen mit solcher Selbstverständlichkeit von Wirtschaftsinteressen fremdbestimmt, dass er selbst kaum noch merkt, wie sehr er seine Orientierung an der ärztlichen Eigenethik der Sorge um den Einzelnen verloren hat« (Dörner, 2004, S. 161). Zwar verpflichtet die Bundesärzteordnung den ärztlichen Beruf, frei von jeglichem Gewerbe zu heilen (vgl. Bundesärzteordnung, 1987, §1, Abs. 2), jedoch gewinnen äußerliche Faktoren vermehrt an Einfluss.

Ein Verlust der Eindeutigkeit medizinischen Handelns und eine damit einhergehende Politisierung sind im Zuge der Ökonomisierung nicht zu leugnen. Fortschrittsbewegungen und Technologisierung halten lebensweltübergreifend Einzug und machen auch vor der Medizin nicht halt. In Zeiten des Neoliberalismus agiert eine Medizin nicht ausschließlich nach humanitären Motiven, sondern – auf dem Weg zur Verwirklichung der körperlichen Perfektibilität – zunehmend als Handlangerin der profitorientierten Interessen. Der Kurs scheint dann in diesem Zusammenhang eindeutig ökonomischen Kosten-Nutzen-Erwägungen statt einer solidaritätsorientierten Vorstellung der Gleichwertigkeit aller zu folgen. Was sich dahinter verbirgt, ist eine rationale Schlussrechnung, die auch vor dem Menschen nicht haltmacht. Und so ist »[d]er einzelne [...] für die Gemeinschaft das wert, was er für sie leistet, und zwar über seinen eigenen unmittelbaren Unterhalt hinaus« (Dörner, 2002, S. 56).

Innerhalb dieses Kontextes steht nicht mehr ausschließlich die Vermeidung von Krankheit im Zentrum der Überlegungen und Handlungen, sondern der oder die Einzelne in der unerlässlichen Pflicht, die individuelle Effektivität und das persönliche Potenzial zu steigern. Die Medizin hält die entsprechenden Bewertungs- und Beurteilungskriterien dafür bereit:

> »Denn unter heutigen Marktbedingungen werden tendenziell alle Menschen als (vor allem psychisch) therapie- und verbesserungsbedürftig gewertet, was die Gefahr einer menschenbeglückenden Medikokratie ebenso erkennen lässt wie die Tatsache, dass die Medizin-Verantwortlichen heute nur noch ungern von ›Krankheit‹, dafür aber umso begeisterter ontologisch von ›Gesundheit‹ und ihrer Steigerungsfähigkeit reden, weshalb sich auch das Konzept der Salutogenese einer zu hinterfragenden Beliebtheit erfreut« (Dörner, 2006, S. 42).

Dem in der Moderne generierten Zwang zur Fitness, gebunden an die Vorstellung gesunder Ernährungsgewohnheiten und einem Bild von Jugendlichkeit, kann sich, schon durch die mediale Darstellung, niemand mehr entziehen. Die Zielvorstellung dahinter steht keineswegs in einem solidarischen Verhältnis. Was meist unter den Bedingungen der Ökonomisierung bestehen bleibt, ist eine reduktionistische Perspektive, in deren Dienst zunehmend auch die Medizin zu fallen scheint. Der individuelle, einzigartige Mensch wird dabei nicht mehr als Subjekt in seiner Sozialität gesehen (vgl. Cloerkes, 2007, S. 14), sondern als Objekt mit einer funktionellen Beeinträchtigung.

3.2.2 Medizinische Perspektive – Behinderung als Abweichungsbestand

Die Medizin versteht sich als die Wissenschaft der Heilkunde. Ihr stehen spezifische Bewertungsmaßstäbe und Kriterien zur Verfügung, um ihrer

Aufgabe der Heilung gerecht zu werden. Sowohl der Gesundheits- als auch der Krankheitsbegriff sorgen in ihrem komplexen Feld für die notwendige Orientierung. Auch

> »[d]er Begriff ›Behinderung‹ hängt [zumindest nach der Herstellung medizinischer Korrelationen] eng mit den Begriffen von Gesundheit und Krankheit, von Funktionsfähigkeit und Beeinträchtigung zusammen und wird je nach Sichtweise zum Teil durch sie definiert oder von ihnen abgegrenzt« (Wolff, 2004, S. 25).

Eine allgemeingültige Definition des Behinderungsbegriffes existiert aus medizinischer Sicht jedoch nicht. Behinderung gilt auch im medizinischen Umfeld keineswegs als ein Sonderstatus, aus dem entsprechende Handlungskonsequenzen abzuleiten wären. Es ist jedoch möglich, die medizinische Perspektive auf den Behinderungsbegriff gegenüber anderen Sichtweisen abzugrenzen. In Abgrenzung zu einer sozialen Auffassung fokussiert die medizinische Sichtweise in erster Linie organische Aspekte von Behinderungen. Nicht selten birgt ein medizinischer Blickwinkel – aufgrund der Fixierung auf eine rein funktionale Betrachtung – jedoch die Gefahr, andere Perspektiven vollkommen aus dem Blick zu verlieren (vgl. ebd., S. 25ff.).

Doch eine eindimensionale Betrachtung kann ungehindert zu einer reduktionistischen, normativen Perspektive auf das Phänomen Behinderung führen. Behinderung wird auf das Individuum zentriert, anstatt umweltbezogen gedeutet. »Behindert sein« anstatt »behindert werden« (vgl. Rösner, 2014) interpretiert sich dann im Hinblick auf die aus medizinischer Sicht mangelnde defizitäre Funktionalität und wird in der Konsequenz häufig als etwas Leidvolles angesehen. In diesem Moment erscheint der Mensch als Subjekt verfügbar und Autonomie wandelt sich zu externer Fürsorgepflicht. Die Option der Diagnose dient in diesem Kontext als ein entscheidendes, neutrales, verdinglichendes Werkzeug, um vorgebliche Defektivität zu benennen (vgl. Jantzen, 2004, S. 110ff.).

> »Behinderung wird als abnormal und/oder krank betrachtet, sie ist ein Mangel, ein Defekt, der für den von einer Beeinträchtigung betroffenen Menschen eine leidvolle Existenz bedeutet und mit allen Mitteln und Möglichkeiten behandelt und therapiert werden muss, um das Leiden zu mindern oder zu beenden« (Doherr, 2007, S. 70).

Im medizinischen Sektor resultiert aus diesen Annahmen die Notwendigkeit zu handeln. Dafür stehen ihr diverse technologische Handlungsanweisungen zur Verfügung (vgl. Jantzen, 2004, S. 110). Laut Wolff »ergibt sich [ein Handlungsauftrag zwar] erst dann, wenn der Betroffene leidet und die Medizin Maßnahmen zur Verfügung stellen kann, die dieses Leiden zu mindern in der Lage sind« (Wolff, 2004, S. 29), die synonyme Anwendung von Behinderung und Leid aber provoziert nahezu die Erhaltung dieses Kreislaufes.

Doch die subjektive Deutung des anderen – also von Patient*innen durch Ärzt*innen – beruht auf einem variablen Vergleichsmaßstab, hergestellt durch normative Maßgaben. Die Konsequenzen sind vor diesem Hintergrund unweigerlich anzuerkennen, es können sich stetig neue Normvorgaben produzieren, die stets individuellen Deutungsmustern unterliegen. Die Erwartbarkeit schaffenden orientierungsgebenden Strukturen weichen kumulativ auf, flexible Relationen lösen diese in eine Unwägbarkeit ab. Diese Geschehnisse gehen mit dem Verlust einer Konstante einher. Das Resultat schlägt sich zunächst auf einer individuellen, und schließlich auch auf einer gesamtgesellschaftlichen, sozialen Ebene nieder; so werden »[d]ie Angebote der modernen Medizin [...] quer durch die Bevölkerung als selbstverständlich angenommen und ihre individuellen sowie gesellschaftlichen Folgen nur von wenigen gesehen, ihre Heilsversprechungen, ihre biologischen Erklärungsversuche von Krankheiten und ihr biologistisches Menschenbild kaum hinterfragt« (Gleiss, 2000, S. 94). Was bleibt, ist die Vorstellung eines behinderten (als ein von der Medizin verwendeter biologischer Maßstab), abweichenden Menschen. Behinderung erscheint in der Folge als Ergebnis des Reduktionismus, anstatt das Phänomen als Resultat sozialer Austauschprozesse zu sehen.

Nicht nur die Medizin, sondern auch ein Zweig der Pädagogik unterliegt, wie schon die begriffliche Zuordnung als »Heil- und Sonderpädagogik« besagt, der Vorstellung des zu heilenden, verbesserungswürdigen Menschen. Die Achtung der Individualität des Einzelnen soll den Maßgaben der Homogenisierung weichen. Kritisch bleibt wahrzunehmen, dass es in einem Kontext, in dem es um die Heilung geht – eine Anschauung sich also auf einen partikularen Aspekt fixiert –, Krankheit sowohl ihre individuelle als auch ihre soziale Bedeutung und Daseinsberechtigung verliert (vgl. Cloerkes, 2007, S. 14). Vermag die Pädagogik nun infolge der Bildung einer »Allgemeinen Pädagogik« die Anerkennung der Einmaligkeit und Einzigartigkeit des Menschen wieder verstärkt zu etablieren, verschärft jedoch insbesondere der medizinisch-technische Fortschritt als Gegenkraft die Perspektive eines auf Funktionalität reduzierten, defekten Menschen. Das Individuum erscheint mess- und berechenbar und nährt das Bild eines homogenisierten, leistungsstarken und »schönen« Menschen. Doch behinderte Menschen entsprechen nicht dieser Auffassung (vgl. Sierck, 2000, S. 75) der »schöne[n] neue[n] Welt« (Huxley, 2008).

Das Fundament des Machbarkeitswahns, ein Ideal vom gesunden, schönen Menschen, verwirklicht sich Henn zufolge schon in der Vorstellung als vollkommen abwegig. Denn der Mensch – jeder Mensch – sei anders und existiere nach einem unvorhersehbaren (genetischen) Zufallsprinzip. Dieses Prinzip impliziere neben Mutationen auch (Chromosomen-)Anomalien. Alle Menschen tragen diese Unwägbarkeit in sich, fraglich gestalte sich lediglich, welche dieser Faktoren sich im Laufe des Lebens entwickelten und extern präsentierten. Gesundheit hingegen sei ein von außen gesetzter und für jeden Menschen früher oder später verlierbarer Status. Ein Bewertungsmaßstab, wie er zuweilen medizinisch-biologisch gebraucht werde, könne Äußerungen hinsichtlich der Lebensqualität niemals objektiv gültig machen (vgl. Henn, 2004). »Ob ein Leben lebenswert ist oder nicht, kann jeder Mensch nur für sich selbst beurteilen« (ebd., S. 159f.). Doch jeder kennt sie, generalisierende Aussagen wie: »Nur in einem gesunden Körper wohnt ein gesunder Geist.« Über eine lange Zeit hat sich das Bild von einem leidhaften Leben als nicht lebenswert etabliert. Es ist ein Verständnis, das auf eine antagonistische Beziehung baut. Gesundheit und Krankheit werden mehr denn je als Gegenpole begriffen, anstatt sie als eine natürliche Konsequenz des Lebens in einem von Spannungen geprägten Feld anzuerkennen. Aus dieser Relation heraus versteht sich Krankheit als eine Form der Abweichung und Regelwidrigkeit und erhält, als dem Leben feindlich, nicht selten eine Angst produzierende Sündenbockfunktion (vgl. Dederich, 2000, S. 57f.). Dahinter steht eine Logik, die ebenfalls die Beziehung von Medizin und Behinderung reguliert. Noch einmal: Behinderung bezieht sich im medizinischen Kontext auf die Wahrnehmung organischer Aspekte und impliziert grundsätzlich keinerlei Aussage über den Lebenswert. Doch die Wahrnehmung von Behinderung nach der Maßgabe einer Norm macht gleichermaßen einen Abweichungsbestand gültig. Behinderung wird gegenüber einer allgemeinen Norm als abweichend betrachtet und »in der Regel mit Leid(en) gleichgesetzt, so daß es auch noch als gute Tat erscheint, wenn man dazu beiträgt, dieses zu verhindern« (Degener & Köbsell, 1992, S. 34). Doch Verhindern von Leiden im Sinne der

Verhinderung von Behinderung bedeutet keineswegs die Optimierung der sozialen Umweltbedingungen, sondern bedeutet Therapie als Homogenisierungsmaßnahme oder – wie im Fall der Pränataldiagnostik – Selektion.

3.2.3 Leiden – natürliche Konsequenz des Lebens

> »Zur Stunde, da ich endlich geboren wurde, empfand man nur Mitleid mit mir.«
>
> *(Barberry, 2009, S. 40ff.)*

Das »Leiden« der Menschen scheint eine nahezu tragisch präsente Rolle in gegenwärtigen Gesellschaften zu übernehmen. Sowohl individuell als auch auf der sozialen Ebene präsentiert sich der Begriff des Leidens primär negativ konnotiert und hat sich in dieser Form in der Gesellschaft manifestiert. Etymologisch lässt sich der Begriff des Leidens aus dem mittelhochdeutschen Verb *»līden«*, übersetzt »ertragen, dulden« ableiten. Ertragen beziehungsweise erdulden muss der Mensch unliebsame Zustände der Krankheit, der Qual und Pein und des seelischen Schmerzes (vgl. Digitales Wörterbuch der deutschen Sprache, o.J. a). Gerade in der aktuellen Lebenswelt dominiert die Vorstellung eines abzulehnenden Erlebens, das es in jedem Fall zu vermeiden gilt und das dem Leiden einen Unerträglichkeitsstatus zumisst. Die Naturwissenschaften forschen intensiv nach Regel- und Gesetzmäßigkeiten und so hält insbesondere die Medizin anhand der Technologisierung vielversprechende Maßnahmen für eine Vermeidung von Leiden bereit. Dabei ist es »eine anthropologische Tatsache, dass es kein leidfreies Leben geben kann« (Dederich, 2000, S. 70).

Im Gegenteil: Das Leiden als eine unabdingbare Konsequenz des Lebens lässt dieses erst zu einem solchen werden. Von dieser Auffassung ausgehend, ist Leiden nicht ausschließlich negativ zu betrachten, doch muss man diesem auch nicht ungehindert seinen Lauf lassen. Erforderlich wäre ein Verständnis, das Leiden als eine natürliche Bedingung des Lebens akzeptiert, ohne die der Maßstab des Glücks kaum zu realisieren wäre, das aber in jeweils individuellem Verständnis zu differenzieren ist (vgl. ebd., S. 71f.). »Ohne Leiden als Selbstzweck masochistisch glorifizieren zu wollen, gehört es zur Wahrheit des Menschen, dass er durch Leiden und leidend geboren wird und dass er nur durch das Leiden zu seiner entscheidenden Entwicklung – und Reifungsschritten kommt« (Dörner, 2002,

S. 121). Es hat den notwendigen Einfluss auf unsere Sinnbildungsprozesse und treibt die (lebens-)notwendigen Austauschverhältnisse an. Ohne jegliches Konfliktpotenzial und jene Austauschmechanismen würde unsere Entwicklung hingegen dem Stillstand erliegen. Eine menschliche Existenz ohne Leiden ist nicht vorstellbar.

Doch das Motiv der Verdrängung des Leidens mündet in der primären Aufgabe der Verdrängung des Todes. Dieser solle, wie Dederich festhält, mit allen Mitteln besiegt werden und entwickle sich nicht nur zu einem medizinischen, sondern auch zu einem wissenschaftlichen Problem. Das Verhältnis von Realität und Idealen werde nahezu völlig vernachlässigt – man gebe sich der Fiktion der Heilbarkeit zum Teil grenzenlos hin. Die Verdrängung von Leid und Tod ließe mutmaßen, dass eine Überwindung durch Fortschritt und Entwicklung in Medizin und Technik möglich sei. Unter diesem Irrglauben erschiene der Mensch als eine formbare, planbare Masse (vgl. Dederich, 2000, S. 61ff.). Der Weg führt über die Beschneidung von Selbstbestimmung und Autonomie zu einer gefährlichen Utopie – während der Tod mit allen Mitteln der Fortschrittlichkeit eindämmbar erscheint, wird er für die mutmaßlich Leidenden möglichst zügig herbeigesehnt. Gerade darin zeigt sich die Paradoxie.

»Der Tod läßt sich, und seien die Anstrengungen und entwickelten Methoden, Strategien und Techniken noch so ausgeklügelt und raffiniert, am Ende nicht verhindern und besiegen« (ebd., S. 61). Die Anerkennung dieses unumgänglichen Faktums weicht der Hoffnung auf menschlich erzeugte Transformation. Die Annahme der real existierenden Möglichkeit hingegen realisiert eine akute Bedrohung, die sich nicht nur gegenüber dem Phänomen der Behinderung, sondern gegenüber *allen* Angehörigen der Menschengattung zeigt. »Die kollektive Verleugnung des Todes schlägt in kollektive Aktivität zur Bekämpfung von Krankheit und Todesursachen um« (ebd., S. 62). Eben solche Motive leiten auch die ethisch-moralischen Erwägungen von utilitaristischem Charakter. Mitleidsvoll geprägt zeigt sich die Tendenz im Dilemma, den kollektiven Kampf gegen das Leiden im Sinn aller Menschen anzugehen.

Das Mitleid ergibt sich als ein resultierendes Phänomen des Leidens. Dabei meinen wir zumeist nicht das Leid des Anderen, wie Dörner beschreibt, sondern abstrahieren von den eigenen Vorstellungen, Annahmen über den Anderen. Diese Form der Projektion formiert sich in der Auffassung von Zuständen, die uns unerträglich erscheinen. Es bilden sich Vorstellungen, denen man keinen Raum geben wolle, bis hin zu der

Annahme, dass im besten Fall die leidvolle Existenz zu beseitigen sei (vgl. Dörner, 2002, S. 137). Tatsächlich bleibt »[e]ine andere Existenz [...] mir unzulänglich; ich besitze nicht einmal die entfernteste Möglichkeit, mich in sie hineinzuversetzen« (Saal, 2006, o. S.). Die eigene Vorstellung aber entscheidet schließlich, ob das Phänomen Behinderung als natürlich dem Leben zugehörig akzeptiert oder degradiert und mit Leiden gleichgesetzt wird. Denn es ist das Bild in unseren Köpfen (vgl. Feuser, 1996), das jene allgemeinen Deutungsprozesse mitgestaltet.

Wie kann bei aller individuellen Bewertung eine alternative, kollektiv wahrgenommene Lösungsstrategie aussehen? Sowohl Dörner als auch Dederich verfolgen die Idee, das mit Abwertung einhergehende (im Bereich der Pränataldiagnostik tödliche) Mitleid durch das Mitgefühl zu ersetzen. Die Argumentation begründe eine Verbindung, die sich nicht ausschließlich auf negative Gefühle beziehe, sondern auf positive Bezüge eingehe (vgl. Dederich, 2000; Dörner, 2002). Auch problembehaftete Umstände und Krisen könnten in der Konsequenz als reale Wachstumschance begriffen werden, indem solidarische Prinzipien Gültigkeit erlangten. Die Besinnung eines auf Zusammengehörigkeit beruhenden Konsens ließe die menschliche Entwicklung im Rahmen einer auf Verbundenheit gründenden Verfassung zu. Im Sinne einer Verantwortungsethik wäre eine gemeinsame Partizipation herausfordernde Aufgabe und Ziel zugleich. Die Degradierung durch das Mitleid wäre zu ersetzen durch Gefühle im Sinne »mitmenschliche[r] Anteilnahme an der existenziellen Situation anderer« (Dederich, 2000, S. 194). Dies gestalte sich als reale Chance, die für eine demokratische und humanitäre Gesellschaft essenziellen Motive der Sorge und Solidarität zu etablieren (vgl. Dörner, 2006, S. 43).

3.2.4 WHO – Definition Behinderung

Es gibt zwar keine einheitliche Definition von Behinderung, doch wird im medizinischen Kontext der Versuch unternommen, eine Begriffsbestimmung im Rahmen der Gesundheitsnorm zu konstruieren. Schon die Analyse der WHO-spezifischen Auslegungen des Phänomens Behinderung weist auf einen zeitbezogenen Wandel und dynamische und differente Auffassungen hin. Die im Jahre 2001 veröffentlichte und überarbeitete ICF-Klassifikation der Weltgesundheitsorganisation (WHO), hat zum Ziel, »in einheitlicher und standardisierter Form eine Sprache und einen

Rahmen zur Beschreibung von Gesundheits- und mit Gesundheit zusammenhängenden Zuständen zur Verfügung zu stellen« (WHO, 2005, S. 9). Die International Classification of Functioning, Disability and Health (ICF) bezieht sich in ihren Inhalten gezielt auf den Aspekt der »Klassifikation menschlicher Funktionsfähigkeit und Behinderung« (ebd., S. 26).

Die im Jahr 1980 erstmalig veröffentlichte ICIDH (International Classification of Impairments, Disabilities and Handicaps) gilt als Vorgänger der ICF. Die ICIDH nimmt strukturell eine Dreigliedrigkeit des Phänomens Behinderung an. Eine Differenzierung zwischen »Impairment« (= Schädigung), Disability (= Behinderung) und Handicap (= Benachteiligung) bildet die Grundvoraussetzung des Konstrukts (vgl. WHO, 1980, S. 27ff.). Das neue Modell versteht sich im Unterschied dazu als ein übergreifendes Konzept, das vor dem Hintergrund differenter Kontexte die funktionelle Gesundheit eines Menschen bewertet. Während die ICIDH vorrangig individuumszentriert und defektorientiert argumentiert, werden in der ICF überdies gesellschaftliche Perspektiven eingebracht und das positive Ziel der aktiven und selbstbestimmten Teilhabe geäußert. Dies ist, wie Cloerkes erläutert, ein Fortschritt gegenüber der vorherigen Sichtweise (vgl. Cloerkes, 2007, S. 6f.), wird einem inklusiven Leitgedanken aber nicht gerecht. Denn der »Ausgangspunkt ist die Schädigung als eine objektivierbare Abweichung von der Norm« (ebd., S. 7). Die stellvertretenden Euphemismen dienen grundsätzlich dem identischen Zweck, eine neu gewandete Bewertungsgrundlage vor einem sozialen Tatbestand zu arrangieren. Begriffe wie »Aktivität« und »Partizipation« vermitteln zunächst eine positivere Konnotation gegenüber deren Vorgänger »Leistungsminderung« und »Behinderung«, schaffen es aber nicht, Behinderung als Ergebnis sozialer Konstruktion mit allen Facetten von Exklusion bis hin zur Diskriminierung zu dokumentieren (vgl. Jantzen, 2004, S. 80, S. 129). Neu verpackt übergeht man an dieser Stelle wiederum die Chance, »das Verhältnis von Behinderung und [die] Geschichte des behinderten Menschen zu rekonstruieren« (ebd., S. 129).

Die WHO verbleibt mit der Neufassung der ICF nach wie vor bei einer Fokussierung der biologischen, funktionellen Aspekte – Priorität bilden dabei nach wie vor die Standards der Gesundheitsnorm. Was als ein umfassenderes, adaptives Konstrukt erscheinen mag, dient primär der Legitimierung medizinischer Standards. Diese Perspektive der Differenzierung stellt sich somit einseitig dar und steht der Annahme von Gleichberechtigung und gleichen Partizipationsmöglichkeiten entgegen. Im Ergebnis ergibt sich das Phänomen Behinderung, auf der Basis der ICF Umschreibungen grundsätzlich weiterhin in der gesundheitlichen Korrelation, als ein Abweichungsbestand.

3.3 Recht und Behinderung

3.3.1 Rechtsnormen – Gültigkeit und Wirkungsbereich

Das Phänomen Behinderung bildet einen beständigen Gegenstandsbereich der gegenwärtigen sozialen Rechtsnormen. Diese Rechtsnormen werden nicht nur vom Rechtsstaat vertreten, sondern auch von ihm gebildet und verworfen. Er verfügt somit über eine strukturbildende und ordnende Funktion. Dabei präsentiert sich der Rechtsstaat in diversen Kontexten vor allem als ein »Sicherungsmedium, mit dem den moralischen Prinzipien Geltung verliehen wird« (Rösner, 2014, S. 11). Zu Beginn des 21. Jahrhunderts zählt es zu den primären Herausforderungen des Staates, der Rechtsnorm der Gleichberechtigung angemessene Erfüllung zu gewährleisten. Was gleichberechtigt oder gerecht ist, unterliegt jedoch aufgrund der normativen Komponente nicht ausschließlich einheitlichen Auffassungen, sondern stets auch subjektiven Deutungsmustern. Der moderne Rechtsstaat verfügt diesbezüglich über einen variablen Gestaltungraum, was nicht selten zu uneinheitlichen Wahrnehmungen führt. Denn gesetzliche Bestimmungen mit großem Ermessensspielraum bieten die Gelegenheit, Differenzen bezüglich der Strafverfolgung zu ermöglichen und auch richterliche Entscheidungen keineswegs als determiniert zu definieren. Doch kann Recht gleichermaßen gerecht sein? Verleiht es eher subjektiven statt objektiven Perspektiven Wirkung?

Auch an dieser Stelle geht es um die Bewusstwerdung, dass heterogene Begebenheiten existieren, die sich in Wechselwirkung einflussgebend auf Recht und Gesetz sowie von diesen ausgehend auch auf die Gesellschaft auswirken. Rechtsnormen unterliegen der Dynamik des Wandels und werden in vieldeutigen Kontexten auf ihre Relationalität hin überprüft. Das normative Bild von Recht und Gesetz, auch in Bezug auf Behinderung, darf also nicht als Wirklichkeitsabbild oder als Spiegel der Gesellschaft missverstanden werden. Was Gesetz ist, kann zur gesellschaftlichen »Normalität« werden, aber auch was gesellschaftlich als »normal« angesehen wird, kann sich zum Gesetz transformieren. Das gesellschaftliche

Kollektiv entfaltet diesbezüglich seine Partizipation und greift auf die Optionen differenter exekutiver Instanzen zu. In der Konsequenz bedeutet dies, wer sich nicht an die geltenden Normen hält, kann nicht nur juristisch abgestraft werden. »Die Sanktionierung erfolgt durch Mitmenschen, durch Personen in *Machtpositionen* oder durch Institutionen« (Dederich, 2012, S. 130; Hervorh. i. O.).

Dies relativiert jedoch die Bedeutung unseres Rechts- und Verfassungsstaates keineswegs. »[S]elbstverständlich brauchen wir Gesetze, die nach der Wertsetzung unserer Verfassung Grundsätze festlegen und Grenzen ziehen« (Däubler-Gmelin, 2003, S. 87). Ihr konstitutiver Charakter entscheidet maßgeblich über unser Bild und ordnet und strukturiert die Gesellschaft. Ein Verlust der Gültigkeit von Rechtsnormen ginge mit Prozessen der Orientierungslosigkeit und Willkür einher. Auch das gesellschaftliche Bild von Behinderung unterliegt zum Teil durch Rechtsnormen begründeten Vorgängen. Gerade darin liegt der Sinn, diese bei einer Verortung des Behinderungsbegriffs – neben anderen einflussnehmenden Faktoren – in die Überlegungen zu integrieren. Sie realisieren einen wesentlichen Part unserer Lebenswirklichkeit.

Auch die Rechtsnormen bezüglich der Pränataldiagnostik und damit verbunden des Schwangerschaftsabbruchs entwickeln sich aus wechselseitig bedingten Prozessen. Die derzeit gültigen rechtlichen Vorgaben lassen hinsichtlich der Maßnahme eines Schwangerschaftsabbruchs einen rechtswidrigen und straffreien Entscheidungsspielraum. Der Staat gibt zwar Rahmenbedingungen vor, die aber in einem bestimmten Fall auf deren relatives Ausmaß begutachtet werden können. Gesetzlich werden bezüglich eines Schwangerschaftsabbruchs spezifische Bedingungen benannt, beispielsweise in vielen Fällen die Pflicht, Beratung in Anspruch zu nehmen, oder das Vorliegen einer medizinischen oder kriminologischen Indikation, um die Straffreiheit zu rechtfertigen. Darin liegt die Chance, das individuelle Dilemma hinter der sozialen Dimension wahrzunehmen, auch wenn sich vor dem Hintergrund der Rechtsnormen nur eine Entscheidung zugunsten *einer* Position und vor den Grundsätzen unserer Verfassung legitimieren kann, während auch die kontrainduzierte Perspektive in einem ambivalenten Verhältnis Geltungsanspruch erhebt. Der Verfassungsstaat reguliert, welche Anschauung verallgemeinernd vertretbar ist, und erstellt ein maßgebendes Bewertungskonstrukt. Das Regelwerk gibt klare Grenzen vor, verfügt aber innerhalb dieser über einen Ermessensspielraum. Dies löst jedoch keineswegs die Schwierigkeit der modern gewordenen individuellen Verantwortbarkeit. Problematisch erscheint in diesem Kontext, dass in Bezug auf gültige Grundsätze wie die Würde-Gleichheit aller und der juristischen Gleichstellung behinderter Menschen bestimmte Rechtsgrundlagen demgegenüber im Widerspruch stehen. Gegensätze, wie sie das Feld der Pränataldiagnostik ausbildet, konstituieren Unsicherheiten und nicht selten Unzufriedenheiten bei denen, die sich von der individuellen Verantwortbarkeit betroffen zeigen.

3.3.2 Rechtliche Perspektive auf das Phänomen Behinderung

Um eine gesellschaftliche Perspektive auf das Phänomen Behinderung zu ermitteln, erscheint es sinnvoll, dieses in der Überschau als Rechtsgegenstand zu verorten. Aufgrund der normativen Dimension werden sowohl Ansprüche als auch, im Abgleich mit den im Recht vertretenen Positionen, Ambivalenzen sichtbar. Wie also präsentiert sich Behinderung im Recht und welche Veränderungen sind zu verzeichnen? Im Jahr 1994 erfolgt einer der ersten Schritte zur juristischen Gleichstellung behinderter Menschen. Der Artikel 3 des Grundgesetzes wurde durch einen Zusatz ergänzt, um Diskriminierungen und Benachteiligungen entgegenzuwirken. Und so darf per gesetzlichem Gebot »[n]iemand [...] wegen seiner Behinderung benachteiligt werden« (Art. 3 Abs. 3 GG). In der Folge schlossen sich weitere Anti-Diskriminierungs- und Gleichstellungsgesetze an.[15]

Erst einige Jahre später, am 1. Juli 2001, trat schließlich das SGB IX – das Sozialgesetzbuch zu »Rehabilitation und Teilhabe behinderter Menschen« in Kraft. Dieses formuliert eine rechtliche Grundnorm bezüglich des Phänomens Behinderung, das sich in der Definition vorrangig an einem körperlichen, geistigen oder seelischen Gesundheitszustand des Menschen orientiert:

> »Menschen sind behindert, wenn ihre körperliche Funktion, geistige Fähigkeit oder seelische Gesundheit mit hoher Wahrscheinlichkeit länger als sechs Monate von dem für das Lebensalter typischen Zustand abweichen und daher ihre Teilhabe am Leben in der Gesellschaft beeinträchtigt ist. Sie

15 2002: Behindertengleichstellungsgesetz, das jeweils different auf Landesebene als Landesgleichstellungsgesetz umgesetzt wurde; 2016: Bundesteilhabegesetz.

sind von Behinderung bedroht, wenn die Beeinträchtigung zu erwarten ist« (SGB IX, §2 [1]).

Diese Darlegung orientiert sich vornehmlich an medizinisch-biologisch gesetzten Standards. Der Gesundheitszustand wird maßgeblich fokussiert. »Wenn auch die gesellschaftliche Dimension von Behinderung als Auswirkung anklingt, ist die [bis dato gültige] individualtheoretische und an funktionalen und sozialen Normen orientierte Sichtweise deutlich« (Doherr, 2007, S. 21). Am 1. Januar 2018 folgte eine Neufassung des SGB IX, die ihr Leitbild primär an den Behindertenrechtskonventionen orientiert.

Die Generalversammlung der Vereinten Nationen verabschiedete im Jahr 2006 die Behindertenrechtskonvention (UN-BRK) als ein »Übereinkommen über die Rechte von Menschen mit Behinderung«. Nachdem im Jahr 2009 die Ratifizierung abgeschlossen wurde, erheben die Behindertenrechtskonventionen in der Europäischen Union, und ebenso in Deutschland Gültigkeitsanspruch (vgl. UN-Behindertenrechtskonvention, 2006, S. 1). Die UN-Behindertenrechtskonvention fordert ihrem zentralen Inhalt gemäß dazu auf, »von vornherein allen Menschen die uneingeschränkte Teilnahme an allen Aktivitäten möglich zu machen«. Dahinter steht der Appell einer rechtlich abgesicherten Gewährleistung eines gemeinsamen Zusammenlebens aller Menschen, inklusive der gleichberechtigten Chance der Teilhabe am gesellschaftlichen Zusammenleben ohne jegliche Diskriminierung und Benachteiligung aufgrund von Behinderung. Dieser Anspruch impliziert ein Abbild der gegenwärtigen Umstände als differierend und verdeutlicht, dass die reale Umsetzung eines gleichberechtigten Zusammenlebens nicht selbstverständlich ist. Im Umkehrschluss zeigt sich das Phänomen Behinderung auch aktuell weiterhin als Abweichungsgegenstand und von benachteiligenden Prozessen bedroht.

Die Zielvorstellung der UN-BRK differenziert sich jedoch eindeutig von dem Vorhaben der Integration ausgegrenzter Menschen. Die Leitvorstellung besteht in der universellen Auflösung diskreditierender Distinktionen. Eine negativ konnotierte Differenzierung von nichtbehinderten und behinderten Menschen würde im Sinne einer Partizipation aller Menschen obsolet werden (vgl. ebd., S. 2). Behinderung wird in diesem Verständnis als eine umweltbedingte, sich im gegenseitigen Wechselverhältnis fortentwickelnde, grundlegende Verschiedenheit aufgefasst (vgl. ebd., S. 3). Dieser Auffassung folgend ist es normal, verschieden zu sein (vgl. Weizsäcker, 1993).

Die im Jahr 2018 erlassene Fassung des SGB IX nimmt Anstoß an der Behindertenrechtskonvention und definiert Behinderung seitdem als ein Ergebnis eines individuellen und sozialen Wechselverhältnisses:

> »Menschen mit Behinderungen sind Menschen, die körperliche, seelische, geistige oder Sinnesbeeinträchtigungen haben, die sie in Wechselwirkung mit einstellungs- und umweltbedingten Barrieren an der gleichberechtigten Teilhabe an der Gesellschaft mit hoher Wahrscheinlichkeit länger als sechs Monate hindern können. Eine Beeinträchtigung nach Satz 1 liegt vor, wenn der Körper- und Gesundheitszustand von dem für das Lebensalter typischen Zustand abweicht. Menschen sind von Behinderung bedroht, wenn eine Beeinträchtigung nach Satz 1 zu erwarten ist« (SGB IX, §2 [1]).

Die Umsetzung einer inklusiven Leitidee scheint trotz der gesetzlichen Neuregelungen weit entfernt. Die Schaffung gesetzlicher Regelungen ist ein erster Schritt zur Realisierung von Gleichberechtigung, doch können diese Regelungen die Gesellschaft nicht ohne weiteres revolutionieren. Denn »[d]as Normsystem Recht hilft nicht ›gute‹ Verhaltensweisen zu bestimmen, sondern verlangt lediglich sich im Rahmen des Erlaubten zu bewegen« (Tolmein, 2003, S. 113). Die reale Umsetzung der Inklusion würde jegliche Definition von Behinderung in Form einer Rechtsnorm zu Gunsten einer Einheit aller in Verschiedenheit nahezu obsolet machen. Eine Kategorisierung von Menschen als »Behinderte«, die einen spezifischen rechtlichen Schutz in unserer Gesellschaft benötigen, wäre keine Notwendigkeit mehr (vgl. Rösner, 2014, S. 11). Die Realität ist eine andere – und so markieren nicht Selbstbestimmung und Gleichberechtigung oder gar ein revolutioniertes Verständnis von Behinderung den Gültigkeitsstatus. Vielmehr steht die Befürchtung im Raum, dass trotz der Neuregelungen die Entwicklungen stagnieren beziehungsweise sich differierende Positionen verbreiten und durchsetzen können. Feuser mahnt an, dass dann der »Inklusionismus […] ein neuer Mantel für alte Ordnungen« sei (Feuser, 2014, S. 16). Ausgrenzungen und Selektion tarnen sich in einem divergierenden Gewand, das als Dienst im Kampf gegen das Leiden nicht ausreichend zur Kenntnis genommen wird. Während mit der UN-Behindertenrechtskonvention Optionen auf gleichberechtigte Annahmen existieren, regulieren parallel kontrainduzierte Gesetze, die eine konträre Auffassung vertreten, das System. Die Ausweitung pränataldiagnostischer Verfahren und die Aufnahme des Bluttests in den Regelleistungskatalog der Krankenkassen können diesbezüglich als ein Exempel gewertet werden, segregative Prozesse voranzutreiben.

> »Die verbreitete Geringschätzung behinderten Lebens hat sich in den vergangenen Jahrzehnten unter der Oberfläche pädagogischer Hilfen, erweiterten medizinischen Wissens oder rechtlicher Zugeständnisse nicht verändert. Im Gegenteil: Die technischen Möglichkeiten einer gegen mich motivierten Medizin versprechen, dass es bestimmte Behinderung nicht mehr zu geben braucht und erhöhen den Druck auf künftige Eltern, sich entsprechend zu verhalten« (Sierck, 2000, S. 73).

Rechtsnormen dürfen somit nicht als Synonym zu Gerechtigkeit missverstanden werden. Daraus resultiert die Notwendigkeit, deren Wirkung nicht bedenkenlos anzunehmen, sondern auf die Vorstellung hin zu überprüfen, »das[s] Recht nämlich nicht Gerechtigkeit ist, sondern Praktiken der Normierung und Normalisierung verdeckt, die ›Behinderung‹ als soziales Konstrukt erzeugen« (Rösner, 2014, S. 26). Das Phänomen Behinderung ist demnach notwendig als ein soziales Phänomen wahrzunehmen, dessen Produktion sowohl individuell aber vor allem auch kollektiv reflektiert werden muss.

3.4 Eine Umwelt, die (be-)hindert

3.4.1 Behinderung als soziales Phänomen

Das Phänomen Behinderung wird in sozialen Prozessen gebildet und erscheint nicht als isolierte Erscheinung, sondern stets kontextgebunden. Das bedeutet, dass »Behinderung [...] immer maßgeblich sozial vermittelt, von sozialen Normen, Standards und Konventionen bestimmt« ist (Doherr, 2007, S. 25). Die Perspektive auf Behinderung zeigt sich also von diversen Faktoren beeinflusst. Vor allem devianzorientierte Anschauungen, geprägt durch die dynamische Produktion von Normen und Normalität, wirken sich einflussreich auf die durch soziale Prozesse konstruierte Welt und das Behinderungsbild aus. Als Ergebnis sozialer Konstruktionen sind es gerade divergierende Wirklichkeiten und Verhältnisse, die Behinderung in spezifischen Kontexten als ein Problem erscheinen lassen.

Das Phänomen Behinderung ist, entgegen einem eindimensionalen theoretischen Verständnis, ein Ergebnis der durch die Umwelt bedingten Austauschprozesse, die den Abweichungsbestand in Analogie erzeugen und realisieren. Doch was bedeutet das für die Lebenswirklichkeit behinderter Menschen? »Behindert sein bedeutet immer auch Behindert werden durch Kontrollen, Interventionen und Sanktionen, die Normabweichungen produzieren und durch die ›Behinderung‹ konstituiert wird« (Rösner, 2014, S. 9). Der Behindertenausweis kann an dieser Stelle als ein Beispiel herangezogen werden. Als Nachweis für einen gesonderten Status, der sich auf die Grade der funktionell beeinträchtigten Merkmale konzentriert, bildet dieser nicht nur eine Ebene der Kompensation, sondern produziert zugleich auch eine Basis für die verstärkte Wahrnehmung von Differenzen. Eine verkürzte Sicht auf Behinderung – und auf partikulare individuelle Komponenten wie die biologische Funktionalität – führt zu einer gesonderten Behandlung in der Praxis. Es ist offensichtlich, dass dem Individuum infolge des Verzichtes auf einen Behindertenausweis rechtliche und finanzielle Nachteile drohen. Die Anerkennung des »Behindert-Seins« des Individuums führt unumgänglich über den Weg des im Sozialen ablaufenden »Behindert-Werden«.

Dass jeder Mensch seine biologisch einzigartige Eigenart besitzt, die in je unterschiedlicher Ausprägung zum Vorschein kommt, wird zugunsten homogenitätsbasierender Prinzipien vernachlässigt. Die biologische Funktionalität hingegen unterliegt ebenfalls sozialen Wahrnehmungsprozessen, denn »[w]as genetisch sinnvoll ist, kann sich binnen kurzem verändern, und das Abnorme kann sich zur Norm entwickeln« (Henn, 2004, S. 152). Nicht umsonst bringt die Evolution, vom Urmenschen bis zum Menschen der Gegenwart, differierende Modelle der Lebensgestaltung hervor. Die Entwicklungsfähigkeit der Gattung Mensch und ihrer in der Historie bewiesenen adaptiven Kompetenzen setzen sich fundamental in der sozialen Wirklichkeit um. Behinderung erscheint nicht als Randphänomen, sondern als »dem Spektrum der Realisationsformen des Menschlichen angehör[ig]« (Dederich, 2000, S. 24).

Das Phänomen Behinderung ergibt sich somit nicht aus einem biologischen Komplex, sondern aus dem dynamischen Verhältnis zwischen Individuum und Sozialität, als Ergebnis der wechselseitigen Beziehung zwischen Menschen und Umwelt, sowie daraus entstehenden Barrieren. »Behinderung ist nichts Absolutes, sondern erst als soziale Kategorie begreifbar. Nicht der Defekt, die Schädigung, ist ausschlaggebend, sondern die Folgen für das einzelne Individuum« (Cloerkes, 2007, S. 9).

Wygotski nahm schon zu Beginn des 20. Jahrhunderts die Darstellung von Defektivität nicht als ein biologisches, sondern als ein soziales Problem wahr. Eine Behinderung präge in erster Linie nicht das Verhältnis zur Umwelt, sondern die Verbindung zu anderen Menschen. Er stellte das Soziale als zentrales Moment dar und kritisierte, dass der biologische Gedanke von Krankheit und die Idee der Kompensation vorherrsche. Taubheit und Blindheit seien zunächst eine Differenz, doch erst die soziale Ebene ließe diese als defektiv erscheinen. In seinen Theorien setzt er sich spezifisch mit der Entwicklung von Kindern und deren Erziehung auseinander und fordert, aus biologischen Unterschieden keinen abweichenden Umgang abzuleiten. Vielmehr müsse man wahrnehmen, dass die Welt von der Mehrheit für die Mehrheit aufgebaut sei und das als defektiv deklarierte Individuum einen Ausgleich schaffen müsse, der nicht biologischer, sondern sozialer Natur sei (vgl. Wygotski, 1975, S. 65ff.).

Auch Saal weist darauf hin, dass es für das Empfinden des Individuums primär keine Rolle spiele, wie man es benenne. Unabhängig von jeglicher Deklaration, ob als Mädchen, Jungen, Behinderten oder Ähnlichem nehme sich das Individuum als eine präsente Erfahrung, als ein »Ich bin« wahr (vgl. Saal, 2006). Im Sozialen bilden sich schließlich (Be-)Deutungen, die darüber hinausgehen und sich im Individuum konstatieren. Kategorisierungen und Bewertungen sind natürliche und, aufgrund der Weltoffenheit des Menschen, notwendige Konsequenzen. Nicht nur die Konsequenzen für das einzelne Individuum gestalten sich wandelbar, sondern auch die sozial etablierten Perspektiven auf das Phänomen Behinderung können sich entwickeln. Die Kategorie Behinderung würde laut Feuser durch die Entfaltung einer gleichberechtigten Anerkennung der Vielfalt vollkommen obsolet sein (vgl. Feuser, 2013a, S. 5). Hierfür benötige es ein allgemeines Umdenken. Das Bewusstwerden über Behinderung und die damit verbundenen Bewertungsprozesse spielen eine entscheidende Rolle. Unsere je eigene Wahrnehmung von Behinderung versteht sich laut Feuser im sozialen Kontext als ein entwicklungslogisches Produkt differenzierter Systemstörungen. Das System bringe die sowohl externen als auch internen Störungen mittels systemeigener Prozesse hervor. Behinderung sei in dieser Beziehung als Kompetenz zu bewerten, mittels derer das System in einer Welt-Mensch-Beziehung selbsttätig angeeignet wird. Folglich entwickele sich das Phänomen Behinderung zwar aus dem individuell je eigenen System – aus dem »Ich bin« – heraus, sei aber nicht auf der Basis des Ich entstanden (vgl. Feuser, 2012).

Doch Behinderung erscheint aktuell vermehrt als ein soziales Problem, anstatt als Kompetenz gewertet zu werden. Wer profitiert von dieser Sichtweise? Sozial ist ein Problem immer dann, wenn es gesellschaftliche Bezüge aufweist. In der jeweiligen Bewertung können soziale Probleme vielfältig erscheinen, abhängig davon, wer das Problem als solches in welchen Relationen definiert. Hinter der Bewertung eines sozialen Problems stehe, wie Cloerkes festhält, immer ein oder mehrere Interessenskonflikt/e, der oder die Machtstrukturen nach außen hin kenntlich machten. Die als problematisch wahrgenommene Gruppe verfüge zumeist über geringere Machtressourcen. Der Umstand der Machtgestaltung realisiere sich dynamisch. Ein stetiger Wandel entscheide über die Rolle eines oder mehrerer sozialer Probleme. Verschiedene Gruppierungen nähmen an dem Definitionsprozess und der Überführung von latenten hin zu manifesten Problemen teil (vgl. Cloerkes, 2007, S. 18f.).

Das bedeutet für die Gegenwart, dass nicht ein einzelner Aspekt isoliert für das Phänomen Behinderung und dessen problembehaftete Wahrnehmung verantwortbar ist. Neben politischen und ökonomischen Interessen zeigen sich auch Wissenschaft und Forschung an diesen Prozessen beteiligt. Mithin beweist dies in einem komplexen Kontext nicht mehr ausschließlich die Relevanz einer pädagogischen Perspektive, vielmehr müssen heterogene Dimensionen in die Betrachtung einfließen. Soziale, gesellschaftliche, ökonomische und auch kulturelle Prozesse entfalten ihre Wechselwirkung auf den individuellen und sozialen Menschen. Ein Argument, auf dem Jantzen seine Forderung nach einem Paradigmenwechsel aufbaut und damit einhergehend eine »[m]aterialistische Behindertenpädagogik als basale und allgemeine Pädagogik« begründet (vgl. Jantzen, o. J.).

Dies darf die Bedeutsamkeit der pädagogischen Dimension keineswegs mindern, denn »[d]as Einzelne ist stets nur im Zusammenhang mit dem Allgemeinen zu denken, gleichwohl ist das Allgemeine immer nur existent im Einzelnen sowie durch das Einzelne« (Lanwer, 2009, S. 65). Behinderung als Phänomen bleibt ein Feld, mit dem sich auch, aber nicht ausschließlich die Pädagogik zu befassen hat. Eine Pädagogik kann jedoch mit einem allgemeinen Verständnis als gutes Beispiel vorangehen.

> »Unter pädagogischen Aspekten kann ›Be-Hinderung‹ [dann] als Ausdruck dessen verstanden werden, was ein Mensch mangels angemessener Möglichkeiten und Hilfen und durch vorurteilsbelastete Vorenthaltung an Inhalten und sozialen Bezügen nicht lernen durfte und als Ausdruck unse-

rer Art und Weise, ihn wahrzunehmen und mit ihm umzugehen« (Feuser, 2001, S. 2).

Aktuell herrscht weiterhin eine defektive Sichtweise sowohl im interdisziplinären Diskurs als auch in gesellschaftlichen Zusammenhängen vor. Menschen werden aufgrund ihrer nicht vorhandenen Möglichkeiten auf ihre funktionellen Fähigkeiten reduziert und als Gruppierung negativ bewertet. Das Resultat zeigt sich in sozial konstruierten Räumen, »den im Wandel hervorgebrachten, systematisch separierenden und selektierenden Exklusionsprozessen« (Waldschmidt, 2010, S. 17). Eine Exklusion, die keineswegs selbstbestimmt gewählt wird, birgt zwangsläufig Konfliktpotenzial. Das Ignorieren von Interessen und die Vorenthaltung von Partizipationsmöglichkeiten koppeln sich zwangsläufig an den Verlust von Autonomie und gleichermaßen an eine, durch Diskriminierung legitimierte und als Unterdrückung ausgeübte Maßnahme der Macht.

3.4.2 Diskriminierung, Stigmatisierung und Behinderung

Behinderung kann als ein im Sozialen gebildetes Phänomen und von Diskriminierungs- und Stigmatisierungsprozessen betroffen angesehen werden. In soziologischen als auch in erziehungswissenschaftlichen Kontexten bilden Diskriminierungs- und Stigmatisierungsprozesse den Gegenstand intensiver Analysen. Gemeinsam ist beiden Vorgängen deren grundsätzliches Kategorisierungsprozedere, das in der Regel eine negative Wertung impliziert. »Die Gesellschaft schafft die Mittel zur Kategorisierung von Personen und den kompletten Satz von Attributen, die man für die Mitglieder jeder dieser Kategorien als gewöhnlich und natürlich empfindet« (Goffman, 2014, S. 9f.). Diskriminierung und Stigmatisierung werden anhand spezifischer Zuordnung eines Menschen wahrgenommen. Die Begriffe gehören ebenso wie die der Norm und der Normalität zu einer Reihe von Ordnungsbegriffen, deren normative Anwendung der dichotomen Herausstellung von Devianz dient.

Doch der Begriff der Diskriminierung implizierte zunächst keinerlei Bewertung, er ist im eigentlichen Sinn wertneutral. Das aus dem lateinischen stammende *discrīmināre* lässt sich als »trennen«, »absondern« bzw. »unterscheiden« übersetzen (vgl. Digitales Wörterbuch der deutschen Sprache, o.J. b). Differenziert, also diskriminiert werden kann sowohl positiv im Sinne einer Begünstigung als auch negativ in Form einer Benachteiligung. Wenn eine Diskriminierung gegeben ist, kann von einer Ungleichbehandlung ausgegangen werden. Im Laufe der Jahre wurde die Bedeutung negativ konnotiert, sodass nunmehr von einer Diskriminierung allgemein im Zusammenhang mit einer Benachteiligung ausgegangen werden kann. Der Antidiskriminierungsstelle zufolge ergebe sich eine Diskriminierung aus rechtlicher Sicht aus einer Benachteiligung auf der Ebene einer geschützten Diskriminierungskategorie ohne sachlichen Grund (vgl. Antidiskriminierungsstelle, o.J.). Auch behinderte Menschen lassen sich einer solch rechtlich geschützten Diskriminierungskategorie zuordnen. Doch wie eingangs erwähnt, spiegeln rechtliche Norm und gesellschaftliche Normalität in ihrer Differenz keineswegs die Wirklichkeit, sondern weisen auf immense Diskrepanzen diesbezüglich hin.

Diese realen Unterschiede haben unausweichliche Konsequenzen für das Individuum. Nur wer nicht negativ abweicht, gilt als normal (vgl. Goffman, 2014, S. 13). Die Unterscheidungskategorie des »Normalen« dient, trotz des dynamisch konstruierten Charakters, der einen Ermessensraum vorgibt, als die Maßgabe für den sozial festgelegten und kontrollierten Mehrheitswert. Im Fall, dass jemand »aus der Reihe tanzt«, drohen in der Regel diverse Sanktionen, die, wie bereits beschrieben, sowohl durch die Mitmenschen als auch durch Institutionen erfolgen. Dabei gehe, wie Goffman erläutert, die stetige Charakterisierung anhand von außen zugeordneter Eigenschaften in der Regel mit der sozialen Schaffung eines Stereotypen einher. Weiche jene generalisierte und verallgemeinernde Perspektive von der Norm ab, führe dies zu der Konstruktion eines Stigmas. Dieses Stigma konzipiere sich in Verbindung zu einer diskreditierenden Eigenschaft, die sich in relativen Verhältnissen zu einer solchen herausbilde (vgl. ebd., S. 11).

Während die Wahrnehmung in der einen Relation zu Begünstigungen führt, kann dieselbe Eigenschaft in einem anderen Verhältnis Benachteiligungen hervorbringen. In der Modewelt etabliert sich aktuell der diskriminierende Trend zur »Verbesonderung« in neuem Maße. Während aber Frauen aufgrund ihrer »Behinderung« in diesem Feld präsent werden, spricht man ihnen andererseits infolge derselben Merkmale die Fähigkeit zur Mutterschaft ab (vgl. Levc, 2008). Dieses Beispiel weist auf die Relationalität von Deutungsmustern hin und macht zugleich auf vorherrschende Ambivalenzen aufmerksam. Differenzierte Perspektiven auf das Phänomen Behinderung und dessen Mehrdimensionalität wirken sich ebenfalls in dem Kontext der Stigmatisierung aus. Die Definition eines Stigmas beinhaltet, »dass eine Person mit einem Stigma nicht ganz menschlich ist« (Goffman, 2014, S. 13). Der Mensch wird anhand der Zuschreibungen seiner Umwelt auf seine Stigmata reduziert. Das gilt in positiver wie in negativer Hinsicht.

Stella Young charakterisiert mit dem Begriff des »Inspiration Porn« eine Beziehung, die in modernen Kontexten beobachtet werden kann. Eine Gruppe von Menschen, nämlich die Gruppe der behinderten Menschen, diene als Objekt der Inspiration. Im Fall einer defektorientierten Zuschreibung nutze der/die Betrachter*in diese Perspektive, um sich gegenüber dem Anderen als normal zu definieren und zu motivieren. Behinderte würden als außergewöhnlich bewundert, weil sie ihr Leben trotz des Leidens meisterten. Und auch Eltern mutierten gewissermaßen zu »Inspiration Porn«, wenn sie online und öffentlich eine Trisomie 21 ihres Kindes präsentierten, um diese »als niedlichste Geschöpfe der Welt ab[zu]feiern« (vgl. Smykowski, 2014, o. S.). Diese Vergleichsprozesse basieren auf einer Reduktion des Gegenübers. Das Gegenüber wird zum Vergleichsobjekt, das dem Vergleichenden hilfreich erscheint, um die eigene Position und den eigenen Status in der favorisierten Gruppe zu legitimieren, während der Andere in differenzierten Zusammenhängen eine vorwiegend abgewertete Sonderstellung erhält.

Die Wahrnehmung von Differenzierungen fügt sich laut Dederich primär in dem Merkmal und Bezugspunkt des Körpers zusammen.[16] Der Körper als Medium formiere eine zu diskriminierende Grenze. Diese Grenze markiere das Verhältnis von Norm und Abweichung. Die Wahrnehmung von körperlichen Regelwidrigkeiten münde schließlich in der je relativen Zuschreibung von Defektivität und Defiziten (vgl. Dederich, 2012, S. 79ff.). Das Phänomen Behinderung zeigt sich in besonderem Maße von diesen Vorgängen betroffen. »Das diagnostische Kriterium der Entartung mit seinen abenteuerlichen Stigmata bis zum angewachsenen Ohrläppchen leistet […] unschätzbare Dienste« (Dörner, 2002, S. 43). Diese Methode der Marginalisierung erlebte schon im 16. Jahrhundert

16 Goffman differenziert grundsätzlich zwischen drei Typen von Stigma: 1. Abscheulichkeiten des Körpers – verschiedene physische Deformationen; 2. individuelle Charakterfehler – Willensschwäche, beherrschende oder unnatürliche Leidenschaften, tückische und starre Meinungen und Unehrenhaftigkeit; 3. phylogenetische Stigmata – Rasse, Nation und Religion (Goffman, 2014, S. 12f.).

einen Höhepunkt, als man als deformiert wahrgenommene Menschen als Attraktion vor Publikum zur Befriedigung der Sensationslust zur Schau stellte. Erst später nahm man sich auf medizinischer Ebene des teratologischen[17] Erscheinungsbildes an.

Es ist offensichtlich, dass Kategorisierungsprinzipien wie diese auf Machtstrukturen beruhen. Die Strukturen der Macht lassen sich in der Moderne keineswegs einer geschlossenen Gruppierung zuordnen. Verschiedene Instanzen greifen auf diese Mechanismen in diversen Ausprägungen zu. Wesentlich bleibt die Feststellung, dass derjenige, der über Macht verfügt, den »Abweichenden« zu seinem Nutzen zum Objekt deklariert. »Integration und Ausschluß in diesem ersten Sinne haben *ein* Subjekt, den Ausschließenden« (Jantzen, 2004, S. 95; Hervorh. i. O.). Das Vorgehen der Nationalsozialisten verdeutlicht, wie durch eine Ideologie Stigmatisierungen angewandt wurden, bei dem Versuch, eine Gefährdung durch den Stigmatisierten darzustellen und dessen Inferiorität zu erklären (vgl. Goffman, 2014, S. 14). Auf Körperlichkeit bezogene Erklärungsmodelle dienten dazu, Differenzierungskriterien herzustellen und die vorgebliche Deformierung eines Menschen als Begründung heranzuziehen, um dessen Existenz und Heterogenität grundsätzlich infrage zu stellen. In der Konsequenz stellt sich eine Klassifizierung und Hierarchisierung von Leben dar, die in der Selektion des als nicht lebenswert degradierten Lebens mündete. Die systematische Form der Tötung, die man heute als »Euthanasie« bezeichnet, beruhte auf Kriterien, die sich auf Totalität und Machtmissbrauch gründeten. Daneben existieren diverse weitere Beispiele. Die Macht des Sozialismus konzentriert sich zwar nicht auf den Bezugspunkt des Körpers, doch gelten Abweichungen von den vertretenen Werten ebenfalls als dem Staatssystem dienlicher Gegenstand, um autoritäre Strukturen zu festigen. Die Uniformität der Masse wird zum essenziellen Ziel deklariert und die Abweichung in diesen Relationen diskriminiert und stigmatisiert.

Weit weniger drastisch erscheinende Maßnahmen, die mit einer diskriminierenden Kategorisierung und Stigmatisierungen einhergehen, werden hingegen oftmals nicht als solche wahrgenommen. Die Geschichte der Institutionalisierung beschreibt ein Prozedere, das auf Diskriminierungsprozessen basiert und gerade deshalb einer Aufarbeitung bedarf. So folgt die Sonderinstitution, die schwerpunktmäßig unter separierenden Bedingungen agiert, dem Ziel der Schaffung einer homogenisierten Gruppierung,

17 Teratologie ist ein medizinischer Teilbereich, der sich mit Fehlbildungen auseinandersetzt.

im Abseits von der Mehrheit. Menschen, die nicht der Norm entsprechen, behinderte Menschen, werden in eigens für sie geschaffenen Institutionen verwiesen. Der so lebensnotwendige Austausch aller in Verschiedenheit wird durch Bedingungen, wenn auch nicht der vollkommenen Isolation, aber der extern festgelegten Exklusion im separierenden Raum der Sonderinstitution, verhindert. Das Phänomen Behinderung und die Stigmatisierung entwickeln sich auf der Grundlage solch sozialer Prozesse der Diskriminierung und der dysfunktionalen, nicht selbstbestimmten Exklusion. Im Feld der Pränataldiagnostik existiert ebenfalls eine Verbindung zwischen selektiven Konsequenzen und der Schaffung und Wirkung von Diskriminierungen und Stigmata. Die Pränataldiagnostik präsentiert sich, nach einer spezifischen Auslegung von Gesundheitsnormen und utilitaristischen Abwägungen folgend, als geeignete Maßnahme, um dem mit Stigmata belegten Phänomen der Behinderung konsequent entgegentreten zu können. Der theoretische Bestand von Diskriminierung und Stigmatisierung kann sich aufgrund dieser Verfahrensweise im institutionellen Bereich, in diesem Beispiel der Medizin, festigen. Die Maßnahmen dienen der Institution selbstzweckmäßig und somit auch bei der Sicherung der ihr eigenen (Macht-)Strukturen im sozialen Gefüge.

3.4.3 Behinderung als Gegenstand der Disability Studies

Das Phänomen Behinderung realisiert sich den vorangegangenen Überlegungen zufolge niemals partikular. Behinderung zeigt sich als ein Ergebnis des Zusammenwirkens eines komplexen Gefüges, in dem verschiedene Aspekte eine mehr oder minder große Rolle übernehmen. Die Disziplin der Disability Studies unternimmt den analytischen Versuch, der Mehrdimensionalität des fluktuierenden Phänomens Behinderung gerecht zu werden. Dies erfordert eine interdisziplinäre Herangehensweise, die offen verschiedene Aspekte in die Überlegungen einbezieht und Behinderung niemals abgegrenzt und isoliert definiert, sondern eingebunden in spezifische Zusammenhänge wahrnimmt. Diesbezüglich lässt sich zwischen historischen, gesellschaftlichen und kulturspezifischen Kontexten differenzieren, in denen Behinderung jeweils in einer divergenten Beziehung relational eingebettet ist. Die grundlagentheoretische Forschung der Disability Studies nimmt die diversen Faktoren zum Anlass, um die soziale Konstruktion von Behinderung in ihren Grundstrukturen zu erfassen. Grundlegend stehen daher keine Einzelfälle im Fokus, die wesentliche Aufmerksamkeit richtet sich auf allgemeine Zusammenhänge, um dann im Speziellen folgern zu können.

Disability Studies formieren somit keine explizit auf Behinderung bezogenen Wissenschaften. Sie induzieren ein allgemeines Verständnis; eines, das infolge einer kritischen Herangehensweise Konsequenzen für alle Menschen demonstriert. Die Marginalisierung von Behinderung dient als Ausgangspunkt, um diverse Beziehungen und Spannungsfelder zu erforschen, die auch die Lebenswirklichkeit nicht-behinderter Menschen berühren.

> »Somit gilt es, alle Ebenen des Gesellschaftlichen in den Blick zu nehmen, eben nicht nur die sozialen Interaktionen als Handlungsebene und das Identitätsmanagement der Menschen, die als behindert gelten, sondern auch die Inszenierungen von Normativität und Normalität, die Machtspiele in und durch Organisationen, die Wirklichkeit konstituierende Kraft von Wissensapparaten« (Waldschmidt, 2010, S. 17).

Der Diskurs nähert sich Themenfeldern an, die alle von separierenden und selektiven Exklusionsprozessen bedrohten Menschen aufgrund ihrer individuellen Differenz betreffen. Dies bezieht auch die Dimensionen von Diskriminierungs- und Stigmatisierungsvorgängen ein.

Die Disability Studies haben jedoch nicht das Ziel, Lösungsstrategien zu entwickeln beziehungsweise Handlungsaufträge abzuleiten. Vielmehr möchten sie, im Sinn eines Paradigmas, ein deskriptives Abbild des Systems produzieren, um eine übergeordnete Ebene des Verständnisses zu schaffen. Es geht also zunächst nicht darum, wie der/die Einzelne oder die Allgemeinheit auf Behinderung reagieren sollen, sondern um die generelle Frage: »Wie und warum wird – historisch, sozial und kulturell – eine Randgruppe wie ›die Behinderten‹ überhaupt hergestellt?« (ebd., S. 17). Behinderung ist in diesem Verständnis auch kein Problem, dass es individuell oder gesellschaftlich zu überwinden gilt (vgl. Dederich, 2012, S. 10), sondern durch externe Zuschreibungen überhaupt erst existent. Die Anerkennung von Differenzen gestaltet sich hingegen als wesentlicher Aspekt und bleibt ebenso bei der Betrachtung von Behinderung zu berücksichtigen. Dafür strebt man, soweit der allgemein verbreitete Konsens der Disability Studies, einen notwendigen Perspektivenwechsel hin zu einer Sichtweise an, in der Behinderung nicht als Ausnahme anzunehmen ist (vgl. Waldschmidt, 2010, S. 16). Damit verbunden ist eine grundsätzliche

Abkehr von einer defektiven Perspektive, die, zugunsten einer umweltanalysierenden Deutung, biologisch argumentierend die Funktionalität des Individuums bewertet.

Worin liegt der Vorteil, ein Paradigma wie das der Disability Studies zu etablieren? Es »rücken Fragen nach gesellschaftlichen und kulturellen Körperbildern, nach Körpernormen und Normkörpern, nach Vorstellungen von Pathologie, Anomalie und Abweichung sowie deren historische Variabilität in den Mittelpunkt« (Dederich, 2012, S. 11). Die Disability Studies können erheblich zu einem transformierten gesellschaftlichen Verständnis beitragen. In der Auseinandersetzung erfolgt gleichermaßen eine Sensibilisierung, ein gedankliches Vorgehen, das uns einer inklusiven, an humanistischen und demokratischen Zielen orientierten Leitidee näherbringt. Wenn sich auch kein direkter Handlungsauftrag ableiten lässt, so sind es vor allem auch die Prozesse des »Bewusst-Seins« und des »Bewusst-Werdens«, die zukünftig zu einem geänderten Verständnis führen und uns zu solidarischen Wandlungsprozessen anregen können.

3.5 Das Phänomen Behinderung – Relativität im flexiblen Normalismus der Postmoderne

Ein Ziel dieses Textes ist es, Ambivalenzen in deren Beziehungen zueinander zu benennen, um kontrainduzierte Mechanismen zu erfassen und deren Rolle im gesellschaftlichen Spannungsgefüge zu verorten. Für das Verständnis und die Einordnung von Behinderung in das komplexe Konstrukt der Postmoderne erfüllt die Theorie des flexiblen Normalismus den Anspruch, diesem relationalen Phänomen gerecht zu werden. Doch sollen ebenso differierende Erklärungsmodelle und Überlegungen als eine Triebfeder für die Selbststeuerungsprozesse des Individuums in die Darstellung einbezogen werden. Die Theorien der Menschenökonomie und des Humankapitals sorgen für ein erweitertes Verständnis, das eine ökonomische Sicht des Menschen als die Basis des Zusammenlebens fasst und die Beschreibung der Gegenwartsgesellschaft und ihrer Herausforderungen um eine weitere Perspektive komplementiert.

Normalität hat, so selbstverständlich sie auch erscheinen mag, viele Dimensionen. Der Sprachwissenschaftler Jürgen Link (vgl. 2004, 2006) setzt sich in diversen Publikationen ausführlich mit der Theorie und Produktion von Normalität auseinander. Er differenziert grundsätzlich zwischen zwei entgegengesetzten Spielarten des Normalismus, deren Grenzen zwischen normal und abweichend nicht eindeutig fixiert, sondern in beide Richtungen fließend seien. Der Protonormalismus und der flexible Normalismus strebten beide eine größtmögliche Annäherung an den Wahrscheinlichkeitswert der Gauß'schen Verteilungskurve an, zeigten dabei aber unterschiedliche Eigenschaften. Beide Formen sind gegenwärtig in der globalen Welt der Postmoderne in differenzierten Verhältnissen vertreten.

Der Protonormalismus diktiert, wie Link beschreibt, einen eng begrenzten Rahmen des Normalbereiches, was den Bereich der Anormalität parallel vergrößere. In diesem starren Kontext existierten geringfügige Optionen, etwas als normal zu definieren. Totalitäre Systeme griffen auf diesen Mechanismus zurück. Die Herrschaft der Nationalsozialisten und das Vorgehen der »Euthanasie« seien als Ergebnisse eines massiven Protonormalismus zu bewerten (vgl. Link, 2004, S. 135). Doch auch gegenwärtig existieren beispielgebende starre Strukturen. Länder wie Südkorea, Iran und China bestreiten einen traditionellen Kurs, der Meinungsfreiheit Grenzen setzt und Gruppen, wie zum Beispiel die Gruppe der Frauen, für »Anormalität« sanktioniert. Ein Wandel zeigt sich zögerlich. So erfuhr die Ein-Kind-Politik Chinas, die zahlreiche Abtreibungen von weiblichen Nachkommen nach sich zog, erst 2016 eine Reformierung, die einen geringfügig ausgedehnten Normbereich der Zwei-Kind-Politik zulässt.

In den meisten Nationen wurde der Protonormalismus im Zuge moderner Wandlungsprozesse zunehmend abgelöst. Der Rahmen des Normalbereiches weitet sich flexibel aus. Waldschmidt beschreibt die Tendenz der »Normalisierungsgesellschaft« als »weicher und durchlässiger«. Die Mechanismen der Normierung dienten der Orientierung und Strukturierung des sozialen Gefüges. Ohne »repressiven Zwang« füge sich schließlich alles der Ordnung der Mehrheit als die gesellschaftsstrukturierende Kraft. Das Individuum passe sich freiwillig im Modus der Selbststeuerung an, um sich im Bereich des Normalen zu verorten (vgl. Waldschmidt, 2003, S. 95ff.). Das Bemühen der Eingliederungshilfe seitens des Arbeitsamtes bildet den Versuch, eine Normalität für Arbeitslose zu schaffen, so wie auch die Verwendung von Prothesen als eine Angleichung an die Kategorie der »Normalen« verstanden werden kann.

»Im flexiblen Normalismus bestehen kontinuierliche Normalitäten und relativ bewegliche Normalitätsgrenzen« (ebd., S. 98). Die Anforderungen an das Individuum sind unter diesen Bedingungen enorm. Die im Zuge der Normalisierungsprozesse gewonnene Autonomie impliziert ein ebenso hohes Maß der Eigenverantwortung. Die vom Kollektiv erzeugten Normalitätsstrukturen sorgen aufgrund ihrer unpräzisen Beschaffenheit nicht selten im Überangebot des Pluralismus für einen Entscheidungsdruck als individuell wahrgenommenes Dilemma. Es ist eine Freiheit mit Risiken und Nebenwirkungen, ohne eine beständige Rückversicherung durch die Solidargemeinschaft.

Link stellt darüber hinaus fest, dass ein Normalismus ohne graduelle Abstufungen einer gesonderten Ebene nicht möglich sei. Im flexiblen Normalismus bestehe eine Rangordnung des Normalen, die eine, in diesem Fall seltene, Grenze des anormal abweichenden setzt (vgl. Link, 2004, S. 135f.). Dieses Prinzip verstärkt das Bestreben, der Kategorie der Normalen anzugehören. Die Grenzziehung des Anormalen scheint gegenwärtig auf einer gesellschaftlichen Ebene die Wahrnehmung differenter Chromosomenstörungen zu umfassen. Wird Behinderung bis zu einem gewissen Grad auf dem Laufsteg und in der Werbung als Vielfalt präsentiert und in der Alltagswelt in gesonderten Bereichen akzeptiert, symbolisiert die Einführung des PraenaTests, ein nicht-invasiver pränataler Bluttest zur Untersuchung chromosomaler Abweichungen, eine Grenze dieser Akzeptanz. Behinderung ist nur eines von vielen Phänomenen, das von den vielfältigen variierenden und diskriminierenden Umständen betroffen ist. Doch gerade das Phänomen Behinderung in seiner Sonderrolle schaffe, wie Waldschmidt erläutert, den notwendigen Kontrast, der die kulturelle und sozial geforderte Herstellung und Sicherung der Normalität umsetze (vgl. Waldschmidt, 2010, S. 16). Denn Gesellschaft konstituiert sich auf der Basis des Abweichungsbestandes. Von der Rechtsnorm bis hin zu medizinischem Verständnis braucht es Regelwidrigkeiten, um die Gültigkeit der Regeln zu legitimieren. Das Phänomen Behinderung bietet sich in dieser Konstellation für diese Zwecke an.

Die variierende Grenzsetzung des Normalismus wird kontinuierlich von diversen Faktoren beeinflusst. Im Wechselspiel der Pole setzen sich spezifische Prinzipien beständig durch. »Es handelt sich dabei zum einen um den molekular- und gentechnischen Fortschritt der Verwissenschaftlichung der medizinischen Technik und zum anderen um die Ökonomisierung des Sozialen – in ihrer Wechselwirkung« (Dörner, 2004, S. 159). Diese werden jedoch nicht als starre Definitionsmächte verstanden, sondern deren dynamische Wirkung strukturiert mehr oder minder einen Part des komplexen Konstrukts, das im Zuge der Politisierung eine Form erhält. Es ist ein Konstrukt, das seit der Reformierung in der Phase der Aufklärung seine

Daseinsberechtigung erhält. Das Zeitalter der Erweiterung von Wissensbeständen und Fortschrittsbestreben, dominiert von dem Kriterium der Rationalität, entfaltet seine Wirkung bis heute. Dies fordert gleichermaßen vom Staat, gesellschaftliches Zusammenleben unter den neuen Bedingungen zu regulieren.

Bröckling unternimmt anhand der Gegenüberstellung der Theorien der »Menschenökonomie« und des »Humankapitals« den Versuch, menschliches Leben zwischen Politisierung und Ökonomisierung zu verorten (vgl. Bröckling, 2017). Die komprimierte Darstellung der Kontraste dient im folgenden Zusammenhang einem ergänzenden Verständnis postmoderner Spannungen, das ebenfalls essenzielle ökonomische Erwägungen inkludiert. Bröckling beschreibt Goldscheids normativen Entwurf einer Menschenökonomie zu Beginn des 20. Jahrhunderts als Bemühen, die menschliche Kraft gemessen an Produktivität und Reproduktion zu strukturieren. Seine Strategie bestand darin, sowohl Kosten als auch Ertrag des Menschen zu bewerten, um in der Bilanz einen Mehrwert erzielen zu können. Rational setzt Goldscheid den Gedanken der Milieuverbesserung, im Sinne einer Gesundheitsfürsorge und Bildungsförderung, als Lösungsoption ein, anstatt wie bislang gültige Annahmen zu Maßnahmen der Eugenik und Selektion zu präferieren. Nichtsdestotrotz beruft er sich auf einen biologischen Utilitarismus, der den Selbsterhaltungstrieb und das Leben als primär ökonomisches System ausweist.[18] Der Mensch existiert seinen Thesen zufolge als Mittel und Zweck von Entwicklungen zugleich. Eine soziale Ordnung sieht Goldscheid in der Selbstrationalisierung des Individuums und als gesellschaftliche Maxime der Rechtfertigung von Produktion und Reproduktion verwirklicht. Den Unfähigen, die dies nicht erfüllen, will Goldscheid mit sozialem Mitgefühl begegnen, sieht aber gleichermaßen den Nutzen im Mitgefühl als Motivation für ökonomisches Schaffen an. Wenn über diesen Weg auch kein Mehrwert zu erlangen ist, begründet er dieses Vorgehen mit der Bedeutsamkeit des Erhalts der Menschenkategorie und stellt Rationalität mit humanitären Folgerungen gleich (vgl. Bröckling, 2017, S. 309ff.).

Dem gegenüber stellt Bröckling das nach dem zweiten Weltkrieg aufkommende deskriptive Konzept des »Humankapitals«. Im Unterschied zu Goldscheids »Menschenökonomie« wird menschliche Ökonomie

18 Goldscheid benennt Organismen daher spezifisch als »Ökonomismen« (vgl. Bröckling, 2017, S. 313).

a priori vorausgesetzt und nicht unter diversen Bedingungen hergestellt. Eine Neuerung präsentiert die Theorie des Humankapitals mit der These, dass Konsum als aktive Leistung zu betrachten sei, womit auch die zeitliche Ebene des Konsumierens mit einbezogen wird. Laut Bröckling ist »[d]er Mensch der Humankapitaltheorie [...] vor allem ein Mensch, der sich unentwegt entscheidet« (ebd., S. 323). In der Erläuterung der Humankapitaltheorie beschreibt er die Position von Becker, der das Menschsein in rationaler Dimension begrenzt sieht. Daraus resultiert die Vorstellung, dass der einzelne Mensch nach dem Maximierungsprinzip agiere und über eine Kostenregulierung steuerbar, also regierbar wäre. Das Prinzip der Kosten-Nutzen-Abwägungen wendet Becker ebenfalls beim Familienmodell an. Kinder gelten demzufolge als Konsumobjekte, deren Qualität in die Abwägungen zur Steigerung der persönlichen Wohlfahrt einbezogen werden. Die Familienplanung wird zum Investitionsprojekt, das unter den Bedingungen von Pränataldiagnostik und Präimplantationsdiagnostik optimiert werden kann beziehungsweise, wie Becker feststellt, längst nach diesem Prinzip betrieben wird.

Während der Staat in der Theorie der Menschenökonomie als übergeordnetes Regulationsorgan agiert, hält Bröckling im Vergleich die Regierung des Menschen in der Humankapitaltheorie, durch Kapitalismus und Marktorientierung als individuell gesteuerte Prozesse, entgegen. Der Mensch erscheint trotz – oder gerade wegen – seiner Wahlfreiheit als kontrollier- und steuerbar und somit als regierbares Wesen. Fraglich bleibt, ob der Mensch sich im Sinne der Mutualität von sozialen Fortschrittsprinzipien wie bei Goldscheid leiten lassen möchte oder eine Selbstregulierung der Existenz als »Kapitalisierung des eigenen Lebens« (ebd., S. 331) wählt. Bröckling erkennt die kontinuierliche Krise der Gegenwart in der ökonomischen Herrschaft »der Humankapitaltheorie als Apologie eines rücksichtslosen Konkurrenzkampfs aller gegen alle. Wenn die Märkte zu kollabieren drohen, wird Nutzenmaximierung zum Nullsummenspiel und der *homo oeconomicus* zum Wolf des Menschen« (ebd., S. 332; Hervorh. i. O.).

Argumentieren beide Theorien nach ökonomischen Prinzipien, wird doch eine entscheidende Differenz in den Entwürfen, wie Leben zu gestalten sei, deutlich. Während der Mensch als Kapital seinen Objektstatus nach Qualitäten und Verwertbarkeit bemisst, so generiert die Perspektive der Menschenökonomie zumindest eine reale Chance auf humanes Handeln. Wenngleich keine eindeutige Strategie zur Bewältigung dieser

Krise führt und Spannungen ausgehalten werden müssen, so bildet die im Grundgesetz verankerte Würde ein Prinzip, das im flexiblen Normalismus eine Grundsicherung und einheitsstiftende Regulierung des Menschen in seiner Sozialität, auch bei ökonomischer Betrachtung, realisiert. Es braucht dieses Maß der Allgemeingültigkeit, damit keiner Relativierung menschlichen Lebens eine Berechtigung erteilt und dem Rechtsverfall Tür und Tor geöffnet wird. Andernfalls scheint es unmöglich, Prozessen der Diskriminierung, der Stigmatisierung und in der Folge der Separation und der Selektion etwas entgegenzusetzen.

Das Phänomen Behinderung lässt sich, ökonomischen Maximierungskriterien zufolge, als nicht-profitable Investition bewerten. Durch externe Einflüsse regulier- und regierbar, folgen individuelle Selbststeuerungsprozesse der Maxime der Gewinn-Verlust-Bilanz und dem finalen Gedanken, dass der Mensch seine Leistungen gar zu Utopischem zu potenzieren hat. In dieser Relation bemisst sich die Wertschätzung von Behinderten, wie von jeden Menschen, ausschließlich in dem Maße, wie sie zu effizienterem Verdienst beitragen können. »Nur die Ethik des größten ökonomischen Interesses kann künstliche Befruchtung und Pränataldiagnostik auch dem Gesetzgeber aus dem Ruder laufen lassen und zur flächendeckenden ›Behindertenfahndung‹ führen« (vgl. Dörner, 2004, S. 161). Somit steht sie hier in der Kritik. Das latente Vorgehen der Behindertenfeindlichkeit koppelt sich an Motive des Gesundheitsbestrebens und der Vermeidung von Leid und erwirkt aus diesen Gründen den Anschein, es sei verantwortungsvoll und legitim.

Der Ausbau selbstintendierender Orientierungs- und Kontrollmechanismen nimmt derweil zunehmend postmoderne Formen an. Die »Verdatungs-Kultur« (Link, 2006, S. 452ff.) ist omnipräsent. In der normativen Gesellschaft symbolisiert sie nahezu die »Allgegenwart der Macht« (vgl. Foucault, 1983, S. 114). Doch bietet der Wandel in seiner Ambivalenz ebenso vielfältige Chancen und Möglichkeiten. Die einflussreiche Position neuer Technologien bietet eine Plattform für eine an die Postmoderne angepasste Aufklärungsarbeit. Mit dem »Netzwerk gegen Selektion durch Pränataldiagnostik«, Blogger*innen wie Mareice Kaiser oder auch Aktivist*innen wie zum Beispiel Raul Krauthausen sind nur einige Beispiele genannt, wie dem Individuum ein breites Spektrum an Expert*innenwissen auf diversen Niveaus zur Verfügung steht. Eine Sensibilisierung für das Phänomen Behinderung, oder auch spezifisch Pränataldiagnostik betreffende Aufklärungsarbeit, kann so fundiert gelingen und die Grenzen des flexiblen Normalismus zugunsten von Diversität aufweichen. Die Entwicklung neuer Optionen und Möglichkeitsräume kann dem Phänomen Behinderung zu mehr Normalität verhelfen, anstatt auf dessen Ausgrenzung in Sonderräume zu verweisen. Doch kann das Phänomen Behinderung nicht obsolet sein. Gerade darin existieren die realen Grenzen des flexiblen Normalismus.

Der Weg kann keineswegs über die Herabwürdigung der Ökonomisierung, der Medikalisierung oder Ähnlichem zum Ziel führen. Sie sind Teile unseres Systems, und es bedarf der wechselseitigen Anerkennung differenzierter Perspektiven, um eine offen und transparent geführte Kontroverse zu komplementieren. Zukünftig sind – statt Rationalität – Relationalität und ein gesamtgesellschaftlicher Wandel und eine Perspektivenverschiebung zu fokussieren (vgl. Waldschmidt, 2010, S. 16). Es gilt, sich auf die Sozialität des Menschen hin zu besinnen und die Präsenz humanistischer und demokratischer Grundwerte wieder vermehrt gegenüber neoliberalistischen Annahmen einzufordern. Denn »die Debatte über Behinderung und Normalität, über Krankheit, Tod und Sterben muß eine über das Leben und seine Bedingungen sein« (Tolmein, 1993, S. 8). Doch Maßnahmen wie die der Pränataldiagnostik befördern aktuell das Gegenteil.

4 Pränataldiagnostik

Die Pränataldiagnostik begann sich in den 1970er Jahren als eine neue Untersuchungsmethode des ungeborenen Kindes im medizinischen Umfeld zu etablieren. Im Jahr 1977 erhielten Eberhard Passarge und Hugo W. Rüdiger den Hufeland-Preis von der gleichnamigen Stiftung für ihr Werk *Genetische Pränataldiagnostik als Aufgabe der Präventivmedizin – Ein Erfahrungsbericht mit Kosten/Nutzen-Analyse* (Passarge & Rüdiger, 1979). Sie schufen mit dieser Forschungsarbeit ein Konzept zum Zweck der Etablierung der pränatalen Diagnostik. Neben einem grundlegenden vorgeburtlichen Angebot für Mütter ab dem 37. Lebensjahr plädierten sie zum damaligen Zeitpunkt für eine zahlenmäßige Erhöhung der Diagnosen von rund 2.000 auf ca. 20.000 (vgl. ebd., S. 3f.). Heute ist weit mehr als das zur gesellschaftlichen Realität geworden. Zunächst im Ausnahmefall angewandt, wurde aus den diagnostischen Verfahren zunehmend eine Regeluntersuchung. Bis zu 70% aller Schwangerschaften gelten mittlerweile als Risikoschwangerschaften. Neben dem Alter der Mutter führen diverse Faktoren zu dieser Bewertung (vgl. Bundeszentrale für gesundheitliche Aufklärung, 2011). Kaum eine Schwangere kommt heutzutage nicht mit dem Untersuchungskreislauf in Berührung. Pränataldiagnostik wird als selbstverständliches Vorgehen in der Schwangerschaft angesehen. Doch worin besteht die primäre Aufgabe der Pränataldiagnostik und welche differenzierten Motive verbergen sich dahinter? Und wie lässt sich Pränataldiagnostik mit der Leitidee der Inklusion vereinbar?

Die bereits grundlagentheoretisch generierten Strukturen bilden eine Basis, auf der sich das vielseitige Feld der Pränataldiagnostik im Hinblick auf differenzierende Perspektiven erschließen lässt. Die Analyse der Pränataldiagnostik klärt, wie sich gesellschaftliche Vorgänge in Beziehung zu dem Phänomen Behinderung verhalten und wie sie sich darauf auswirken. Die Einordnung der pränatalen Untersuchungen im Verhältnis zur Schwangerenvorsorge kann beide Prozesse der Intention nach differenzieren, stellt aber auch die Nähe beider Vorgänge zueinander dar. Schließlich erscheint es mir notwendig, Schwangerschaft im Feld von Normalität und Risiko zu verorten, um ein Verständnis für die Prozesse, nicht ausschließlich aus der medizinischen Perspektive begründet, sondern innerhalb des übergeordneten gesellschaftlichen Kontextes, anzuregen. Eine Übersicht der unterschiedlichen Verfahren und Methoden schafft im Folgenden die primäre Voraussetzung, um die Konsequenzen der Pränataldiagnostik in Bezug zu deren selektiver Absicht zu reflektieren. Der Schwangerschaftsabbruch, als eine Maßnahme der Selektion lässt sich schließlich sowohl im Hinblick auf die juristischen Dimensionen als auch auf der medizinischen Ebene analysieren.

Im Anschluss ermöglicht eine vertiefende Ansicht der vielfältigen mit Pränataldiagnostik in Beziehung stehenden Perspektiven, die Motivlage der Selektion und deren Steuerungsprozesse offenzulegen. Hierbei richtet sich der Fokus sowohl auf die miteinander verwobenen individuellen als auch auf die gesellschaftlichen Bezüge zum Feld der Pränataldiagnostik. Im Hinblick auf die gegenwärtigen Umstände gilt es darüber hinaus, sowohl den Blick auf den aktuellen Stand der Untersuchungsmethoden zu richten als auch zukünftige Tendenzen zu präsentieren. Das Fortschreiten von Wissenschaft und Technologie sorgt zunehmend für eine Ausweitung des Untersuchungsspektrums und der Erforschung neuer Optionen, wie die Beispiele neuer Bluttests und der Präimplantationsdiagnostik beweisen. Diese Entwicklungen sind nicht zu ignorieren – jedoch kann eine ausführliche Bezugnahme zu Maßnahmen, wie sie der Bereich der Präimplantationsdiagnostik zur Verfügung stellt, an dieser Stelle nicht erfolgen. Der Blick richtet sich hingegen auf politische Dimensionen, die diesen Wandel regulieren. Die diskursiven Auseinandersetzungen ermöglichen ein Fazit bezüglich des selektiven Charakters der Pränataldiagnostik, und deren Eingliederung in einen übergeordneten soziokulturellen Kontext. So erscheint es möglich, die vorgenommenen Überlegungen auf weitere Anwendungsbereiche zu übertragen und auf Basis deren konstitutiver Grundlegung kritisch zu reflektieren.

4.1 Abgrenzung des Themenbereiches

4.1.1 Die Schwangerenvorsorge

Die Schwangerenvorsorge und die Pränataldiagnostik sind mittlerweile eine kaum mehr zu differenzierende Bindung eingegangen. Die Schwangerenvorsorge zählt dabei zu einem generalisierten Prozedere, das von Mutterpass bis hin zum Ultraschall eine Vielzahl statistischer Daten von Mutter und Kind erfasst. Eine kritische Analyse der Pränataldiagnostik sollte neben differenzierten Perspektiven auch wesentliche Überlegungen zur Schwangerenvorsorge einbeziehen. Denn beide sind zum Teil ineinander verkettet – so lässt sich Pränataldiagnostik als Untersuchungsgegenstand nicht präzise isolieren. Eine

> »Kritik an der pränatalen Diagnostik muss auch immer mit Kritik am Umgang mit Schwangerschaft und Geburt, besonders an der hier praktizierten Schwangerenvorsorge verknüpft werden. Schwangerschaft und Geburt sind in den letzten Jahrzehnten zunehmend pathologisiert, medizinisiert und technisiert worden« (Degener & Köbsell, 1992, S. 26).

So lässt sich beobachten, dass die Prozesse der Medikalisierung in wachsender Distanz zur Natürlichkeit der Schwangerschaft und die Fortschritte pränataldiagnostischer Neuerungen stetig und in Parallelität zunehmen. Da beide wechselseitigen normativen Prozessen unterliegen, realisieren sich ihre Grenzen fließend. Dies gestaltet auch eine Differenzierung beider Prozesse für die Schwangere schwierig.

Die Schwangerschaftsvorsorge erfährt durch die im Jahr 1985 erstmalig verabschiedeten Mutterschafts-Richtlinien eine einheitliche Regelung. Der Gemeinsame Bundesausschuss, Gremium des Gesundheitswesens und Medium der staatlichen Ordnung, legt diese Richtlinien in gemeinsamer Abstimmung fest. Somit sind sowohl der Gesetzgeber – in einer übergeordneten Funktion – als auch die Krankenkassen – im Konkreten – an der Beschlusslage beteiligt. Die medizinischen Vertreter, in diesem Feld Ärzt*innen und Hebammen, erhalten mit den Mutterschafts-Richtlinien ein Orientierung gebendes Konstrukt, welche Angebote die gesetzlichen Krankenkassen befürworten und wann sie eine Kostenübernahme gewährleisten. Die Mutterschafts-Richtlinien umfassen somit eine präzise Darlegung der gegenwärtig unterstützten medizinischen Optionen der Vorsorge während der Schwangerschaft, sie geben darüber hinaus aber auch Hinweise zu den Untersuchungsverfahren der Pränataldiagnostik und eine Auskunft über den gesetzlich verankerten Anspruch der Versicherten (vgl. Mutterschafts-Richtlinien, 2020). Die Ärzt*innen haben, laut der Richtlinien, für die Umsetzung der Angebote auch unter dem Vorbehalt der Zweckmäßigkeit und Wirtschaftlichkeit Sorge zu tragen.

Ärztliche Betreuung dient in diesen Kontexten primär der Gesunderhaltung von Mutter und Kind sowohl während der Schwangerschaft als auch unter der Geburt. Dieses Ziel erfolgt durch Maßnahmen, die in Form der Überwachung und gegebenenfalls durch Therapie zu gewährleisten sind. Besteht elterlicher Bedarf, zählt es darüber hinaus zu den ärztlichen Aufgaben, umfassend über bestehende Unterstützungsangebote für Eltern und Kind zu informieren. Die Behandlung der Schwangeren und des ungeborenen Kindes richtet sich dabei nach einer spezifischen Intention: »Vorrangiges Ziel der ärztlichen Schwangerenvorsorge ist die frühzeitige Erkennung von Risikoschwangerschaften und Risikogeburten« (vgl. ebd., S. 2).

Die Dokumentation des Schwangerschaftsverlaufes und möglicher Auffälligkeiten erfolgt im Mutterpass, der seit 1986 als Medium zur Datenregistrierung existiert. Hier sind Schwangerschaft und Geburt zwar als natürliche Vorgänge und in Kontrast zu Krankheit erfasst, doch der Risikobegriff bringt eine demgegenüber kontrainduzierte statistische Dimension in das Geschehen ein. Die Schwangerenvorsorge erfolgt in der Konsequenz als eine medizinische Kontrolle unter der konstitutiven Bedingung des signifikanten Risikobegriffs. Diese Risiken und Gefahren seien in der Regel, so heißt es laut Imperativ des Mutterpasses, durch die regelmäßige Teilnahme an den Vorsorgeuntersuchungen abzuwenden (vgl. Mutterpass, 2020). Somit wird an die Selbstregulierungsmechanismen des Individuums appelliert, zum Schutz von Mutter und Kind die Untersuchungsangebote wahrzunehmen. Gleichermaßen wird der Frau, auch über den Mutterpass hinaus, suggeriert, dass Schwangerschaft und ihr Ergebnis objektivier- und kontrollierbar seien (vgl. Dederich, 2000, S. 257; Degener & Köbsell, 1992, S. 27), was bei einem natürlichen Prozess wie einer Schwangerschaft jedoch nicht möglich ist. Dennoch übernehmen das Sicherheitsbedürfnis und der Risikobegriff eine zentrale Rolle rund um die zunehmend kontrollierten Vorgänge der Schwangerschaft.

Im Rahmen der regulären Schwangerenvorsorge stehen Ärzt*innen und Hebammen verschiedene Maßnahmen der Beratung und unterschiedliche Untersuchungsmethoden für die Erkennung von Risiken zur Verfügung.[19] Die Schwangere kann sich für oder gegen diverse Maß-

19 Die Maßnahmen der Beratung beziehen sich auf Informationen zu den Folgewirkungen pränatal diagnostischer Tests, Tests zur Feststellung von Infektionen (z.B. Toxoplasmose, HIV) oder Schwangerschaftsdiabetes. Zur Regeluntersuchung zählen die Überprüfung von Faktoren wie Blut, Urin, Gewicht, Blutdruck, Kindslage und Muttermund (vgl. Mutterschafts-Richtlinien, 2020, S. 4ff.).

nahmen entscheiden. Die Vorsorgeuntersuchungen führen im Regelfall die Gynäkolog*innen durch, obwohl diese, mit Ausnahme der Ultraschalluntersuchung, ebenfalls durch eine Hebamme erfolgen können (vgl. Mutterschafts-Richtlinien, 2020, S. 7). Der Hebammenberuf, als eine schon aus dem Altertum überlieferte, von Frauen dominierte Fachtätigkeit und dessen Aufgabenbereiche werden jedoch zunehmend vom ärztlichen Umfeld übernommen. Diese Abkehr von der klassischen Hebammenkunst geht unter anderem mit einem Geburtenrückgang im häuslichen Umfeld einher. Rund 98% der Geburten fanden im Jahr 2020 im klinischen Umfeld statt (vgl. Gesellschaft für Qualität in der außerklinischen Geburtshilfe e.V., 2021). Während Tendenzen der Abkehr von der Natürlichkeit des Schwangerschaftsprozesses hin zu einer Technisierung und Medizinisierung erkenntlich werden, verstärkt sich im Umkehrschluss die Annahme, Schwangerschaft sei ein kontrollierbares Konstrukt. Darüber hinaus existiert mit dem Ultraschallscreening ein technisiertes Verfahren, das die Vorsorge laut der Richtlinien komplementiert und ausschließlich von dem Arzt/der Ärztin vorgenommen werden darf. Dieses Untersuchungsverfahren »soll« laut Empfehlungen der Mutterschaftsrichtlinien in jedem Schwangerschaftsdrittel angeboten werden. Die Richtlinien planen insgesamt drei Basis-Ultraschalluntersuchungen als zentrale Vorsorgemaßnahmen während der gesamten Schwangerschaft ein (vgl. Mutterschafts-Richtlinien, S. 6).

Sonografie ist ein bildgebendes Untersuchungsverfahren, das im medizinischen Feld fachübergreifend genutzt wird, um Organe mittels Schallwellen sichtbar zu machen. In der Regel wird es zur Befunderhebung bei Krankheitsbildern angewendet. Während der Schwangerschaft dient die sonografische Untersuchung dem Ziel der Überwachung eines normalen Schwangerschaftsverlaufes (vgl. ebd.). Die Bewertung der Schwangerschaft als »normal« umfasst im gegenwärtigen Kontext Faktoren wie die Feststellung des Säuglingsalters in Bezug auf die körperliche Entwicklung des Kindes, auffällige Merkmale und die frühzeitige Erkennung einer Mehrlingsschwangerschaft. Die sonografische Untersuchung lässt deutliche Parallelen zu den Maßnahmen der Pränataldiagnostik und Überschneidungen bei der Motivlage sichtbar werden. Als »erste Stufe der vorgeburtlichen Diagnostik der schwangeren Frau [...] wird [sie] zu verschiedenen Zeitpunkten in der Schwangerschaft mit jeweils speziellen Zielsetzungen durchgeführt« (Bundeszentrale für gesundheitliche Aufklärung, 2010, S. 30).

Die Ultraschalluntersuchung des ersten Trimesters hat neben der Feststellung der Schwangerschaftswoche zum Ziel, Körperform, Herzschlag sowie die Scheitel-Steiß-Länge des Ungeborenen zur Beurteilung des Entwicklungsumstandes zu überprüfen. Häufig wird die Nackenfaltentransparenzmessung[20] – als eine pränataldiagnostische Maßnahme – ebenfalls im Ersttrimesterscreening durchgeführt. Die zweite Ultraschalluntersuchung wird wahlweise als erweiterte Sonografie angeboten. Der erweiterte Basis-Ultraschall dient vor allem der systematischen Untersuchung des Ungeborenen und der zusätzlichen Kontrolle von Körperbau, -struktur und Organen. Das primäre Ziel des Vorgehens besteht darin, Schädigungen, Erkrankungen und Behinderungen des Säuglings frühzeitig zu erkennen. Im dritten Trimester dient die Sonografie der Überwachung von Mutterkuchen sowie Wachstum und Lage des Ungeborenen, sie soll insbesondere der Geburtsplanung dienen (vgl. Bundeszentrale für gesundheitliche Aufklärung, 2020). Insgesamt generieren die sonografischen Verfahren somit weitreichende Daten der Mutter und des ungeborenen Kindes.

Erscheinen Auffälligkeiten im Rahmen der Basis-Untersuchungen, bilden diese unter anderem die Grundlage, zusätzliche Sonografien oder pränataldiagnostische Maßnahmen im Rahmen der Schwangerenvorsorge anzubieten. Darüber hinaus wird das Angebot der Schwangerenvorsorge zunehmend durch die Option von Zusatzleistungen, sogenannte individuelle Gesundheitsleistungen (IGeL-Leistungen), ergänzt. Der Schwangeren steht es frei, in diverse zusätzliche Leistungen aber auch in pränataldiagnostische Maßnahmen wie das Ersttrimesterscreening oder auch invasive Methoden zu investieren. Für die Schwangere kann der Eindruck entstehen, sie könne dem Risiko etwas entgegensetzen und in ihre und die Gesundheit des Kindes investieren beziehungsweise präventiv agieren. Die Anwendung des Risikobegriffs in der Schwangerschaft und während der Vorsorgemaßnahmen ändern somit deren Charakter wesentlich ab. Daher ist es unerlässlich, diesen Begriff näher zu definieren.

20 Mittels Ultraschallverfahren wird eine Flüssigkeitsansammlung im Nacken des Fetus gemessen. Diese kann unter anderem einen Hinweis auf Trisomie 13, Trisomie 18 und Trisomie 21 geben.

4.1.2 Das Risiko (in) der Schwangerschaft

Wie bereits beschrieben, strukturieren sich Gesellschaften in der Postmoderne in einem flexiblen Normalisierungsgefüge. Mit dem Anspruch auf eine Normalität wird zugleich eine fluktuierende Grenze im Konzept des Abweichungsbestandes festgelegt. Das Konstrukt des Risikos bildet einen Gegenpol zum Normalitätsbestreben. Während zum Einen die Homogenisierung im Sinne des Mehrheitswertes erstrebt wird, beschreibt das Risiko auf der anderen Seite den zu vermeidenden Umstand anhand berechenbarer Daten – mit einer entscheidenden Differenz: »Normalität ist eine Kategorie, die Vergangenheit und Gegenwart beschreibt; Risiko ist ein Konzept, das darauf gerichtet ist, die Zukunft zu regieren« (Waldschmidt, 2006, S. 8). Das Risiko bildet ein Prinzip, das in der modernen Lebenswelt übergreifend wirksam ist. Von Risikosportarten bis hin zum Umweltschutz scheint das Damoklesschwert über modernen Gesellschaften zu schweben, obgleich eine reale Gefahr nur minimal bis gar nicht gegeben ist. Bei Computerspielen oder an der Börse unterliegen Menschen dem Reiz des Risikos und möchten Gefahren imitieren; sie sind intentional daraufhin ausgelegt, die möglichen Verluste zu minimieren. Das reale Risiko ist hingegen in Entwicklungsländern, an Kriegsschauplätzen und dergleichen gegeben, als lebensbedrohlicher Faktor, dem nichts so leicht entgegenzusetzen ist. Ungeachtet der real geringfügig gegebenen Gefahrenpotenziale spiegelt sich die zunehmende Auseinandersetzung mit Risikofaktoren auch im medizinischen Sektor wider.

Die Differenzierung zwischen einer medizinischen Normen entsprechenden und einer Risikoschwangerschaft bildet einen primären Part der Schwangerenvorsorge ab. Die Diagnose einer Risikoschwangerschaft sieht im weiteren Behandlungsplan eine intensive Begleitung der Schwangerschaft und zusätzliche Untersuchungsangebote – mit Einverständnisses der Schwangeren – vor. Der Befund nimmt somit maßgeblichen Einfluss auf den medizinischen Versorgungsplan und ermöglicht einen umstandslosen Zugang zu den pränataldiagnostischen Untersuchungsverfahren. So »ist [es insbesondere] der Begriff des ›Risikos‹ der zu den zentralen Legitimationsfiguren der pränatalen Diagnostik gehört« (Dederich, 2000, S. 18) und einer kritischen Auseinandersetzung bedarf.

Waldschmidt (vgl. 2003, 2006) analysierte die Zusammenhänge der »Risikokalkulation«. Sie begrenzte sich in ihrem Vorgehen nicht ausschließlich auf die Effekte im Versicherungswesen, sondern nahm die gesellschaftlich weitreichenden Einflüsse wahr. Auch das Feld der Schwangerschaft und im Speziellen die Pränataldiagnostik zeigen sich vom Risikobegriff dominiert. Waldschmidt benennt das Konzept des Risikos als eine von vier wesentlichen Legitimationsfiguren der Pränataldiagnostik,[21] die ihre Auswirkungen nicht im medizinisch-klinischen Feld erschöpfen, sondern sich im gesamtgesellschaftlichen Kontext entfalten. Gilt eine Behinderung im medizinischen Kontext als eine funktionelle Beeinträchtigung und wird infolgedessen während der Schwangerschaft zum Risiko deklariert, wird sich diese Wirkung nicht nur im konkreten Fall, sondern ebenfalls in sozialen Zusammenhängen ausprägen. Stehen Ereignisse in Verbindung mit dem Risikobegriff, kann das also deren Wesen in diverser Hinsicht abändern. Folgende vier Aspekte sind nach Waldschmidt zu benennen:

1. die Sozialisierung von Vorgängen,
2. die Bildung einer zukünftigen Dimension,
3. die Individualisierung von Ereignissen und
4. das Risiko als Technik der Normalisierung (vgl. Waldschmidt, 2006, S. 8).

Im weiteren Verlauf nehme ich diese als Ausgangspunkte und möchte die von Waldschmidt genannten Faktoren näher ausführen.

1. Der Begriff des Risikos bildet im Kontext der Entwicklung des Wohlfahrtsstaates eine soziale Kategorie, die heute unabdingbar als eine Umkehrung mit der »Mehrheitsnormalität« verbunden erscheint (vgl. Waldschmidt, 2003, S. 98). Die Sorge des oder der Einzelnen wird nach spezifischen Kriterien eingeordnet und die Verantwortung auf den Staat und die Gesellschaft übertragen. Der Staat steht seinerseits in der Pflicht, sich mit den sozialen Angelegenheiten der Bürger*innen zu befassen und diesen mit Fürsorge zu begegnen. Das System der gesetzlichen Sozialversicherung hat daher zum Ziel, das Kollektiv vor Risiken abzusichern, und regelt das Erbringen der Leistungen nach staatlich regulierten Solidaritätsprinzipien. Neben der

21 Neben dem Risiko legitimiert sich die Pränataldiagnostik laut Waldschmidt (2006) anhand wiederkehrender Argumentationsfiguren, die auch in folgender Ausarbeitung in unterschiedlichem Ausmaß anklingen: Pränataldiagnostik diene der Vermeidung von Leiden, trage zur individuellen Selbstbestimmung bei und verhelfe zur Geburt eines normalen Kindes.

Rentenversicherung und der Arbeitslosenversicherung sind auch die Krankenversicherungen Teile dieses Systems, die zur Abwendung des Risikos nicht nur rehabilitieren, sondern auch präventiv agieren. Als ein Gegenstand der Prävention bilden die Schwangerenvorsorge und die Pränataldiagnostik einen Part der staatlichen Fürsorgepflicht und der Sozialisierung von Vorgängen ab. Die kassenärztliche Kostenübernahme der pränatalen Bluttests kann im Umkehrschluss dazu beitragen, eine molekulargenetische Untersuchung von der Ausnahme zum Regelfall zu etablieren und das Phänomen der Behinderung in dieser Dimension als ein risikobehaftetes Kriterium, das beeinflussbar scheint, zu behandeln.

2. Diese sorgetragenden Konzepte bilden sich im Fall des Risikos auf der Basis zukünftiger Parameter und ziehen vage Strategien der Wahrscheinlichkeit ins Kalkül (vgl. Waldschmidt, 2003, S. 98f.). In der Konsequenz entwickelt sich eine »Zukunft, die vorhersehbar, damit zugleich entscheidbar und beeinflussbar wird« (Waldschmidt, 2006, S. 8). Doch gestaltet sich das Risikokonstrukt in Abhängigkeit von Relationen und Interpretationen und formuliert keineswegs eine Konstante. Schon der Begriff der »Risikogruppe« impliziert Unwägbarkeiten, da er sich nicht auf einen objektiv feststehenden Personenkreis bezieht, sondern daraus resultiert, aus welcher Perspektive, in welchem Kontext er definiert wird (vgl. Dederich, 2000, S. 258; Waldschmidt, 2003, S. 98). Wer dem Personenkreis der fluktuierenden Risikogruppe angehört, kann variieren.

   »Vielmehr verändert und erweitert sich der Kreis der Risikogruppen ständig mit der Weiterentwicklung und Verfeinerung diagnostischer Möglichkeiten, denen einerseits die Weiterentwicklung von entsprechenden Technologien, andererseits das sich ständig vergrößernde Wissen um die Struktur des menschlichen Genoms zu Grunde liegt« (Dederich, 2000, S. 258).

   Denn auch die Kriterien der Einordnung in die risikobehaftete Gruppe nehmen aufgrund des Fortschritts stetig und dynamisch zu. Das bleibt für die Größe des Risikokreises nicht ohne Konsequenzen. Es werden, unabhängig von Fortschritt und Erweiterung der Technologien, zunehmend mehr Diagnosen von Abweichungen möglich – diese führen wiederum »zur ›Sozialisierung‹ des Geschehens« (Waldschmidt, 2003, S. 99). Die Mutterschaftsrichtlinien benennen aktuell 18 Parameter, anhand derer die Diagnose der Risikoschwangerschaft ermittelt wird. Neben Faktoren der familiären Vorbelastungen, der Vorerkrankungen und des Alters der Mutter existieren diverse Indikatoren für die Fundierung des Risikobefundes (vgl. Mutterschafts-Richtlinien, 2020, S. 9). Der Humangenetiker Wolfram Henn kritisiert die Abgrenzung einer Risikoschwangerschaft aufgrund des mütterlichen Alters von 35 Jahren. Nicht das Alter der Mutter stelle ein individuelles Risiko für eine Chromosomenanomalie des Kindes dar, da diese zumeist von Müttern aus der Gruppe der unter 35-Jährigen geboren würden. Henn sieht eine Korrelation in dem mit erhöhtem Alter zunehmenden Komplikationsrisiko von Fruchtwasserpunktionen und führt den Risikobefund ab 35 auf ein risikobasiertes Verrechnungsprozedere von Fehlgeburten und behinderten Kindern zurück (vgl. Henn, 2004, 157f.).

3. Waldschmidt weist ebenfalls darauf hin, dass sich durch die Dimension des Risikos ein jeweils individueller Zugang zum Geschehen realisiert. Das Risiko stellt ein ein Mittel dar, das Individuum im Verhältnis der bestehenden Abweichungen zum Durchschnittswert einzustufen. Des Weiteren haben postmoderne Gesellschaften die Tendenz, das individuell spezifisch ermittelte Risiko im Kontext der Privatisierung und De-Sozialisierung wahrzunehmen. Das Individuum wird in seinen Entscheidungen weitestgehend zur autonomen Wahl im Dschungel der Vielfalt verpflichtet. Im Kontext der Selbststeuerung wird der/die Einzelne in Anbetracht der Konsequenzen haftbar, verpflichtet sich, sich selbstverantwortlich gegenüber den Risiken abzusichern. Nicht nur der medizinische Maßnahmenkatalog und die darin enthaltenden IGeL-Leistungen tragen dazu bei, die Grenzen des Risikobereichs und den Rahmen der Eigenverantwortung tendenziell weiter aufzulösen, während die allgemein ermittelten Daten den Zwang zur individuellen Handlung verstärken. »Populationsbasierte Daten werden zum Ausgangspunkt von individuellen Diagnostik-, Therapie- und Behandlungsprogrammen« (Waldschmidt, 2006, S. 8) und instruieren auf der Basis statistischer Mehrheitswerte zur Rationalisierung.
4. Das Risiko funktioniert darüber hinaus als »eine normalisierende Technik« (vgl. ebd.). Laut Waldschmidt werden Ereignisse auf deren individuelles Risiko hin bemessen und mit dem Durchschnittswert verglichen. Somit wird es möglich, den Standpunkt eines Individuums im Bereich einer normalistischen Kategorie in diesen Verhält-

> nissen zu verorten. Die Fachtätigkeit der Expert*innen leistet diesen Transfer und unterstützt das Individuum, in diesem Fall die Schwangere, sich im Feld des Risikos individuell zu platzieren (vgl. Waldschmidt, 2003, S. 100).

Die im Rahmen der Vorsorge extern vorgenommene Einordnung in die Risikogruppe lässt mutmaßen, dass die Frauen, die als Risikoschwangere diagnostiziert werden, ein potenziell höheres Risiko eines kritischen Schwangerschaftsverlaufs abbildeten. Laut einer Broschüre der BZgA werden mittlerweile insgesamt ca. 70% aller Schwangeren in die Gruppe der Risikoschwangeren eingestuft (vgl. Bundeszentrale für gesundheitliche Aufklärung, 2011, S. 16). Das hat, neben der Verkürzung der Untersuchungsabstände (vgl. ebd.), diverse Konsequenzen. Zwar bedeutet die Einteilung in die Risikogruppe *nicht*, dass weitere Untersuchungsangebote wahrgenommen werden müssen, doch etabliert sich eine neue, zunehmende Untersuchungsnormalität, deren Kostenübernahme sich durch die staatliche Dimension der Absicherung vor dem Risiko wiederkehrend intensiviert und legitimiert.

Ein existierendes Angebot erhöht die Nachfrage. Vielmals unterliegt diesem Vorgehen ein naturalistischer Fehlschluss. Wenn Optionen der Pränataldiagnostik zur Verfügung stehen, verstärkt dies die Vorstellung, dass eine Schwangerschaft unterschiedlichen Risiken ausgesetzt ist, und dass der sonst so natürliche Prozess der Schwangerschaft eine möglichst umfassende Überwachung und Kontrolle bedarf, um diese Bedrohung zu kontrollieren (vgl. Dederich, 2000, S. 257). Die Bildung eines wechselseitig konstituierten Verhältnisses potenziert sich im weiteren Verlauf. »Die Verstärkung der Kontrolle führt normalerweise zu mehr Funden, die nicht mehr innerhalb der Norm oder am Rande der Normparameter liegen« (Achtelik, 2015, S. 131). Das bedeutet, je mehr Schwangerschaften als Risikoschwangerschaften eingestuft und mit einem größeren Angebot für weitere Untersuchungen konfrontiert werden, desto mehr wird dies zur Technik der Normalisierung.

Die Schwangerschaftsvorsorge etabliert somit auf der Basis des Risikos eine Grundlage für eine immer weniger abzugrenzende Pränataldiagnostik. Und das, obwohl »Zeugung, Schwangerschaft und Geburt unberechenbare, unkalkulierbare Ereignisse« (Waldschmidt, 2003, S. 98) darstellen. Das Konzept der Risikokalkulation erscheint rational begründbar – Gesetzmäßigkeiten vermitteln den Eindruck einer Sicherheit vermittelnden

Objektivität. Doch sowohl die Schwangerenvorsorge als auch die Pränataldiagnostik können den Wunsch nach Sicherheit und nach einem real vermeidbaren Risiko nicht erfüllen. Das Merkmal der Behinderung wird anhand risikoinduzierter Erwägungen in den Fokus der pränataldiagnostischen Untersuchungswirklichkeit gerückt. Der Umfang und der Aufwand rund um die Pränataldiagnostik führen zwingend zu der Annahme, dass das Risiko einer Behinderung des Ungeborenen häufig bestehe und dass es kontrollierbar wäre. In welchen Relationen lassen sich das Phänomen Behinderung und das Konzept des Risikos im Feld der Pränataldiagnostik positionieren?

Ein Blick auf die statistische Datenlage weist im Durchschnitt auf ein minimales Risiko der Behinderung eines ungeborenen Kindes hin. Die Rechtfertigung des Untersuchungsaufwandes liegt somit kaum in exponentiellen Werten begründet.

> »Das so genannte Basisrisiko für genetische und nicht genetisch bedingte Krankheiten oder ›Fehlbildungen‹ des Fötus beträgt in jeder Schwangerschaft drei Prozent. 90 Prozent aller Behinderungen entstehen erst durch spätere Krankheiten oder Unfälle, 97% aller Neugeborenen kommen gesund zur Welt. Dennoch ist das ›Risiko‹ der Geburt eines behinderten Kindes ein zunehmend wichtiges und nahezu unausweichliches Thema für viele schwangere Frauen geworden« (Griese, 2000, S. 98).

Der Fokus richtet sich zunehmend auf die Risiken – es entsteht das Bedürfnis zu handeln und dieses zu reduzieren. Die Pränataldiagnostik nehmen Schwangere diesbezüglich als ein Angebot wahr. Allgemein verbreitet sich mit der Sozialisierung des Risikos die Annahme, es ließe sich durch diverse Maßnahmen kontrollieren. Auf dieser Basis gewinnen vorgeburtliche diagnostische Verfahren infolge der Ausweitung nicht-invasiver Möglichkeiten zunehmend an Attraktivität. Das Individuum sieht sich in dem Dilemma, etwas zu tun, um das Risiko zu minimieren, zumeist blind dafür, was die Option der Prävention real für Konsequenzen beinhaltet. »In anderen Worten, das behinderte Kind wird nur dann zum Risiko, wenn man davon ausgeht, daß es mit der richtigen Entscheidung verhindert werden könnte« (Waldschmidt, 2003, S. 99). Wie aber lässt sich eine Schwangerenvorsorge, die ebenfalls auf das zukünftige Wohlergehen gerichtet ist, davon differenzieren?

Die Schwangerschaftsvorsorge und die Pränataldiagnostik stehen in einer korrelierenden Beziehung. Die Schwangerenvorsorge als Fundament ermöglicht, dass Pränataldiagnostik im Wechselspiel von Risiko und Normalität gedeihen kann. Die ursprünglichen Absichten der Aufgaben und Ziele der Pränataldiagnostik sind jedoch wahrnehmbar von der Schwangerenvorsorge zu differenzieren. Die Schwangerenvorsorge hat die Absicht, präventive Maßnahmen in Bezug auf den zu schützenden Gesundheitsstatus von Mutter *und* Kind vorzunehmen. Die Pränataldiagnostik fokussiert, abseits der regulären Vorsorge, das ungeborene Kind als Untersuchungsgegenstand. Die Untersuchungen dienen bewusst dem Ziel, Abweichungen im Sinn der Erkrankungen und Fehlbildungen festzustellen. Die Bewertung und Beurteilung des Gesundheitszustandes des Kindes erfolgt anhand normativer Maßstäbe mittels der Anwendung nicht-invasiver und invasiver Methoden. Der Schutzstatus des Ungeborenen erhält im Zuge der invasiven Untersuchungen eine untergeordnete Position (vgl. Kapitel 4.2.2 und Kapitel 4.3).

In diesem Aspekt lässt sich die Pränataldiagnostik von der Vorsorge unterscheiden, ihre Intention ist eine signifikant andere. Der auf beide angewandte Präventionsbegriff dient verschiedenen Zwecken. Therapeutische Konsequenzen sind im pränataldiagnostischen Feld nur sehr begrenzt möglich. »Das Ziel von PND ist [...] nicht die Prävention von Behinderung, sondern das Feststellen von Normabweichungen und Behinderungen am Fötus« (Achtelik, 2015, S. 129). Somit lässt sich ein differierender Auftrag der Pränataldiagnostik gegenüber der Schwangerenvorsorge herleiten.

4.2 Methoden der Pränataldiagnostik

4.2.1 Harmlose nicht-invasive Untersuchungsverfahren?

Mittlerweile gibt es eine Vielfalt von Methoden zur Diagnose eines normativen Abweichungsbestands am Ungeborenen. Eine Übersicht der pränataldiagnostischen Verfahren kann Aufschluss über deren Aussagekraft und als Folge dessen über deren selektiven Charakter geben. Neben dem Ultraschall und diversen Bluttests zählen sowohl die Ersttrimester-Untersuchung als auch das integrierte Screening zu den aktuell angewandten nicht-invasiven pränataldiagnostischen Verfahren (vgl. Bundeszentrale für gesundheitliche Aufklärung, 2020). Im Gegensatz zu den invasiven Verfahren, die mitunter zu körperlichen Komplikationen führen, sind diese non-direkt und greifen nicht in das körperliche Geschehen ein. Die Untersuchungsergebnisse verfügen jedoch über eine ambivalente Aussagekraft. Eine Diagnose können diese nicht mit vollkommener Sicherheit bestätigen oder widerlegen. Die Verfahren basieren auf Wahrscheinlichkeiten, aufgrund derer eine individuelle Bewertung des Risikos im Verhältnis zum Durchschnitt einschätzbar wird. »Das bedeutet, dass nach einer nicht-invasiven Untersuchung keine Diagnose vorliegt, sondern eine in Zahlen ausgedrückte Wahrscheinlichkeit für eine Störung (z.B. 1:250), die vorliegen kann, aber nicht muss« (PND-Beratung, 2017). Darüber hinaus können Befunde unklar sein oder aber zu falsch-positiven Ergebnissen führen, die sich im weiteren Verlauf als unzutreffend herausstellen (vgl. Bundeszentrale für gesundheitliche Aufklärung, 2011, S. 21). Die Ergebnisse nicht-invasiver Pränataldiagnostik positionieren sich in einem unwägbaren Raum der Möglichkeiten – es existiert keineswegs eine Garantie.

Aufgrund ihrer Unschädlichkeit für das Ungeborene und der komplikationsfreien Anwendung konnten sich die nicht-invasiven Verfahren bereits zunehmend gesellschaftlich etablieren. Allein die Existenz der Tests konkretisiert den Frauen ein Bild der Machbarkeit und der Korrektheit. In Zeiten der flexiblen Grenzen und des Risikos vermitteln die Untersuchungen der schwangeren Frau für den Moment zumeist ein Gefühl der Beruhigung, Kontrolle und Sicherheit. Gleichwohl erhält man bei einer harmlosen Methode wie der Sonografie tiefgreifende Einblicke in verborgene Bereiche:

> »Das Licht moderner Technologie leuchtet in der modernen Medizin in das Dunkle des Uterus hinein und sorgt mittels verfeinerter Instrumentarien dafür, daß sich das ungeborene Leben, seine Entstehung und Entwicklung, aber auch Komplikationen, Störungen und Normabweichungen innerhalb dieses komplexen Geschehens unserem diagnostischen Blick offenbaren« (Dederich, 2000, S. 256).

Die Beziehung zwischen der Mutter und dem ungeborenen Kind spielt während der Sonografie aus medizinischer Sicht eine sekundäre Rolle, und so wird unter anderem seit dem 1. Januar 2021, mit der Neuerung des Paragraf 10 der Strahlenschutzverordnung, ein Ultraschall abseits von medizinischen Zwecken – wie der des Baby-Kinos, das Eltern ein Bild ihres ungeborenen Kindes ermöglicht – untersagt. Doch die bildgebenden Verfahren beeinflussen, unabhängig von dieser Änderung, die Bindung auf einer tieferen Ebene. Dederich weist auf eine veränderte Qualität der Bindung hin, die nicht nur die Einheit zwischen Mutter und Kind zerteile, sondern auch eine Objektivierung beinhalte. Anstelle der körpereigenen und selbstbestimmten Wahrnehmungsprozesse würde das Vertrauen in die natürlichen Vorgänge von einer Fremdeinschätzung des Experten oder der Expertin mittels technologischer Verfahren abgelöst (vgl. ebd.). »Damit w[ird] den Frauen die Verantwortung für die Schwangerschaft abgenommen, bzw. sie haben sie Stück für Stück – ohne es selbst so recht zu bemerken – an die Gynäkologie abgegeben« (Degener & Köbsell, 1992, S. 30). Das ungeborene Leben hingegen wird, obwohl noch gar nicht auf dieser Welt angekommen, für externe Blicke verfügbar. Gerade weil es dabei noch keinen Subjektstatus erhält, löst sich die natürliche Schutzbedürftigkeit des Ungeborenen in diesen Relationen auf.

Das spezifische Interesse liegt bei diesen Ultraschalluntersuchungen auf den sogenannten Softmarkern, den leichten Kennzeichen. »Marker sind Zeichen, die auf bestimmte Krankheiten oder Behinderungen hindeuten können« (Bundeszentrale für gesundheitliche Aufklärung, 2011, S. 20). Der Hinweis auf spezifische Softmarker oder ihr Ausschluss *kann* in Betrachtung statistischer Vergleichswerte Aufschluss über die Wahrscheinlichkeit einer Erkrankung oder Behinderung geben. Das NT-Screening, die Nackenfaltentranzparenzmessung, ist eine pränataldiagnostische Maßnahme, die während der Basis-Sonografie erfolgen kann. Häufig gehört die Untersuchung zu den erstatteten Satzungsleistung der Krankenkassen. Doch die Ergebnisse erweisen sich als wenig verlässlich. Insbesondere bei der Nackenfaltenmessung ergibt sich eine hohe Fehlerquote im Befund. »Viele dieser ›auffälligen‹ Befunde stellen sich [...] bei weiteren Folgeuntersuchungen als ›normal‹ heraus« (Griese, 2000, S. 100). Das schonende Verfahren kann in der Konsequenz massive Auswirkungen für die Schwangere haben und Verunsicherung und Ängste auslösen.

In der Forschung bemüht man sich stetig um die Erweiterung und Präzision der ungefährlichen Untersuchungsverfahren, die sich vermehrt ins ersten Trimester verlagern. Der molekulargenetische Bluttest wird in vielfacher Hinsicht als eine unbedenkliche und vorteilhafte Methode eingestuft. Eine Analyse verschiedener Werte im mütterlichen Blut erteilt Auskunft über das Erbgut und den Gesundheitszustand des Kindes. Die Absicht des Verfahrens besteht darin, nach chromosomalen Abweichungen und Auffälligkeiten zu suchen, um die Wahrscheinlichkeit einer Chromosomenstörung zu bestimmen. Die Wartezeit auf die Untersuchungsergebnisse beträgt ein bis zwei Wochen, in denen die werdenden Eltern der Ungewissheit ausgesetzt sind. Die Befundlage bringt jedoch keineswegs Gewissheit, sondern eine statistische Datenlage, die ihre individuell bezogene Aussagekraft auf Wahrscheinlichkeiten begründet. Unklaren und auffälligen Befunden folgen überwiegend invasive Untersuchungen, die genauere Ergebnisse ermitteln sollen.

Die Firma LifeCodexx brachte im Jahr 2012 mit dem PraenaTest einen dieser »risikofreien« Bluttest auf den Markt. Mit dem Slogan »Zuverlässig. Schnell. Sicher.« wirbt man dafür, Wissen zu schaffen (vgl. LifeCodexx 2019a; 2022). Ab der vollendeten neunten Schwangerschaftswoche soll der Bluttest Chromosomenstörungen im Erbgut des ungeborenen Kindes identifizieren und so neben den Trisomien 21, 18 und 13 Fehlverteilungen der Geschlechterchromosomen und Ähnliches ausfindig machen. Wie LifeCodexx erklärt, darf bei nicht-invasiven Tests keine 100% Aussagekraft erwartet werden (vgl. LifeCodexx, 2019b). Der Gemeinsame Bundesausschuss startete ab August 2016 ein Bewertungsverfahren, das die kassenärztliche Kostenübernahme der Methode zum Inhalt hatte, bevor das Verfahren nach der Bundestagsdebatte im Jahr 2019 als bewilligt galt. Die Änderung trat mit einer Anpassung der Mutterschaftsrichtlinien in Kraft (vgl. Gemeinsamer Bundesausschuss, 2019a).

Das Netzwerk gegen Selektion durch Pränataldiagnostik untersuchte den Prozess der Etablierung nicht-invasiver pränataler Tests, kurz der NIPT, im Hinblick auf deren Governance-Prozess.[22] Dabei fällt auf, dass die Bundesregierung schon ab 2009 allein 300.000 Euro in die Entwicklung und Forschung des PraenaTests investierte. Noch vor der Markteinführung wurde aufgrund der Beteiligung mit öffentlichen Fördergeldern ein Weg geebnet, der abseits von kollektiver Reflexion eine Befürwortung implizierte. Erst mit der geplanten Markteinführung im Jahr 2012 wurde der Konflikt, der mit Einführung eines solchen Tests einhergeht, offiziell thematisiert. Die »Individualisierung von Verantwortung«, nach den Anforderungen gesellschaftspolitischer Vorgaben durch eine ökonomisch geleitete Interessenvertretung, stand hierbei maßgeblich in der Kritik (vgl. Braun & Könninger, 2017, S. 6ff.). Die schwangere Frau verantwortet am Ende der Ereigniskette die Entscheidung für oder gegen einen kassenärztlich finanzierten Test, der »das Ergebnis einer Politik [darstellt], die ihre Prioritäten in der Mittelstandsförderung setzt« (ebd., S. 10).

22 Das Netzwerk gegen Selektion durch Pränataldiagnostik bezieht sich mit dem Ausdruck Governance auf »alle Formen und Aktivitäten der Steuerung und Gestaltung des NIPT« (vgl. Braun & Könninger, 2017, S. 6).

Die Unbedenklichkeit des Verfahrens gestaltet sich somit in verschiedener Hinsicht strittig. Im Rahmen der medizinischen Anwendung sind keine körperlichen Komplikationen zu befürchten, doch die Tragweite ist weitaus größer. Das Individuum trägt im konkreten Fall die Entscheidungslast und ebenfalls die persönlichen Konsequenzen. Die Folgen realisieren sich sowohl im Einzelnen für die schwangere Frau als auch gesamtgesellschaftlich. Die neuen Verfahren werden zu einer Normalität, die, fremdgesteuert finanziert, die Komplexität für die einzelne Frau kaum überschaubar werden lässt. »Diese somit für den Feten nicht invasive Methode könnte einen enormen, in seinen Folgen nicht abschätzbaren Wandel der pränatalen Diagnostik bewirken, aber auch einen Markt öffnen, der nur schwer zu kontrollieren ist« (Bundeszentrale für gesundheitliche Aufklärung, 2010, S. 36).

Im Hinblick auf den selektiven Charakter ist die Gefährdung durch die Zunahme nicht-invasiver Untersuchungen weit größer einzuschätzen als bei den bislang etablierten pränataldiagnostischen Methoden. Die Option von routinemäßigen Einsätzen existiert, und insbesondere der Blick auf die vom Bundestag bewilligte Entscheidung suggeriert eine Unbedenklichkeit des Verfahrens. Griese befürchtet im Zuge der Ausweitung nicht-invasiver Tests gravierende Folgen. Die Entwicklung immer neuer Testverfahren und deren Verknüpfungsmöglichkeiten ergebe abseits von Risikoparametern eine neue reguläre Untersuchungsnormalität aller Schwangeren im Hinblick auf Anomalien (vgl. Griese, 2000, S. 98). Sie prognostiziert, dass die »Hemmschwelle für einen selektiven Abbruch […] – aufgrund des frühen Zeitpunkts der Schwangerschaft – sinken und [dieser] damit zunehmend selbstverständlich« werde (ebd., S. 101). Den schwangeren Frauen wird ein geringer Aufwand im Sinne des Risikomanagements fingiert. Medizinisch existiert hingegen ausschließlich eine zahlenbasierte Diagnose, die, falls positiv oder ungenau, den Verantwortungsdruck auf die Eltern, insbesondere auf die schwangere Frau, überstellt. Zumeist schließen sich bei fortgeschrittener Schwangerschaft und Unsicherheiten weitere invasive Untersuchungen an die nicht-invasiven positiven Untersuchungsergebnisse an.

4.2.2 Invasive Untersuchungsverfahren

Die Angebote der Pränataldiagnostik stellen differenzierte Methoden und Verfahren zur Verfügung. Es gibt verschiedene Optionen, denen jedoch immer ein spezifisches Konfliktpotenzial und jeweils Nachteile zugrunde liegen. Invasive Maßnahmen sind in den Körper eindringende Verfahren. Sie beinhalten ein Risiko, da sie auch körperliche Komplikationen, insbesondere ein erhöhtes Fehlgeburtsrisiko, nach sich ziehen können. Das Verfahren wird im allgemeinen Verhältnis der »Verlustrate«, wie man das ungelebte Leben rationalisiert, aufgrund der Vorteile als positiv legitimiert. Die Testergebnisse versprechen eine erhöhte Genauigkeit gegenüber den nicht-invasiven Verfahren. Bislang gilt die invasive Methodik daher als das Standardverfahren der Pränataldiagnostik (vgl. Geipel et al., 2010a, S. 91ff.).

Die Entscheidung der Schwangeren für die Durchführung einer invasiven Untersuchung erfolgt freiwillig. Die Inanspruchnahme der Pränataldiagnostik setzt vorab eine ausführliche Beratung durch den Arzt/die Ärztin voraus. Diese Beratung soll anhand verständlicher Informationen sowohl die Möglichkeiten als auch die Grenzen, Konsequenzen und das Konfliktpotenzial pränataldiagnostischer Verfahren aufzeigen. Des Weiteren verpflichtet sich der Arzt bzw. die Ärztin, auf den Rechtsanspruch einer psychosozialen Beratung im Rahmen des Schwangerschaftskonfliktgesetzes hinzuweisen.

Die Qualität der ärztlichen Informationsweitergabe gestaltet sich hingegen an Relationen, jeweils subjekt- und kontextgebunden. Neben fachlich divergierenden Komponenten[23] spielen in der Beratung ebenso situative und individuelle Bewertungsprozesse eine Rolle. Es wird empfohlen, das Beratungsgespräch schriftlich zu dokumentieren, dies ist aber nicht zwingend notwendig. Die schwangere Frau kann anhand der Informationen zwischen verschiedenen Methoden der invasiven Pränataldiagnostik wählen. Die Fruchtwasserentnahme (Amniozentese), die Chorionzottenbiopsie und die Kordozentese sollen im Folgenden näher beschrieben werden (vgl. ebd.).

Das Verfahren der *Amniozentese* kann regulär erst ab der 15. oder 16. Schwangerschaftswoche durchgeführt werden, da vorher mit erhöhten (Fehlgeburts-)Risiken für das Kind zu rechnen ist. Die Bauchdecke wird mit einer Hohlnadel punktiert, um das Fruchtwasser aus der Fruchtblase zu entnehmen. Der Prozess der Fruchtwasserentnahme wird mittels Ultraschallverfahren beobachtet. Die Gewinnung kindlicher Zellen dient der anschließenden Untersuchung auf chromosomale Auffälligkeiten. Das

---

23 Die Beratung kann durch Gynäkolog*innen und Humangenetiker*innen erfolgen, im Fall der Netzwerkarbeit aber auch von Kinderärzt*innen fortgeführt werden.

Vorgehen gestaltet sich nicht unkompliziert und neben Komplikationen wie einem Fruchtwasserabgang und einer dadurch ausgelöste Fehlgeburt können Infektionen, Blutungen und in seltenen Fällen Verletzungen des Ungeborenen durch die Nadel entstehen (vgl. ebd.). Die körperliche Untersuchung ist darüber hinaus mit weiteren möglichen Belastungen verbunden. Die Ergebnisse beanspruchen zumeist eine Auswertungszeit von ein bis zu drei Wochen. Die Wartezeit ist für die werdenden Eltern häufig mit Ungewissheit und Sorgen verbunden. Die Ergebnisse haben, wie auch bei der Chorionzottenbiopsie, eine spezifisch begrenzte Aussagekraft im Hinblick auf die Chromosomenanalyse und somit auf die Feststellung von Erbkrankheiten. Im Rahmen der Untersuchung kann kein Befund zum allgemeinen Gesundheitszustand des ungeborenen Kindes erhoben werden. Denn »[e]in normaler Chromosomensatz schließt [...] nicht alle Fehlbildungen und Erkrankungen des Ungeborenen aus. Herzfehler, Extremitätenfehlbildungen, Spaltbildung im Gesicht, viele geistige Behinderungen, also die Mehrzahl von Fehlbildungen oder Erkrankungen beruhen nicht auf Veränderungen des Chromosomensatzes« (Bundeszentrale für gesundheitliche Aufklärung, 2010, S. 39).

Auch die *Chorionzottenbiopsie* dient der genetischen Zellentnahme zwecks Chromosomenanalyse. Die dafür erfolgende Punktion des Mutterkuchens ist bereits ab der neunten Schwangerschaftswoche möglich, allerdings mit größeren Schwierigkeiten verbunden. Die Zellentnahme aus dem Mutterkuchen geschieht in der Regel über die Bauchdecke der Mutter, da das transvaginale Verfahren ein erhöhtes Risiko birgt. Die Punktion ist im Vergleich zur Amniozentese nicht nur technisch schwieriger durchzuführen, sondern auch mit einem höher bezifferten Abortrisiko als die Fruchtwasserentnahme belegt (vgl. Geipel et al., 2010a, S. 92). Andere Komplikationen sind laut Bundeszentrale für gesundheitliche Aufklärung hingegen seltener und gegen ein frühes Untersuchungsergebnis, das »einen weniger belastenden frühen Abbruch der Schwangerschaft ermöglichen würde« (Bundeszentrale für gesundheitliche Aufklärung, 2010, S. 41), abzuwägen. Ob das Belastungsrisiko eines Schwangerschaftsabbruchs durch die Wahrnehmung pränataldiagnostischer Verfahren minimiert werden kann, bleibt grundsätzlich zu reflektieren, da dieser die Option körperlicher und auch psychischer Belastung impliziert (vgl. Kapitel 4.3.2). Wie bei der Amniozentese weisen auch die Befunde der Chorionzottenbiopsie eine begrenzte Aussagekraft auf.

Die *Kordozentese* oder auch Nabelschnurpunktion dient der Gewinnung des Fetalblutes. Die Untersuchung erfolgt frühestens ab der 18. Woche und somit im späten Verlauf der Schwangerschaft. Die Bauchdecke wird zur Blutentnahme aus der Nabelvene mit einer Hohlnadel punktiert und das Vorgehen ebenfalls mittels Ultraschall-Verfahren kontrolliert. Die Mutter kann von Risiken in Form von Infektionen und Blutungen, die sich als geringfügig bewerten lassen, ausgehen. Die Fehlgeburtsrate hingegen wird mit 1–1,5% beziffert. Das Verfahren ermöglicht neben einer schnellen Chromosomenanalyse die Diagnose fetaler Infektionen, Anämien und Blutkrankheiten. Die Kordozentese bietet in seltenen Ausnahmefällen die Chance der Therapie. Die Nabelschnurpunktion ermöglicht dann die Transfusion von Medikamenten (vgl. Geipel et al., 2010a, S. 92f.). In diesen Zusammenhängen scheint mir eine Einschätzung von Pränataldiagnostik als Prävention im Folgenden notwendig.

»Der Kritik am Zusammenhang zwischen pränataler Diagnostik und selektiver Abtreibung wird von deren Betreibern immer entgegengehalten, daß nicht die Abtreibung, sondern die Therapie der in utero festgestellten Schädigungen und Krankheiten das Ziel ihrer Forschungen sei« (Degener & Köbsell, 1992, S. 51). Die Therapiemöglichkeiten sind jedoch in der Tat begrenzt und so kann die Anwendung des Präventionsbegriffes im Zusammenhang mit der Pränataldiagnostik zu wesentlichen Missverständnissen führen. Bis zum heutigen Zeitpunkt sind die real vorhandenen medizinischen Optionen überschaubar. Die Chancen einer Behandlung, um Erkrankungen des Kindes zu verhindern oder zu mindern, sind laut Bundeszentrale für gesundheitliche Aufklärung (2011, S. 28) bislang ausschließlich bei bestimmten Herzrhythmusstörungen in Form einer indirekten medikamentösen Therapie, bei einer drohenden Frühgeburt oder bei einer erstmaligen Infizierung der Schwangeren mit dem Toxoplasmose-Erreger gegeben. Eine direkte Therapie durch eine medikamentöse Behandlung oder eine Bluttransfusion über die Nabelschnurpunktion kommt bei Anämie, Blutbildungsstörungen oder kindlicher Hirnblutung infrage, ist aber mit den zuvor dargestellten Risiken der Kordozentese verbunden. Nur selten werden intrauterine Operationen[24] durchgeführt, die jedoch komplikationsreich und mit weiteren Risiken verbunden sind (vgl. Tolmein, 1993, S. 30).

> »Die Erfolgsquoten sind niedrig, die Quote von Spontanaborten nach intrauterinen Eingriffen ist hoch; steht für die Diagnose keine Therapie zur

24 Lat.: innerhalb der Gebärmutter.

> Verfügung, was derzeit [...] bei über 90 Prozent der Fall ist, wird als Konsequenz daraus fast immer die Schwangerschaft abgebrochen« (ebd.).

Die Untersuchungen der Pränataldiagnostik dienen dem primären Ziel, zu diagnostizieren, ob das ungeborene Kind der gegenwärtig gültigen Norm entspricht und mutmaßlich gesund ist oder ob eine Abweichung vorliegt. Zu diesem Zweck werden die Risiken der Untersuchungen real eingegangen. Die pränataldiagnostischen Verfahren befassen sich in der Regel mit der Feststellung und Diagnose von Behinderungen, für die präventive Maßnahmen keine Option darstellen und die medizinisch nicht behandelbar sind. Auch der Humangenetiker Wolfram Henn verweist auf den Konflikt, wird infolge der Diagnose einer Behinderung keine Therapie, sondern nur der Entschluss über die Fortführung oder den Abbruch der Schwangerschaft und somit über das Weiterleben des ungeborenen Kindes möglich (vgl. Henn, 2004, S. 160).

Für die werdenden Eltern beinhaltet eine nicht reversibel diagnostizierte Erkrankung oder Schädigung des Fötus ein unumgängliches Dilemma: Sie müssen sich für oder gegen das Kind entscheiden, und dies mit verschiedenen Konsequenzen. Die Realität konfrontiert die Eltern überdies mit einer großen Not: Die enttäuschte Erwartungshaltung und das Bedürfnis nach Sicherheit und Kontrolle münden in unvorhergesehenen Entscheidungsdruck. Die Hoffnung auf das gewünschte, in der Vorstellung normale, gesunde Kind gerät ins Wanken, wird überwiegend von der Annahme unerträglichen, vermeidbaren Leids abgelöst. Die Unvereinbarkeit der Argumente zwingt die Mutter bzw. die Eltern zur Entscheidungsfindung, die zwar autonom, aber unter dem Druck individueller Verantwortbarkeit immer auch repressiven sozialen Steuerungsmechanismen unterliegt.

Wird ein vormaliges Wunschkind aufgrund seiner Eigenschaften abgetrieben – im Unterschied zu einem Abbruch einer ungewollten Schwangerschaft – mündet die Pränataldiagnostik in der Selektion. Ein Merkmal des Kindes, die Behinderung, wird in diesem Kontext zum (über-)lebensentscheidenden Kriterium deklariert. Der vorgenannten Untersuchungsordnung liegt grundsätzlich ein diskriminierender Gedanke zugrunde, der sich nicht auf den Schutz des Ungeborenen, sondern auf die existenzielle Daseinsberechtigung des Kindes bezieht.

> »Prävention bedeutet dann nicht mehr nur Vorbeugung gegen krankmachende Situationen, sondern grundsätzlich, mehr und mehr die Verhütung,

> Verhinderung, Vermeidung von Behinderung und damit behindertem Leben an sich. In diesem Sinn gilt behindertes Leben nur noch als unerwünschter und zu vermeidende Risikofaktor« (Aurien, 1990, S. 50).

Die Maßnahmen der Pränataldiagnostik verhindern dann für den noch ungeborenen Menschen jegliche Realisierung des Rechts auf Inklusion.

Behinderung strukturiert sich in diesem Komplex nicht in ihrer sozialen, umweltbezogenen Dimension, sondern als ein statistisch ausgewerteter, verfügbarer Gegenstand partikularer medizinischer Erwägungen. »Dabei können in der Regel keine konkreten Aussagen über das zu erwartende Ausmaß einer Erkrankung bzw. über mögliche Entwicklungspotenziale des Kindes gemacht werden« (Griese, 2000, S. 97). Sicher ist, dass es diesbezüglich keine Gewissheit geben kann. Pränataldiagnostische Verfahren basieren auf relativen Zahlen und Wahrscheinlichkeiten und unterliegen Fehlerquoten sowie Interpretationsspielräumen. Krankheiten und Behinderungen, als funktionelle Beeinträchtigungen interpretiert, treten zumeist im Laufe des Lebens auf. Rau sieht den Ursprung von Behinderung größtenteils nicht genetisch bedingt und benennt neben Aspekten der Lebensführung und Unfällen diverse andere Risikofaktoren (vgl. Rau, 2004, S. 16). Insbesondere der Vorgang der Geburt zeigt sich mit Gefahrenpotenzial belastet. Doch ein Leben ohne Risiko kann es in der Realität nicht geben. Fakt ist, dass »keine auch noch so ausgedehnte vorgeburtliche Diagnostik […] ein gesundes Kind garantieren« kann (Henn, 2004, S. 159) kann. Eine realistische Betrachtung macht die Vermeidungs- und Verhinderungsthese, ganz unabhängig von einer Bewertung, somit obsolet. Das Phänomen Behinderung, als Resultat einer sozial bedingten, mehrdimensionalen normativen Realität, mag als eine biologische Andersheit vorhanden sein, doch erst anhand extern interpretierter Abweichungen von normativen Maßstäben zeigt es sich benachteiligt und in seiner Existenz bedroht.

4.3 Die Konsequenzen

4.3.1 Das Abtreibungsstrafrecht – juristische Perspektive

Ein positiver Befund infolge pränataldiagnostischer Verfahren impliziert für die Schwangere die Frage nach dem weiteren Vorgehen. Ein Teil der

Frauen entscheidet sich gegen den weiteren Schwangerschaftsverlauf und somit gegen das Kind. In diesem Punkt ist die Pränataldiagnostik eng mit dem Thema der Abtreibung verbunden. Generell sind Schwangerschaftsabbrüche in Deutschland nach Paragraf 218 des Strafgesetzbuches grundsätzlich rechtswidrig und strafbar, doch im Zuge vielfältiger Veränderungsprozesse und mit der Deutschen Einheit zog der Gesetzgeber eine Kompromisslösung vor. Der Blick auf die Historie zeigt das Abtreibungsrecht als ein kontinuierlich umstrittenes Verfahren, das im Hinblick auf die vielfältigen Positionen immense Diskrepanzen aufweist. Ein Konsens scheint gegenwärtig aufgrund der Polarisierung differenter Haltungen kaum möglich. Die Gruppe der Lebensschützer lehnt den Schwangerschaftsabbruch grundsätzlich ab; seitens feministischer Kultur fordert man, den Vorgang zu legalisieren. Somit stehen sich zwei Lager gegenüber, die im Fokus ihrer Interessenvertretung und unveränderbarer Positionen vorwiegend unflexibel agieren. Deshalb erscheint es mir hier wichtig, eine differenzierte und diskursive Sicht zu erarbeiten. Doch nicht das Abtreibungsrecht selbst wird an dieser Stelle infrage gestellt. Die Regulierung, die eine Abtreibung aufgrund pränataldiagnostischer Diagnosen ermöglicht, bleibt bei der Betrachtung ihrer vielfältigen Facetten als selektiv und damit abwägend, was lebenswert ist, zu kritisieren.

Insgesamt geht es bei der Suche nach einer humanen Position in diesem spannungsvollen Verhältnis darum, die Notlage von Frauen als solche zu respektieren und die Selbstbestimmung abseits patriarchalischer Strukturen zu etablieren. Die Forderung nach weiblicher Selbstbestimmung darf, ebenso wenig wie die Diskriminierung behinderter Menschen, zur Disposition stehen, da dieses Recht demokratischen Grundwerten und einer Gleichberechtigungslogik entspricht. Diesbezüglich bestehen jedoch Kontroversen, die infolge von normativen Instrumentalisierungsverläufen die Selbstbestimmung der Frau im Vergleich zu behindertem Leben abwägen. Insbesondere die – infolge der Abschaffung der embryopathischen Indikation auf die medizinische Indikation verlagerte und in die mütterliche Verantwortung überstellte – Entscheidungskultur trägt zur individuellen Belastung und zur Festigung kollektiver Normalisierungstendenzen bei. Ein Ziel ist es, ein Konzept zu erarbeiten, das zur Entlastung individueller Verantwortungsprozesse beiträgt und soziale Auffangmechanismen schafft.

Im Folgenden werde ich die Historie des Abtreibungsrechts anhand prägnanter Merkmale mithilfe der Recherchen von von Behren (vgl. 2019) kurz skizzieren. In den 1970er Jahren machten sich Frauen deutschlandweit für eine Reform des Abtreibungsparagrafen stark, mit unterschiedlichen Ergebnissen. In der DDR wurde im Jahr 1972 eine sogenannte Fristenlösung verabschiedet, die das Recht auf eine Unterbrechung der Schwangerschaft bis zur zwölften Schwangerschaftswoche gesetzlich verankerte. Zuvor gab es die Option des Schwangerschaftsabbruchs ausschließlich mit der Begründung einer begrenzten medizinischen Indikation und dem Vorliegen von Erbkrankheiten. Mit dem neuen Gesetz aber wurde der Schwangerschaftsabbruch legalisiert und die Indikationsstellung erweitert. In der BRD verliefen die Prozesse der Gesetzesveränderung demgegenüber hingegen schleppend. In der Folge der Verbrechen des Nationalsozialismus existierte ab 1950 der Rechtszustand einer gesetzlich geregelten medizinischen Indikation, der die Freigabe einer Abtreibung auf die Ärzteschaft begrenzte und ansonsten unter Strafe stellte. Die sexuelle Revolution und die Einführung der Antibabypille im Umbruch der 1970er Jahre brachten schließlich neue, maßgebliche Impulse. In der von Alice Schwarzer initiierten Kampagne »Wir haben abgetrieben« bekannten sich Frauen im *Stern*-Magazin, darunter Prominente, einen Abbruch vorgenommen zu haben. Der Konflikt förderte das öffentliche Interesse, und so gehörten Proteste von Aktivist*innen und Abtreibungsgegner*innen zum Programm. Politisch stand man vor der Herausforderung, sowohl den Schutz des ungeborenen Lebens zu berücksichtigen als auch den Bedürfnissen der schwangeren Frau gerecht zu werden. Die geplante Reform des Paragraf 218 im Jahr 1975 konnte allerdings nicht in Kraft treten, da sich eine Fristenlösung gegenüber den Grundrechten des Ungeborenen als verfassungswidrig darstellte, und so galt weiterhin eine ausgeprägte sozial-medizinische Indikation als Grundlage. Im Jahr 1976 erfolgte durch das Strafrechtsänderungsgesetz die Festlegung auf ein Modell, das den Schwangerschaftsabbruch bei Vorliegen einer medizinisch-sozialen, eugenischen, kriminologischen oder einer Notlagenindikation durch den Arzt/die Ärztin zuließ (vgl. Behren, 2019, S. 17ff.).

Die Wiedervereinigung Deutschlands erforderte nach Ablauf einer Übergangszeit, auch die gesetzlichen Regelungen unter dem Grundgesetz zu vereinigen. Die bis heute gültige Regelungssystematik des Abtreibungsstraffrechts trat im Jahr 1995 in Kraft. Paragraf 218a benennt Grenzbereiche und Bedingungen, unter denen der Schwangerschaftsabbruch in Abwägung der Grundrechtsposition der Mutter gegenüber dem im Widerstreit stehenden Schutz des Ungeborenen in Ausnahmefällen straffrei bleibt (vgl. Deutscher Bundestag, 2017, S. 5), »aber dennoch verwerflich und rechtswidrig ist« (ebd., S. 6). So wird durch die restriktive Fristenlösung ein rechtswidriger, aber strafloser Schwangerschaftsabbruch bis zur zwölften Woche nach der Empfängnis ermöglicht (vgl. Strafgesetzbuch, §218; §218a). Der Gesetzgeber bindet dies an die Voraussetzung einer Beratung nach Paragraf 219 des Strafgesetzbuches und eine drei Tage andauernde Bedenkpflicht.

Der Inhalt dieser Beratung wird im Spezifischen durch das Schwangerschaftskonfliktgesetz geregelt und dient, trotz vorausgesetzter Ergebnisoffenheit, vorrangig dem Schutz des ungeborenen Lebens. Die Beratung erfolgt durch eine staatlich anerkannte Beratungsstelle und darf nicht von dem Schwangerschaftsabbruch durchführenden Arzt bzw. von der diesen durchführenden Ärztin vorgenommen werden (vgl. Strafgesetzbuch, §219). Achtelik merkt in diesem Zusammenhang die entscheidende Strukturierung der Beratung unter staatlicher Kontrolle an. Darüber hinaus thematisiert sie das in der Kritik stehende Paradoxon der Ergebnisoffenheit der Beratung, das im Hinblick auf den zielgerichteten Schutz des ungeborenen Lebens somit durchaus unterschiedliche Formen der Beratungsgestaltung finden kann. Die Frau erscheine in diesen Zusammenhängen »unmündig und emotionsgesteuert« anstatt selbstbestimmt und müsse sich einer Beratungsteilnahme unterordnen, da diese vor einer Abtreibung verpflichtend sei (vgl. Achtelik, 2015, S. 53).

Das Vorliegen einer gesetzlich gültigen Indikation, begründet durch das fachliche Urteil eines Arztes oder einer Ärztin, bewertet den Schwangerschaftsabbruch nach Paragraf 218a als nicht rechtswidrig (vgl. Strafgesetzbuch, §218a). Gegenwärtig gelten die kriminologische und die medizinische Indikation als zulässige Begründungen. Mit der Reform des Paragraf 218 im Jahr 1990 entfiel die embryopathische Indikation, die einen Schwangerschaftsabbruch wegen einer möglichen Schädigung oder Erkrankung des Kindes erlaubte, unter anderem aufgrund des Einsatzes von engagierten Behindertenverbänden (vgl. Achtelik, 2019, S. 27f.). Die Gesetzesänderung antwortet damit auf die moralische Forderung nach Gleichberechtigung und erfüllt die verfassungsrechtlichen Ansprüche des Würde-Konzepts. Die Neuregelung entspricht ebenfalls dem im Jahr 1994 erlassenen Diskriminierungsverbots von Behinderten, das den Artikel 3 im Absatz 3 des Grundgesetzes um eine Untersagung der Benachteiligung Behinderter ergänzte. Johannes Rau würdigte diese Änderung, die es verbietet, ein Kind aufgrund positiver pränataldiagnostischer Ergebnisse abzutreiben, noch im Jahr 2004 als einen »großen Fortschritt« (Rau, 2004,

S. 15). Das Ziel der Gesetzesänderung bestand darin, selektive Mechanismen infolge der Pränataldiagnostik abzuwenden.

Die formale Abschaffung der embryopathischen Indikation schaffte jedoch eine entsprechende Perspektive nicht aus der Welt, sondern verlagerte die Schwierigkeiten in ein anderes, weniger offensives Feld. So erklärten der Berufsverband Medizinische Genetik und die Deutsche Gesellschaft für Humangenetik in einer Stellungnahme zur Neufassung des Paragrafen 218a StGB, dass »keine grundsätzliche Änderung der bisherigen medizinischen Praxis und im Bereich der Pränataldiagnostik« (Berufsverband Medizinische Genetik & Deutsche Gesellschaft für Humangenetik, 2001, S. 42) erforderlich sei und dass man beabsichtige, »die embryopathische Indikation in der medizinischen Indikation aufgehen zu lassen« (ebd.). Tatsächlich traten Veränderungen ein, die die Situation aus Sicht der Pränataldiagnostik als Selektion in der Praxis verschärften und neue Schwierigkeiten implizierten.

Die embryopathische Indikation wird seitdem in Bezug auf die medizinische Indikation abgehandelt. Denn

> »[d]er mit Einwilligung der Schwangeren von einem Arzt vorgenommene Schwangerschaftsabbruch ist nicht rechtswidrig, wenn der Abbruch der Schwangerschaft unter Berücksichtigung der gegenwärtigen und zukünftigen Lebensverhältnisse der Schwangeren nach ärztlicher Erkenntnis angezeigt ist, um eine Gefahr für das Leben oder die Gefahr einer schwerwiegenden Beeinträchtigung des körperlichen oder seelischen Gesundheitszustandes der Schwangeren abzuwenden, und die Gefahr nicht auf eine andere für sie zumutbare Weise abgewendet werden kann« (Strafgesetzbuch, §218a Abs. 2).

Die unzumutbare Belastung der Schwangerschaft legitimiert in diesem Fall den Schwangerschaftsabbruch (vgl. Deutscher Bundestag, 2017, S. 7). Entscheidet sich eine Schwangere aufgrund positiver pränataldiagnostischer Ergebnisse gegen das ungeborene Kind, definiert dieses Vorgehen das behinderte Kind als eine für die Frau unzumutbare Belastung. Das Merkmal der Behinderung als mittelbarer Grund bleibt vor den gegenwärtigen Umständen für die Frau unannehmbar. Die Frau steht somit vor der Pflicht, das Dilemma der zukünftigen Lebensbewertung, sowohl für sich als auch für das Kind, vor den gesellschaftlichen Hintergründen zu entscheiden. Degener und Köbsell beschreiben im Jahr 1992 diese Zusammenhänge der selektiven Pränataldiagnostik als die »Neue Eugenik«, als einen Prozess der Moderne, der sich nicht in der Absicht, jedoch in der Umsetzung anders als früher gestaltet: »Heute ist keine brutale Gewalt zu ihrer Durchsetzung nötig, sie funktioniert ohne staatlichen Unterdrückungsapparat im Namen von scheinbarer Freiwilligkeit und Selbstbestimmung« (Degener & Köbsell, 1992, S. 23). Auch viele Jahre später erscheint diese Vorstellung zutreffend und ist infolge der Ausweitung pränataldiagnostischer Verfahren und Normalisierungs- und Risikotendenzen aktueller denn je.

Im Rahmen der Reformbewegung wurde in Paragraf 218 der Zeitraum des Schwangerschaftsabbruchs in Verbindung mit einer ärztlich bestätigten medizinischen Indikation ohne zeitliche Befristung ausgedehnt. Ohne medizinische Indikation bleibt ein Abbruch nur bis zur 22. Schwangerschaftswoche straffrei. Dies macht auch Spätabtreibungen im Rahmen später pränataldiagnostischer Befunde, wie sie im Verlauf der Kordozentese oder des erweiterten Ultraschallverfahrens gegeben sind, in der Praxis möglich. Die Anzahl der registrierten Spätabbrüche lag im Jahr 2020 laut statistischem Bundesamt bei einer Anzahl von 648 und stieg in einem Zeitraum von acht Jahren – im Vergleich zu 2012 – um 201 Abbrüche an. Auch die Anzahl der medizinisch induzierten Schwangerschaftsabbrüche ist von 3.326 Abbrüchen im Jahr 2012 auf 3.809 im Jahr 2020 gestiegen (vgl. Statistisches Bundesamt, 2021; siehe Anhang). Die Motivlage dahinter bleibt unklar, denn auf statistischer Ebene lässt sich eine Abtreibung aufgrund der Annahme einer zu erwartenden Behinderung nicht nachweisen. Geipel, Gembruch und Berg stellen jedoch die These auf, dass »[d]ie große Mehrzahl der medizinisch indizierten Schwangerschaftsabbrüche [...] in Deutschland aufgrund schwerer Fehlbildungen und Erkrankungen des Ungeborenen durchgeführt [wird]; rein mütterliche Erkrankungen sind sehr selten Grund zu [einem] Schwangerschaftsabbruch« (Geipel et al., 2010b, S. 119). Der Status von behindertem Leben übernimmt juristisch betrachtet und resümierend im Kontext des Abtreibungsrecht eine indirekte Stellung ein, die durch das Angebot der Pränataldiagnostik bedroht ist, auch wenn das gesetzliche Grundgerüst eine verfassungsrechtliche Gleichheit normiert. Die Abschaffung der embryopathischen Indikation führte in diesem Komplex, obgleich mit der Absicht, Gleichberechtigung zu gewährleisten, zu keiner wesentlichen Verbesserung der Gesamtsituation bezüglich der Abtreibung aufgrund des Merkmals der Behinderung. Diesbezüglich bleibt der Dialog zu eröffnen, um hinsichtlich der genannten Schwierigkeiten zu vermitteln.

4.3.2 Der Abbruch – medizinische Perspektiven

Die bereits dargelegten juristischen Vorgaben strukturieren das nachgeordnete medizinische Vorgehen. Der Gesetzgeber bindet einen Schwangerschaftsabbruch in der Regel an die Beratungspflicht. Existiert eine medizinische Indikation, entfallen sowohl die psychosoziale Beratungs- als auch die zeitliche Abtreibungsfrist. Dies entbindet Ärzt*innen jedoch nicht davon, auch bei einer medizinischen Indikation eine Aufklärung durchzuführen. Denn »[d]ie ab 01.01.2010 gültige Änderung des Schwangerschaftskonfliktgesetzes schreibt eine Aufklärungs- und Beratungspflicht des Arztes bei einem auffälligen Befund nach Pränataldiagnostik und vor der Feststellung einer medizinischen Indikation für einen Schwangerschaftsabbruch vor« (Geipel et al., 2010b, S. 119). Der Schwangeren werden infolge eines auffälligen Befundes vom Arzt bzw. von der Ärztin mögliche Lösungen vorgestellt. Die Entscheidung kann jedoch nur entweder in der Fortführung oder in der Beendigung der Schwangerschaft bestehen. Zwar kann der Arzt/die Ärztin über weitere Hilfs- und Beratungsangebote informieren, allerdings verbleibt die Beratungspflicht primär in der medizinischen Verantwortung, somit partikular, und die Kommunikation schwerpunktmäßig von der medizinischen Sicht geprägt.

Das Gespräch zwischen Arzt/Ärztin und Patient*in ist laut Schwangerschaftskonfliktgesetz nachvollziehbar und ergebnisoffen zu führen (Schwangerschaftskonfliktgesetz, 1992, §2a, §5). Dies gestaltet sich nicht unproblematisch, ist die Konfliktberatung an die Subjektivität des durchführenden Beraters aus dem spezifisch medizinischen Kontext gebunden. Wie bereits beschrieben, existiert im medizinischen Sektor mitunter die Annahme von Behinderung als funktionelle Beeinträchtigung und sie wird mehrheitlich als defizitär interpretiert (vgl. Kapitel 3.2.2). Die Mutmaßung eines individuell zugeschriebenen Mangels, anstatt der Deutung von Behinderung als umweltbasierendes Phänomen, wird mit Leid verbunden und das Leben unter diesen Umständen als nicht wertvoll beziehungsweise nicht lebenswert generalisiert.

> »Die genetischen BeraterInnen geben jedoch inzwischen zu, dass es schier unmöglich ist, eine Beratung durchzuführen, in die die eigenen Vorstellungen und Bewertungen nicht mit einfließen. Schon die Art und Weise, wie den Ratsuchenden die Schwere der Auswirkungen einer festgestellten Abweichung mitgeteilt wird, hängt von der Einstellung der jeweiligen BeraterIn gegenüber Behinderung ab« (Degener & Köbsell, 1992, S. 47).

Eine unbefangene Kommunikation zeigt sich bereits in der Existenz und der Selbstverständlichkeit pränataldiagnostischer Verfahren negiert und setzt in der Suche nach Abweichungen zumeist kontrainduzierte Tendenzen zum unbedingten »Schutz des Lebens« voraus.

Die Pränataldiagnostik gibt indes dem Schwangerschaftsabbruch als selektive Methode den Vorzug, um das Leben mit einem behinderten Kind bewusst abzuwenden. Die Mediziner*innen sind an den Handlungsauftrag gebunden, ihre Dienstleistungen im Auftrag der Gesundheit zu erfüllen und Krankheit zu verhüten. Die Gleichsetzung von Behinderung und Krankheit wird im Feld der Pränataldiagnostik zum spezifischen Problem, denn »[s]olange eine pränatal erkennbare Schädigung nicht therapierbar ist, wird der entsprechende Fetus durch ›therapeutischen Abort‹ zum nichtlebenswerten Leben erklärt« (ebd., S. 55). Achtelik beschreibt in der Ablösung der embryopathischen durch die medizinische Indikation eine Entscheidungsverlagerung vom Arzt/von der Ärztin auf die Frau (vgl. Achtelik, 2015, S. 54) Die Schwangere tritt in der Konfliktberatung gegenüber dem Arzt/der Ärztin in eine Form der Rechenschaftspflicht, doch obliegt ihr nach der ärztlichen Beratung die finale Verantwortung, den Beschluss für einen Schwangerschaftsabbruch zu fassen (vgl. Schwangerschaftskonfliktgesetz, 1992, §5). Mit der Beschlussfrage eröffnet sich somit ein hoch dilemmatischer Raum. Unabhängig davon, für welche Lösung sich die Frau entscheidet, steht sie vor der Aufgabe, ihr Handeln in diesem Konflikt im Nachhinein zu legitimieren. Sie unterliegt stets dem Paradoxon der individuellen Haftbarkeit, sie muss sowohl im Privaten als auch in der Gesellschaft Gründe für ihr Handeln anführen.

Ist die Entscheidung für einen Schwangerschaftsabbruch gefallen, stehen verschiedene Maßnahmen und Methoden zur Verfügung, die ihrerseits jeweils differente Risiken bergen. Der Schwangerschaftsabbruch erfolgt bis zur zwölften Schwangerschaftswoche primär medikamentös. Der Abort soll durch die Gabe von Mifepriston und Misoprostol ausgelöst werden. Je nach Fortschritt der Schwangerschaft muss eine Kürettage durchgeführt werden (das heißt einer Ausschabung der Gebärmutter) oder der Abort muss über das Absaugen des ungeborenen Kindes erfolgen (vgl. Geipel et al., 2010b, S. 120ff.). Eine Schädigung oder Behinderung des Fötus wird, mittels der pränataldiagnostischen Maßnahmen, oftmals nach der zwölften Schwangerschaftswoche diagnostiziert. Das hat erhebliche Konsequenzen für die Durchführung des Schwangerschaftsabbruchs. »Ein Schwangerschaftsabbruch im fortgeschrittenen Zeitpunkt der Schwangerschaft ist in der Regel sehr belastend, denn Körper und Seele sind auf Schwangerschaft und nicht auf Geburt eingestellt« (Bundeszentrale für gesundheitliche Aufklärung, 2011, S. 33). Der Abbruch ist ein abruptes, durch äußerliche Krafteinwirkung gesteuertes Beenden eines sonst natürlichen und schützenden Prozesses. Nach dem Überschreiten der zwölften Schwangerschaftswoche wird der Geburtsprozess künstlich eingeleitet. Dies kann in Methode und Dauer variieren; die Phase des Abbruchs kann Stunden oder aber auch Tage dauern. In der Folge kommt es zu einer Früh- beziehungsweise Totgeburt. Der Fötus verstirbt noch während des medizinischen Eingriffs oder unmittelbar danach (vgl. Geipel et al., 2010b, S. 120ff.).

Ein Schwangerschaftsabbruch stellt somit eine elementare, schwerwiegende Entscheidung mit individuellen und in der Gesamtheit sozial präsenten Folgen dar, unabhängig davon, welche Motivlage sich dahinter verbirgt. Der Entscheidungsdruck der Schwangeren wird von körperlichen und psychischen Prozessen abgelöst. Der Schwangerschaftsabbruch beinhaltet auch körperliche Risiken für die Frau. »Übelkeit, Erbrechen, Bauchkrämpfe und Fieber« (ebd., S. 122) sind nur einige wenige Erscheinungen, die auftreten können. Auch psychische Folgen können die Konsequenz eines Schwangerschaftsabbruchs sein. Nicht jede Frau verarbeitet den Abbruch unbekümmert, zum Teil werden die Begebenheiten im Nachhinein als tragisch erlebt. »Nach dem körperlichen Über- und Durchstehen des Eingriffes kommt die seelische Verarbeitung, die bei manchen Frauen Jahre dauert« (Degener & Köbsell, 1992, S. 46f.). Öffentlich werden Schwangerschaftsabbrüche und die resultierenden Auswirkungen jedoch weitestgehend tabuisiert.

In Ausnahmefällen kommt es bei einem Schwangerschaftsabbruch zu Anomalien und es können Maßnahmen wie ein Kaiserschnitt nötig werden. Mit dem Fortschreiten der Schwangerschaft erhöht sich die Wahrscheinlichkeit, dass der Säugling den schwerwiegenden Eingriff überlebt (vgl. Geipel et al., 2010b, S. 122). »Und nun, nach der Geburt, schlägt der ärztliche Auftrag geradezu in sein Gegenteil um: war vorher der Tod des Kindes das Ziel des Eingriffs, so sind die Ärzte nun im Prinzip dazu verpflichtet, das Leben des Neugeborenen zu bewahren« (Dederich, 2000, S. 267). Der Beginn des Geburtsvorgangs markiert eine Schwelle – er macht das ungeborene Kind juristisch zur Person. Die Umstände erfordern lebenserhaltende Hilfeleistungen, die zuvor nicht Gegenstand der Handlungsabsicht waren. »Präventive« Vorkehrungen haben zum Ziel, Situationen wie diese zu umgehen. Vor der Einleitung der Geburt wird ein sogenannter Fetozid herbeigeführt. Ein durch die Injektion von Kaliumchlorid ausgelöster Herzstillstand verhindert, dass das Ungeborene lebend zur Welt kommt (vgl. Geipel et al., 2010b, S. 119ff.). Für die behandelnden Ärzt*innen bedeutet dies zumeist ebenfalls einen ethischen Konflikt, widerspricht der Fetozid doch dem medizinischen Ethos, Leben zu bewahren.

Wie bereits im Kontext der wechselseitigen Austauschprozesse (Kapitel 2.2.3) beschrieben, überleben manche Säuglinge trotz der Vorkehrungen die Abtreibung. Das »Liegenlassen« als ein beabsichtigtes Vorgehen des Sterbenlassens, das jedwede Form der Hilfeleistung und Kommunikation untersagt, unterliegt den Prognosen und Bewertungsprozessen der Ärzt*innen. Laut Achtelik befasste sich bislang eine Studie aus den 1970er Jahren mit der Thematik, die auch »Diskussionen über die Grenzen der Behandlungspflicht« berührte (vgl. Achtelik, 2015, S. 55). Aktuell finden sich keine Studien und Informationen zum gegenwärtigen Geschehen. Gianna Jessen, Sängerin und Aktivistin, wurde als eine Überlebende mit Verletzungsfolgen des eigenen Schwangerschaftsabbruchs in Verbindung eines Fetozids bekannt und kritisiert das Vorgehen öffentlich. Bekanntheit erlangte ebenso das Oldenburger Baby Tim. Abgetrieben wegen der Diagnose »Down-Syndrom«, ging der Junge lebensfähig aus einem misslungenen Schwangerschaftsabbruch hervor. Nach neun Stunden des Liegenlassens und der Nicht-Versorgung erlitt Tim aufgrund inkorrekter Lebensprognose des medizinischen Personals erhebliche Folgeschäden (vgl. Lebenshilfe, o.J.). Nicht-invasive pränataldiagnostische Verfahren beugen diesen Vorfällen vor, indem sie die pränatale Diagnose und die selektiven Konsequenzen in einen früheren Abschnitt der Schwangerschaft verlegen. Öffentlich bekennt man sich vor allem seitens der Politik mit einer Kostenübernahme zur Wahl eines augenscheinlich harmloseren Modells, das anstatt die Grundsätze pränataldiagnostischer Verfahren zu reflektieren deren Methoden zunehmend ausbaut, während sich die Auswirkungen des nicht-invasiven Vorgehens keineswegs weniger besorgniserregend gestalten.

4.4 Pränataldiagnostik – eine Frage der Perspektive?

Die Pränataldiagnostik unterliegt stets dynamischen, multifaktoriellen Einflüssen und Beziehungen. Es wäre eindimensional, in komprimierten Thesen zu klären, wie sie als selektive Maßnahme bei den Bemühungen, eine inklusive Gesellschaft zu verwirklichen, Bestand haben kann. »Die

Motive, die sich hinter der Befürwortung der pränatalen Diagnostik verstecken, sind sehr heterogen. Hier lassen sich zumindest *persönliche* Motive der Betroffenen, *medizinische* Motive und *gesellschaftliche* Motive unterscheiden« (Dederich, 2000, S. 259; Hervorh. i. O.). Und auch *ökonomisch* motivierte Erwägungen beeinflussen das System. Diese differenzierten Motive möchte ich in die weiteren Überlegungen integrieren, obgleich sie ihre Wirkung in wechselseitigem Einfluss zu- und miteinander herausbilden und miteinander verwobene Konstrukte darstellen. Das Angebot der Pränataldiagnostik etabliert sich mit der Gestaltung normativer Prozesse, wird durch eine entsprechende Nachfrage attraktiv – eine Nachfrage der Schwangeren, die ihrerseits pluralistischen Einflüssen der Mehrheitsgesellschaft unterliegt. Obgleich die einzelnen, auf die Pränataldiagnostik einflussnehmenden Komponenten für sich genommen, bedeutsam sind, bleibt es mein primäres Ziel, reduktionistische Verkürzungen zu vermeiden und Pränataldiagnostik als Teil eines vielschichtigen Spannungsfeldes wahrzunehmen. Am Ende stellt sich die wesentliche Frage, wie sich die Pränataldiagnostik im Kontext der Mehrdimensionalität aus diversen Perspektiven gegenüber dem Recht auf Inklusion verhält.

Daraus resultiert die Notwendigkeit, neben bislang diskutierten medizinischen und ökonomischen Motiven auch die individuelle Sichtweise und somit die Rolle der Frau in den gegenwärtigen soziokulturellen Verhältnissen in die Erwägungen einzubeziehen. Der Fokus richtet sich nicht spezifisch auf konkrete Einzelfälle, sondern versucht Pränataldiagnostik seitens der Frauen als eine allgemein anerkannte Lösungsreaktion auf die sozialen Begebenheiten zu interpretieren. Die Rolle der Frau und Mutter möchte ich daher aus meiner Position charakterisieren. Die Motive der Angst und der Selbstbestimmung kristallisieren sich dabei als wesentliche Faktoren heraus, die die Entscheidung für die Wahrnehmung pränataldiagnostischer Untersuchungen legitimieren.

Medizinische und politische Beweggründe, die Pränataldiagnostik zunehmend als reguläres Untersuchungsverfahren umzusetzen, manifestieren ein zuvor begründetes Bild der Technik der Pränataldiagnostik als eine »Neue Eugenik« der Moderne (vgl. Degener & Köbsell, 1992). Dabei gilt eine skeptische Einschätzung vor allem denjenigen Auffassungen, die Pränataldiagnostik als unvermeidbare Option gegen das Leiden erscheinen lassen. Eine Disziplin wie die Medizin verstärkt zeitweilen ambivalente Auffassungen und sieht sich mit dem Handlungsauftrag der Pränataldiagnostik einem inhärenten Widerspruch gegenübergestellt. Die angesprochenen Kontraste möchte ich deutlich herausstellen. Durch die Analyse politischer Dimensionen können Bezüge zu den Verfahren der Pränataldiagnostik ermittelt werden, speziell auf die Fragestellung ihrer Verantwortbarkeit gerichtet. Mit diesem letzten Baustein soll der Wunsch nach einer Transformation bestehender Systeme und somit ebenso pränataldiagnostischer Vorgänge erläutert werden. Für deren Notwendigkeit wurden mehrdimensional begründete Argumente aufgezählt. Im Ergebnis wird das Paradoxon der Pränataldiagnostik in Beziehung zu einem Recht auf Inklusion erkennbar. Eine Systematisierung der verschiedenen Annahmen wird im Gesamtzusammenhang deutlich: Wie ordnet und strukturiert sich unsere Gesellschaft? Welchen Stand hat ein behindertes Leben in unserer Gesellschaft von Beginn an? Und wie verhalten sich Individuum und Sozialität zueinander? Teilweise ergänzen sich die Perspektiven oder sie weisen Diskrepanzen auf. Es besteht der Anspruch, sowohl auf Ambivalenzen und Widersprüche als auch auf heterogene Motive hinzuweisen. So möchte ich im Kapitel »Pränataldiagnostik und das Recht auf Inklusion« (Kapitel 4.5) aufgrund der erarbeiteten Grundlage deren Beziehung zueinander reflektieren und in einem letzten Schritt Lösungsideen präsentieren, wie sich das Recht gegenwärtig auf weiteren Wegen verwirklichen ließe.

4.4.1 Die Rolle der Frau – Erwägungen zwischen Angst und Selbstbestimmung

4.4.1.1 In der Rolle der Frau und Mutter

Die Pränataldiagnostik ist untrennbar mit der Lebenswelt von Frauen verbunden. Schon die Frage, ob eine Frau Kinder bekommen möchte, gestaltet sich komplex und ordnet sich einem spezifischen Rollenverständnis unter. Die individuelle Entscheidung, pränataldiagnostische Untersuchungen wahrzunehmen, unterliegt ebenso dem Einfluss diverser Faktoren. Prägend erweisen sich neben biografischen, lebensweltlichen Bedingungen zugleich die in einem übergeordneten Kontext existierenden allgemeinen, gesellschaftlichen Ordnungen, in die Frauen eingebunden sind. Das Wechselspiel zwischen individuellen und kollektiven Strukturen lässt ein generelles Bild von Frauen entstehen, das im Folgenden näher umschrieben wird. Dabei möchte ich meinen Fokus diesbezüglich auf vorherrschende Ambivalenzen und Rollenkonflikte richten. Während die Frau in ihrer

Rolle zeitgeschichtlich kontinuierliche Benachteiligung erfuhr, zeigen sich die gegenwärtigen Umstände zwar in mehrerlei Hinsicht als emanzipiert, doch existieren weiterhin Ungleichheiten zwischen den Geschlechterrollen von Frau und Mann.

Der Blick auf die Historie (vgl. Landeszentrale für politische Bildung, o. J.) verdeutlicht, dass der Wandel soziokultureller Prozesse fortwährend mit dem weiblichen Bedürfnis und Streben nach Autonomie und der Forderung nach Gleichberechtigung einherging. Rechtlich begründete das »Gesetz über die Gleichberechtigung von Mann und Frau auf dem Gebiet des bürgerlichen Rechts« ab dem Jahr 1958 zwar einen gleichberechtigen Status, doch die Umsetzung erfolgte zögerlich. Von der Kontoeröffnung bis hin zur Erwerbsarbeit vollzog sich das Leben der Frauen lange Zeit in Abhängigkeit der Entscheidungsbefugnisse des Mannes. Zeigte sich die Frau bis in die 1960er Jahre auf die Rolle der Hausfrau und Mutter fixiert, löste eine zweite Welle der Frauenbewegung diese starre Rollenzuschreibung zunehmend auf. Die Protestbewegungen um den Abtreibungsparagrafen 218 im Rahmen der sexuellen Revolution standen beispielhaft dafür, wie sich die Forderungen nach Autonomie und Unabhängigkeit entwickelten. Doch es brauchte Zeit, bis sich die Lebensbedingungen zunehmend liberalisierten. Erst im Jahr 1977 erfolgte durch die Reform des Ehe- und Familienrechtes eine weitere rechtliche Gleichstellung, die das grundlegende Ideal der Hausfrau auch vor dem Gesetz widerlegte.

Im Laufe der Jahre ergaben sich diverse Reformen und gesetzliche Neuregelungen, die eine Gesellschaftsstruktur unter gleichberechtigten Bedingungen normierten (vgl. ebd.). Neben der Formulierung neuer bevölkerungspolitischer Ziele, die sowohl Frauen als auch behinderte Menschen – vor dem Gesetz alle Menschen – als gleichberechtigt umfassen, finden sich verstärkt auch ökonomische Absichten in den Regelungen wieder. Diese auf Maximierung konzentrierten Kriterien beeinflussen die aktuelle Lebenswelt, also auch das weibliche Umfeld, wesentlich. Die Analyse gegenwärtiger Lebensumstände von Frauen verdeutlicht darüber hinaus, dass die reale Loslösung der Unterdrückung patriarchalischer Verhältnisse bislang nicht alle Ebenen der Lebenswirklichkeit umfasst. Das Bild der modernen unabhängigen Frau wie auch das Phänomen Behinderung bleiben keineswegs frei von Diskriminierungen. Die Debatte um die Einführung einer Frauenquote und die Aufforderung nach Lohngerechtigkeit sind hier als Beispiele für ein wahrgenommenes Ungleichgewicht zu benennen.

Die Welt der Frau differenziert sich zum gegenwärtigen Zeitpunkt im Zuge moderner Individualisierungstendenzen zunehmend aus. War die Rolle in der Vergangenheit fixiert und Ehefrauen zugleich als Hausfrauen festgeschrieben, löst sich dieses Ideal zugunsten von vielfältigen Lebensmodellen auf. Charakteristisch hierfür ist ein Rollenpluralismus, der bei vielfältigen – zum Teil kontrainduzierten – Ansprüchen unvereinbare Anforderungen an die Frauen stellt. Karriere und Mutterschaft bilden ein solch ambivalentes Verhältnis. Die Vereinbarkeit von Beruf und Familie ergibt sich als ein Problemfeld und bestimmt seit Langem einen Teil der öffentlich geführten Debatten. Insbesondere im Rahmen der Coronapandemie scheinen sich traditionelle Rollenstrukturen zu verschärfen und das Modell der neuen Autonomie muss einer ungleichen Rollenverteilung und veränderten Normalisierungstendenzen weichen.

In diesem Komplex der vielseitig gestellten Anforderungen an die weibliche Rolle entwickeln sich Mutterschaft und das Ereignis der Schwangerschaft zu einem planbaren, vorab arrangierten Event der eigenen Lebensbiografie. Die Lebensstrukturierung orientiert sich an einem Verhaltenskodex, der möglichst wenig dem Zufall überlässt. Neben dem optimal gewählten Zeitpunkt der Schwangerschaft und der Mutterschaft lösen diverse Vorbereitungen die Ungezwungenheit ab und begünstigen die Annahme, es gäbe die Chance einer Risikovermeidung. Diverse schwangerschaftsvorbereitende Präparate und Techniken, die zugleich ein beruhigendes als auch ökonomisch profitables Werkzeug zu sein scheinen, bedienen sowohl die individuellen als auch die ökonomischen Interessen. Das Nahrungsergänzungsmittel Elevit steht beispielhaft für diese pränatalen Handlungsoptionen, die zunehmend die Zeit *vor* der eigentlichen Schwangerschaft erfassen. »Sorgen Sie für Ihr Baby, bevor Sie wissen, dass Sie eines bekommen« (Elevit, 2012) – bewirbt der Herstellerslogan das Produkt, das Risiken wie Neuralrohrdefekte senken soll. Illustrativ demonstriert die Werbung der Pharmaindustrie an dieser Stelle die gegenwärtige Erwartungshaltung an die Frauen und (Noch-nicht-)Mütter.[25] Diese wiederum sehen sich verpflichtet – existiert die Chance, vorab zu agieren –, sich normkonform, präventiv agierend und zugleich fürsorglich zu verhalten.

25 Neben Handlungsanweisungen für die zukünftigen Mütter scheint sich der Trend der individuellen Verantwortbarkeit der Gesundheit nun auch für zukünftige Väter zu etablieren. Der Hersteller Elevit formuliert Ratschläge wie z.B. gesunde Ernährung und die Vermeidung von Wärme zum Erhalt der idealen Zeugungskraft (vgl. Elevit, 2012).

Die Mehrheitsgesellschaft konstruiert ein Paradigma der immer neuen Ansprüche, gleichermaßen resultiert für Frauen und Mütter der intendierte Zwang, diese einzuhalten. Denn wenn es schon Nahrungsergänzungsmittel gibt, um die Risiken zu vermeiden, wie könnte eine Frau es verantworten, dieses Angebot nicht wahrzunehmen? Der Fokus gilt dabei primär einem Aspekt: der Gesunderhaltung nach spezifischen Normen. »Eine »gute Mutter« zu sein, die »nur das Beste« für »ihr Kind« will, fängt eben heute schon in oder sogar vor der Schwangerschaft an. Keinen Alkohol mehr zu trinken, mit dem Rauchen aufzuhören, die Einnahme von Folsäure zur Vermeidung von Neuralrohrdefekten scheinen bereits der gleichen Logik zu folgen wie Ultraschalluntersuchungen und Screenings. Diese werden daher einfach nur als weitere Maßnahmen betrachtet, um sicherzustellen, dass es »dem Baby gut geht« (Achtelik, 2015, S. 128).

Den Frauen wird zugleich ein hohes Maß der individuellen Verantwortung auferlegt: Die ideale Versorgung und damit korrelierend die Gesunderhaltung des noch (ungeborenen) Säuglings sind infolge eigenverantwortlichen Handelns zu gewährleisten. Währenddessen wird die Illusion einer investitionsabhängigen, kontrollierbaren Gesundheit etabliert. Freiverkäufliche Medikamente der Pharmaindustrie und auch die pränataldiagnostischen Angebote der Medizin übernehmen ihrerseits den Part, Frauen auf dem Konzept des Risikos basierende Lösungsstrategien anzubieten. Dass diese Dienste sich profitorientiert verwalten, wird aus dem Motiv der Sorge zum Teil marginalisiert. Einhergehend ergibt sich eine Verschiebung der Zuständigkeit: »Die Individualisierung der Verantwortlichkeiten lenkt die Suche nach Lösungen weg von gesellschaftlichen Bedingungen hin zu persönlichen Risikofaktoren, die man mit Lebensstilentscheidungen hofft, beeinflussen zu können« (ebd., S. 133). Das individuelle Risiko, weit weg von einer Akzeptanz als zum Leben dazugehörend, erzeugt Verunsicherung und Angst. So konzentriert sich die Aufmerksamkeit auf die Minimierung und Kalkulierung der zukünftigen Unwägbarkeit zugunsten der Marktwirtschaftlichkeit, anstatt die angeschlossene gesellschaftliche Dimension wahrzunehmen.

Das Bild in der Moderne wird dabei zunehmend von diskriminierenden Idealen dominiert. Sierck erkennt in der »sozialdarwinistische[n] Kategorie des ›survival of the fittest‹« eine Bedrohung all derjenigen, die nicht dem Ideal gemäß funktionieren (vgl. Sierck, 2000, S. 76). »Gesundheit, Schönheit, Fitness, Leistungsfähigkeit sind die Grundwerte des Normalisierungsdenkens im Alltag« (ebd.). Mütter sind trotz der vielfältigen

Belastungen zwischen Haushalt, Kindern, Karriere und Selbsterfüllung keineswegs von diesem Idealbild ausgenommen. Zunehmend existieren Angebote, um schon kurz nach der Geburt den After-Baby-Body auf Kurs zu bringen. Es bleibt festzustellen, »dass körperliche Attraktivität [immer noch] ein zentraler Bestandteil des weiblichen Rollenbildes ist« (Levc, 2008, S. 33) und darin eine weitere Erwartungshaltung besteht, der Frauen unter dem Vergleichsdruck zumeist entsprechen möchten.

Das Streben nach Perfektibilität lenkt den Blick neben der beanspruchten Rolle der Frau auch auf die Dimension einer idealisierten Familienplanung. Das unbestimmte, ungeborene Kind wird zum Zukunftsprojekt, in der Annahme, dass wir »heute in der Lage [seien], Kindern schon vor der Geburt, sogar schon in der Kinderwunsch-Phase, durch entsprechende Maßnahmen den besten Start ins Leben zu ermöglichen« (Elevit, 2012). In einer Gesellschaft der Gesunden und Leistungsfähigen erweisen sich dann die vorgeblichen spezifischen »Qualitätsmerkmale« des Säuglings als maßgeblich relevant. Die Frau muss im Selbstmanagement notwendigerweise auf diese latenten Umstände reagieren. Pränataldiagnostik versteht sich diesbezüglich als ein Angebot im Hinblick auf die Not der Frau, Erwartungen in ihrem Rollenkonzept erfüllen zu müssen. Wer Sorge trägt, Benachteiligung für sich und ein behindertes Kind zu erfahren, wird das Angebot zumindest in Erwägung ziehen. Dabei vernachlässigt die Frau, dass die Eigenschaften des Kindes keine bewusste Entscheidung und nicht individuell verantwortbar sind. »Eine Vollkaskoversicherung für ein gesundes Kind kann es nicht geben, und wen es trifft, der hat keinen Grund für Schuldgefühle« (Henn, 2004, S. 156). Doch ausgehend »von der derzeitigen gesamtgesellschaftlichen Situation […], in der der überwiegende Teil der familialen Reproduktionsarbeit von Frauen geleistet wird« (Levc, 2008, S. 8), erscheint das Phänomen Behinderung für viele Individuen als ein unzumutbarer Faktor, dem eine Frau bei all den pluralistischen Ansprüchen nicht gerecht werden kann.

Auch die Vereinbarung von Arbeits- und Familienleben belastet die Rollenkonformität immens. Die »guten« Mütter steigen heutzutage möglichst schnell wieder ins Berufsleben ein. Studien wie die der Organisation für wirtschaftliche Zusammenarbeit und Entwicklung (OECD) (2017) untersuchen die familiäre Vereinbarkeit von mütterlicher Berufstätigkeit und stellen fest, dass Frauen weitestgehend in Teilzeit arbeiten. Nicht nur das Verdienstgefälle und die spätere Rentenauszahlung differenzieren das Verhältnis der Partnerschaftlichkeit, sondern zumeist auch die in der

Familie investierte Fürsorgezeit. Die OECD sieht Lösungen in flexiblen Modellen der Fremdbetreuung von Kindern. Staatliche Maßnahmen unterstützen die Idee der frühestmöglichen Erwerbstätigkeit und so gilt beispielsweise seit 2013 ein rechtmäßig geltender »Anspruch auf Förderung in Tageseinrichtungen und in Kindertagespflege« (SGB VIII, o. J. §24). Im Zuge dieser Veränderungen kalkulieren auch Arbeitgeber eine frühere Rückkehr der Mütter in den Beruf.

Die gegenwärtigen gesellschaftlichen Umstände verschärfen insgesamt die Situation für die Eltern eines behinderten Kindes. Die Benachteiligung umfängt nahezu alle Lebensbereiche und betrifft neben der Erwerbstätigkeit der Eltern auch die Wahl von Kita und Schule. Das Konzept der Inklusion wird bislang, unabhängig von dessen Definition, nicht flächendeckend umgesetzt und bildet vielfach eine Randerscheinung.[26] Die Angebote der Pränataldiagnostik bilden bei dieser Konstellation ein Resultat von individuell als bedrohlich wahrgenommenen Umständen.

> »Wer befürchten muß, mit einem behinderten Kind allein gelassen zu werden, ohne Chance auf die erforderliche Unterstützung, dafür aber mit der Gewißheit, der Gesellschaft zur Last zu fallen, wird sich nach pränataler Diagnostik und humangenetischer Beratung eher in die bevölkerungspolitische Pflicht nehmen lassen und sich gegen ein Kind entscheiden, das den Normen der industriellen Leistungsgesellschaft nicht genügt« (Tolmein, 1993, S. 8).

Dederich stellt fest, dass es eine recht kleine Gruppe sei, die sich trotz eines positiven Befundes für das Kind entscheide. Diese Gruppe sei oft mit Schwierigkeiten konfrontiert, da ihr Handeln für andere als nicht nachvollziehbar, als befremdlich oder unnötig bewertet würde (vgl. Dederich, 2000, S. 268). Die Konsequenzen sind vielgestaltig, viele Betroffene werden nicht nur diskriminiert, sondern auch stigmatisiert. Die Entscheidung für ein be-

26 Es existiert der Versuch, auch Inklusion nach statistisch quantifizierbarem Maßstab zu bemessen. Die Studie der Bertelsmann Stiftung »Inklusion in Deutschland – eine bildungsstatistische Analyse« verglich bundeslandspezifische Inklusionsbemühungen und machte somit auf differenzierte Umsetzungen aufmerksam (Klemm, 2013). Mareice Kaiser beschreibt in ihrem Buch *Alles Inklusive* im Kapitel »Kitasuche – Zu behindert für die integrative Kita« aus mütterlicher Perspektive die individuell wahrgenommenen Schwierigkeiten, in der Praxis eine inklusive Kita zu finden (vgl. Kaiser, 2016).

hindertes Kind impliziert einen Bruch mit gesellschaftlichen Normvorstellungen der Familie. Automatisch bewegt man sich dann am Rande der flexiblen Normstrukturen.

Jantzen spricht in diesem Kontext von »Sondermüttern« und »Sonderfamilien«, die den ungehaltenen Diskriminierungen und Ausgrenzungen ihrer Umwelt stetig ausgesetzt sind (vgl. Jantzen, 2017, S. 1ff.). In diesem Kontext soll sichtbar werden, dass es »beim Thema Behinderung in keiner Weise um die verändernden körperlichen Anpassungsbedingungen [geht], sondern um ausgegrenzte, gedemütigte, verletzte menschliche Existenz, die den Sondereltern ungeheure Kraft und Widerstandsfähigkeit abverlangt« (ebd., S. 2). Die Perspektive auf die Mutterrolle spiegelt wider, dass die individuell getroffenen Entscheidungen für Pränataldiagnostik und gegebenenfalls für eine selektive Abtreibung nicht ohne sozialen Kontext gedacht werden können. Frauen agieren in der Konsequenz nicht zwingend vorsätzlich selektiv. Vielmehr unterliegen sie einer Dynamik, die in ihrem Ergebnis gleich mehrere Interessengemeinschaften bedienen möchten und damit konfliktreichen Verhältnissen unterliegen.

4.4.1.2 Normalität in der Schwangerschaft: Unsicherheit und Angst

Eine Schwangerschaft geht für Frauen mit vielen Veränderungen einher. Sowohl der Körper als auch die psychische Konstitution entwickeln sich unter anderem aufgrund von veränderten hormonellen Bedingungen. Aus dieser Lebenssituation resultieren nicht selten Irritationen. Die Umstände stellen sich als eine Herausforderung dar, denn das bisherige Leben wird durch das Ereignis der Schwangerschaft unterbrochen und an die Position der bisherigen Planungen treten ungewisse Komponenten. Was bislang für die Frau »Normalität« war, löst sich zunehmend für eine unvorhersehbare Zukunft auf. Ungewissheit und Unsicherheit verbinden sich mitunter mit dem Gefühl der Angst. Medizinische Verfahren arbeiten mit rationalisierenden Herangehensweisen. Diese Möglichkeit der Auseinandersetzung bildet für viele Schwangere eine Option der Angstbewältigung und einen Umgang mit der Verunsicherung. Die vielversprechenden Angebote der Medizin stellen eine statistisch berechnete Wahrscheinlichkeit von Sicherheit in Aussicht. Auch die Pränataldiagnostik legitimiert sich über die These, dem mütterlichen Bedürfnis nach Sicherheit zu entsprechen (vgl. z.B. PraenaTest).

Die biologische Natur des Menschen hingegen offenbart, dass es keine

Gewissheit in Bezug auf Gesundheit geben kann. Henn beschreibt differierende genetische Eigenschaften als dem Menschen zugehörig. Unterschiedliche Mutationen, veränderte genetische Sequenzen – all dies seien natürliche Aspekte des Menschseins:

> »Es ist also letztlich nicht die Frage, *ob* ein Mensch genetische Anomalien trägt, sondern allenfalls *welche*, und welche sinnvollen Konsequenzen das Wissen darüber haben kann. Genetische Normalität im Sinne des zuvor beschriebenen intuitiven Verständnisses von ›Erbgesundheit‹ gibt es nicht« (Henn, 2004, S. 147).

Ein vollkommen gesunder Mensch existiert also nicht. Der Gesundheitsstatus unterliegt nicht nur biologischen Faktoren, er geht ebenfalls als ein Deutungsgegenstand aus sozialen, umweltbezogenen Bedingungen hervor. In der Broschüre der Bundeszentrale für gesundheitliche Aufklärung heißt es, dass ca. 4,5% der Behinderungen angeboren seien und vorwiegend im Laufe des Lebens als Konsequenz von Krankheit und Unfällen entstünden (vgl. Bundeszentrale für gesundheitliche Aufklärung, 2011, S. 24). In Bezug auf die These, dass Behinderung sozial konstruiert ist, können diese Daten im Rahmen der Normalisierungstendenzen variieren. Ob zum Beispiel eine Lippen-Kiefer-Gaumenspalte, zusätzliche oder fehlende Gliedmaßen als operabel und somit als Behinderung interpretiert werden, unterliegt der differierenden Dynamik. So können sich Auffassungen fluktuierend gestalten und dem Wandel unterliegen.

Der Anspruch auf und der Wunsch nach Sicherheit sind unter modernen Bedingungen deutlich gegeben. »Hauptsache, es ist gesund« (vgl. Degener & Köbsell, 1992) – so lautet die Maxime. Die meisten Eltern fürchten Krankheit und Behinderung als eine unbekannte Größe. Die wenigen Berührungspunkte mit dem Phänomen Behinderung, in Kombination mit der Annahme von Leid, produzieren diffuse Zukunftsängste. »Viele der damit verbundenen Ängste und Verunsicherungen sind nicht thematisierbar. Pränataldiagnostik kann deswegen als Angebot verstanden werden, diese Ängste auf einem anderen Weg zu bearbeiten« (Achtelik, 2015, S. 128). Entgegen dem prozentual minimalen Risiko, eine Behinderung oder Erkrankung zu erleiden, gewinnen pränataldiagnostische Verfahren als vorgebliche Methode der Angstbewältigung stetig an Einfluss. Sie nehmen damit Bezug auf und beeinflussen gleichzeitig die Lebenssituation werdender Mütter, die sowohl die Last der Unwägbarkeiten als auch die eigenen Erwartungshaltungen gegenüber der Zukunft mit dem noch ungeborenen Kind vereinbaren müssen. Viele Schwangere hegen im Zuge der individuellen Verunsicherung das Bedürfnis, gegenüber ihren Ängsten aktiv zu werden.

Die schwangere Frau überträgt in dieser Dynamik einen Teil ihrer Verantwortung auf die medizinischen Vertreter. Das Prinzip kann jedoch nur kurzfristig für Entlastung sorgen und bewirkt einen Dominoeffekt. Denn die Untersuchungsverfahren und auch ihre Ergebnisse sind geprägt von Ambiguität. »Statt Sicherheit herzustellen, schaffen sie noch mehr Ängste, die nur durch neue Tests – und damit noch effizientere Auslese – befriedigt werden sollen« (Degener & Köbsell, 1992, S. 62) – die Angstspirale nimmt ihren Lauf. Hier entsteht eine Basis, die es vor dem Hintergrund einer nicht objektiv gegebenen Sicherheit auch rational grundlegend zu durchbrechen gilt. Einmal im Untersuchungskreislauf angekommen, fällt es schwer, sich der Ereigniskette zu entziehen. Immer neue Untersuchungen sorgen für erneute Verunsicherungen und nähren die Sorge, es könne eine Abweichung gefunden werden. Dabei »wird oft unterschlagen, daß die Wartezeit zwischen der Untersuchung und der Mitteilung der Diagnose häufig psychisch belastend für die betroffenen Frauen ist, besonders, wenn die Untersuchung nach mehreren Schwangerschaftsmonaten durchgeführt wird« (Dederich, 2000, S. 262). Die Zeit der Ungewissheit bis zu den Testergebnissen kann eine massive Belastung darstellen und auch den Bindungsaufbau zum ungeborenen Kind beeinflussen.

Oftmals suchen Paare die humangenetische Beratung, wenn sie zu gewissen Teilen genetisch vorbelastet sind. Existieren erbliche Erkrankungen in der Familie oder die Mutter hat schon Verluste durch eine Fehl- oder Totgeburt erlitten, besteht die Chance, dass pränataldiagnostische Untersuchungen im Hinblick auf spezifische Fragestellungen durchgeführt werden können. Die Testergebnisse können die Betroffenen beruhigen, auch wenn keine Sicherstellung von Gesundheit gegeben ist.

Die Schwangere begibt sich im Rahmen der pränataldiagnostischen Verfahren in ein Abhängigkeitsverhältnis, das die Autonomie, begrenzt durch vielfältige Umstände, determiniert. So treten an die Stelle der natürlichen, körpereigenen Wahrnehmung externe Diagnoseprozesse, deren Untersuchungsergebnisse eigenständig kaum interpretiert werden können. Entscheidend rückt hier die Qualität des Austausches in den Blick, denn die Schwangere ist auf das Urteil und die Bewertung der Ergebnisse durch den/die Untersuchende/n angewiesen. Der/Die Spezialist*in fokussiert jedoch die Wahrnehmung jeglicher Abweichung vom Durchschnittswert. Das Risiko und die damit verbundene Emotion der Angst bleiben stets präsent. Die Angst vermittelt die Wahrnehmung, es sei Gefahr im Verzug. Dies verstärkt den inneren Wunsch nach Selbstschutz, das Bedürfnis, gegen die Angst aktiv zu werden und gegen diese Umstände ankämpfen zu wollen.

Degener und Köbsell erkennen in der Humangenetik und der Pränataldiagnostik ein Programm, das die Bündelung von Ängsten nutzt, um Sicherheit zu suggerieren und dem Bedürfnis der Kontrolle zu entsprechen. Zwar seien auch andere Strategien der Angstbewältigung realisierbar, doch biete man mit der Pränataldiagnostik eine Methode an, die angeblich das unkontrollierbare – das Leben – kontrolliert. Doch anstatt Ängste zu reduzieren, würden diese in Diskrepanz zum mütterlichen Bedürfnis vonseiten der Medizin durch die Betonung der Risiken geschürt (vgl. Degener & Köbsell, 1992, S. 33). In der Konsequenz resultiert im Rahmen der Pränataldiagnostik eine Ausprägung eines spezifischen Angstbewusstseins. Die Schwangere wird im Kontext des Untersuchungsprozedere für mögliche Risiken und Ängste sensibilisiert. Dies verstärkt ein Kontrollbedürfnis. Die Emotion Angst wird im Zusammenhang der Pränataldiagnostik problematisiert, anstatt sie als einen natürlichen Bestandteil des Lebens anzuerkennen und die Sorgen und Nöte lösungsorientiert zu thematisieren.

Die Pränataldiagnostik findet derweil nicht mehr wie früher als Ausnahmeverfahren, sondern zunehmend als reguläre Routineuntersuchung statt. Insbesondere die nicht-invasiven Verfahren wie die Sonografie werden als Standarduntersuchung und keineswegs im Hinblick auf ihre selektive Komponente interpretiert. Sie gehört zu dem »normalen« Bild in der Landschaft der Medizin. Die angehenden Mütter werden unvermeidlich mit der Entscheidung für oder gegen Pränataldiagnostik konfrontiert. Sie sind gezwungen, sich dem Verfahren gegenüber zu positionieren. Möchten sie eine Untersuchung wie die Sonografie nicht, muss diese aktiv abgelehnt werden.

Die Angebote implizieren hingegen ein trügerisches Selbstverständnis. Die Allgegenwart der Verfahren bestärkt die Annahme, dass diese angemessen sind. »Diese Logik könnte man aus Sicht der Frauen beispielsweise so formulieren: Wenn es ein Testverfahren gibt, gibt es das nicht ohne Grund, und daher ist es besser, eine Untersuchung durchzuführen als darauf zu verzichten« (Dederich, 2000, S. 264) Und, so die Hypothese, wenn die Mehrheit der Frauen die Untersuchungen wahrnimmt, um Risiken zu vermeiden, wird dies gerechtfertigt sein. Die Etablierung der Pränataldiagnostik verläuft unter diesen Normalisierungstendenzen geradezu trivial, die Verbreitung der Verfahren entwickelt eine Eigendynamik. Allein durch ihre Existenz prägen pränataldiagnostische Verfahren die ambivalente Situation der Schwangeren, die sich wiederum ihrerseits von den äußeren Bedingungen beeinflusst sieht. Die meisten Leistungen finanzieren die Krankenkassen regulär, begründet durch den Risikobegriff, der mittlerweile auf den Großteil der Schwangeren angewendet wird. Nur in Ausnahmefällen braucht es eine weitere Indikationsstellung. Auch die nicht-invasiven molekulargenetischen Bluttests wurden, in der Annahme eines besonderen Risikos, als Teil der kassenärztlichen Regelleistung zugelassen und vom Gemeinsamen Bundesausschuss im Jahr 2021 beschlossen. Die Schwangere wird sich womöglich fragen, ob ein finanziell unterstütztes System wie dieses denn so verkehrt sein kann, wenn die Untersuchung bereits zur pränataldiagnostischen »Normalität« gehört und es sich, so die Annahme, um ein »harmloses« Verfahren handelt.

Doch Tatsache ist: Die Angst vor dem Leben mit einem behinderten Kind lässt sich nicht durch einen Untersuchungsmarathon beheben. Eine Garantie oder Gewissheit für gesunden Nachwuchs können die Verfahren der schwangeren Mutter nicht geben. In der Not bleibt die Suche nach Lösungen, um sich von den auf die Zukunft gerichteten Sorgen zu befreien. Doch die Pränataldiagnostik gibt nur vor, »eine Antwort auf die reellen Ängste vor Überforderung, finanzieller Belastung oder der drohenden Aufgabe des eigenen Lebensentwurfs zu sein« (Achtelik, 2015, S. 129). Sie vermittelt das trügerische Bild, die Zukunft wäre im Zusammenhang eines im Untersuchungskontext diagnostizierten, medizinisch-biologisch wahrgenommenen Defekts kontrollierbar. Für die werdende Mutter bleibt das Dilemma, auf diese Prozesse zu reagieren. Das persönliche Bedürfnis, die Mechanismen der Angst zu kontrollieren und den Wunsch nach Kontrolle zu befriedigen, geht mit den Konsequenzen der individuellen Verantwortbarkeit, auch im Zusammenhang mit einer wahrscheinlichen Diagnose einher. Die schwangere Frau übernimmt stellvertretend einen Part, der im gesellschaftlichen Kontext solidarisch zu lösen wäre. Doch »[d]ie Optimierung des eigenen Lebens lässt den neoliberalen Gesellschaftsumbau unhinterfragt« (ebd., S. 133). Eine reale Chance der Angstbearbeitung hingegen realisiert sich nicht ausschließlich eindimensional im individuellen Lebensumfeld oder im Bereich der Medizin, sondern in einem übergeordneten Wandel des soziokulturellen Konstrukts des Phänomens Behinderung. Für eine humanitäre Gesellschaft braucht es an dieser Stelle die notwendige Offenheit, um dem Leben mit all seinen Facetten und Ambivalenzen – von Glück und Leid bis hin zu Angst und Freude – als Wechselspiel der Beziehungen zwischen Diversitäten zu begegnen. Unabhängig von einer Behinderung des Kindes bleibt für die Eltern ungewiss, was das Leben zukünftig bringt. Eltern benötigen den solidarischen Rückhalt, der auch den Weg der Schwangerschaft unbekümmerter begehen lässt, anstatt zukünftige Unwägbarkeiten in deren Risikodimension zu fixieren.

4.4.1.3 Selbstbestimmung und Selektion

Die Angst vor dem Phänomen Behinderung und der Wunsch nach Gesundheit sind Leitmotive für die Wahrnehmung von Pränataldiagnostik. Diesen wird zum Teil auch aus feministischer Perspektive entgegengehalten, Pränataldiagnostik bilde einen Part der Selbstbestimmung ab und gehöre zu den autonomen Entscheidungsbefugnissen der Frau. Doch darf eine autonome Entscheidung sich gegen behindertes Leben richten? Und inwiefern kann eine Entscheidung in Abhängigkeit von differenten Einflüssen, wie der Expertenmeinung, selbstbestimmt getroffen werden?

Rechtlich ist jedem Menschen der Bundesrepublik ein »Recht auf informationelle Selbstbestimmung« gegeben. Dieses Recht wird im Grundgesetz nicht gesondert aufgeführt, sondern als ein Part der allgemeinen Persönlichkeitsrechte (Grundgesetz, Art. 2 Abs. 1) abgeleitet. Im Rahmen moderner Entwicklungen der automatischen und technischen Datenerfassung rückt das Recht zum Schutz der Persönlichkeit aktuell ins Bewusstsein. Die Würde des Menschen ist auch hier die grundlegende Basis, die Entscheidungsfreiheit und Autonomie im Allgemeinen möglich macht. Das Individuum verfügt über die selbstbestimmte Befugnis, in eigenem Ermessen zu entscheiden, welche persönlichen Sachverhalte es in spezifischen Kontexten offengelegt sehen möchte (vgl. Grundrechteschutz: Recht auf informationelle Selbstbestimmung, o. J.). Des Weiteren sind im Grundgesetz »das Recht auf Leben und körperliche Unversehrtheit« und die unverletzliche Freiheit der Person integriert (vgl. Grundgesetz, Art. 2 Abs. 2). Übertragen auf den Prozess der Schwangerschaft bedeutet dies, dass die Schwangere über das natürliche Recht verfügt, über ihren Körper und jede Form der vorgeburtlichen Untersuchung aktiv selbst zu bestimmen.

Das »Recht auf Wissen« beziehungsweise das »Recht auf Nichtwissen« konkretisieren das Recht der informationellen Selbstbestimmung im Bereich der genetischen Untersuchungen. Das am 1. Februar 2010 in Kraft getretene Gendiagnostikgesetz hat zum Ziel, »Benachteiligungen aufgrund genetischer Eigenschaften zu verhindern« (Bundesministerium der Justiz, GenDG, 2010, §1). Das Gesetz geht von einem prinzipiellen Erkenntnisgewinn aus genetischen Untersuchungen menschlicher Merkmale aus. Die Regelungen sollen die Grenzen des Vorgehens bei solchen Untersuchungen definieren und strukturieren. So dürfen vorgeburtliche genetische Untersuchungen »nur« im Rahmen medizinischer Zwecke Auskunft über den Gesundheitszustand des Kindes während der Schwangerschaft und nach der Geburt geben. Damit möchte man vermeiden, dass auch Krankheiten, die zu einem späteren Zeitpunkt des Lebens ausbrechen könnten, primärer Gegenstand der pränatalen Untersuchungen werden. Nach der Geburt bedeutet konkret, dass die untersuchten genetischen Eigenschaften in ihren Auswirkungen bis zur Vollendung des 18. Lebensjahres bei der pränatalen Untersuchung einbezogen werden können (vgl. ebd., §15).

Die genetische Untersuchung setzt die Einwilligung der betroffenen Person voraus. Die Schwangere ist somit gezwungen, sich aktiv, gleichermaßen stellvertretend für das ungeborene Kind, gegenüber den Verfahren der Pränataldiagnostik zu positionieren. Macht die Betroffene von ihrem Recht auf Nichtwissen Gebrauch, entbindet dies zugleich den Arzt/die Ärztin von seiner Pflicht der Weitergabe von Informationen (ebd., §8).

Die Durchführung einer genetischen Untersuchung erfordert darüber hinaus eine aufklärende Beratung (vgl. ebd.). Diese integriert den Auftrag des Beraters/der Beraterin, sowohl im Hinblick auf die Möglichkeiten und Chancen als auch in Bezug auf die Grenzen und die allgemeine Tragweite der Verfahren zu informieren. Der Wahl der Schwangeren gehen also in einer Wechselwirkung die Selbst- und Fremdeinschätzungen bezüglich des Untersuchungsgeschehens voraus. Die Entscheidung für oder gegen Pränataldiagnostik resultiert als ein in sozialen Prozessen gebildetes Ergebnis – ist also von den subjektiv wahrgenommenen Einflüssen des Beratungsgespräches und vom Expertenwissen abhängig. In einem sensiblen Feld, wie es die Pränataldiagnostik darstellt, bilden sich spezifische Schwierigkeiten heraus.

> »Die betroffenen Frauen und Paare, aber auch die an den Untersuchungen, Entscheidungsprozessen und ggf. einer Abtreibung (oder vielmehr einer oft viele Stunden andauernden eingeleiteten Geburt) beteiligten Berufsgruppen sind infolge der rasanten medizin-technologischen Entwicklung mit ethischer Grenzsituation konfrontiert, deren Belastungs- und Konfliktpotenzial vorwiegend individuell er- und ausgetragen werden muss« (Griese, 2000, S. 97).

Zwar formulieren diverse Richtlinien adaptive Maßstäbe, doch für alle Beteiligten bleiben die moralischen Urteilsfindungen in dilemmatische Prozesse eingebettet. Unabhängig von der Profession der involvierten Berufsgruppen und der Entscheidungsprozesse der werdenden Eltern müssen alle Beteiligten ihr Handeln im Nachhinein legitimieren und mögliche Dissonanzen nach der Entscheidung in ihr Selbstbild integrieren. Hinzu kommt, dass das Konfliktpotenzial in seinen auf die Zukunft gerichteten Konsequenzen und möglichen Komplikationen nicht immer bewusst erfassbar ist. Die Frau möchte im besten Fall davon ausgehen, dass keinerlei Komplikationen auftreten; sie kann beziehungsweise will sich die mit einer Abtreibung einhergehenden Prozesse nicht vorstellen.

Die medizinisch-technologischen Strukturen und deren stetige Entwicklungen liefern im Kontrast dazu eine Vielzahl individuell verfügbarer neuer Informationen. Das schafft nicht unbedingt Sicherheit. Im Gegenteil, »[d]enn ein Mehr an Information bedeutet keineswegs zwangsläufig ein Mehr an Orientierungswissen und damit an Autonomie« (Dederich, 2000, S. 264). Oftmals sind die Informationen mit Verunsicherungen, Nicht-Realisierungen oder gar Überforderungen verbunden, die kaum eingeordnet werden können.

> »Tatsächlich ist es erklärungsbedürftig, wenn Frauen und Paare immer wieder als überrascht und geschockt beschrieben werden, nachdem eine Auffälligkeit festgestellt wird. Dies weist darauf hin, dass mit einem positiven Befund eben nicht gerechnet wird, sondern diese reale Möglichkeit massiv und angestrengt verdrängt wird« (Achtelik, 2015, S. 139).

Das Ziel lautet, mithilfe der Pränataldiagnostik Risiken auszuschließen – dass es einen selbst »treffen« könnte, wird nicht in Erwägung gezogen. Die positive Diagnose wird mehrheitlich als tragische Krise empfunden. So beschreibt es auch der Film *24 Wochen* (Berrached, 2016). Die Mutter eines »gesunden« Kindes erhält in der Schwangerschaft die Nachricht, dass ihr ungeborenes Kind das Down-Syndrom habe. Ein zusätzlicher Herzfehler verschärft die Dramatik und die Akteurin entscheidet sich aufgrund der Ungewissheit der Schwere der Behinderung im siebten Monat für eine Spätabtreibung. Als ein Spiegelbild gesellschaftlicher Verhältnisse weist der Film auf die existierenden Kontroversen hin und zeigt, zu welchen verzwickten Prozessen die Pränataldiagnostik führen kann. Der Konflikt impliziert den Druck der dilemmatischen Entscheidungsfindung für oder gegen die Selektion.

Der positive Befund erfordert eine individuell getroffene Entscheidung, die sich auf die Fortsetzung beziehungsweise den Abbruch der Schwangerschaft konzentriert. Hierin liegt schließlich die Differenz zwischen Selbstbestimmung und einer »Neuen Eugenik« begründet. Entspricht das ungeborene Kind nicht den individuellen, gewünschten Qualitätsmaßstäben, wird sich in der Konsequenz für die Selektion entschieden. »Die Zielvorgabe ist also klar: gewünscht wird ein Kind, jedoch kein behindertes« (Dederich, 2000, S. 270). Die Frau fasst den individuellen Entschluss auf der Grundlage einer diskriminierenden Wertvorstellung. Nicht die Wahl des Schwangerschaftsabbruchs, sondern deren selektives Verhältnis in Bezug auf Behinderung gilt als kompromittierend. Während ein gesundes Kind sich in der Vorstellung in die »normalen«, sozialen Lebensumstände integriert, wird ein Merkmal des ungeborenen Kindes zum individuellen, lebensentscheidenden Exklusionskriterium der persönlichen Lebensgestaltung. Der Rollenpluralismus und die Ansprüche von Leistungsfähigkeit und Gesundheit lassen kaum Raum für autonome Verwirklichung, erst recht nicht für ein behindertes Kind.

Die Pränataldiagnostik hingegen evoziert das Gefühl eines selbstbestimmten Wahlverfahrens, vermittelt den Eindruck, die Umstände seien steuerbar und lägen kontrollierbar in der eigenen Hand. Je nachdem, ob das Kind den Ansprüchen genügt, erhält es den Status »lebenswert« oder »lebensunwert«. »Das ist eine euphemistische Umschreibung für das, was zutreffender als ›trial and error‹-Verfahren beschrieben ist: Fällt die pränatale Diagnose zur Zufriedenheit aus, ist alles gut, wenn nicht, wird abgetrieben und eine neue Chance gegeben« (Tolmein, 1993, S. 32). Das Leben erscheint unter diesen Begebenheiten austauschbar. Das ist ein Verständnis, das Leben nicht bedingungslos als wertvoll und lebenswert anerkennt, sondern nur beim Vorhandensein spezifischer Eigenschaften eine Lebensgrundlage zuspricht. Diese Auffassung widerspricht unserem derzeitigen Verständnis des Würde-Konzepts und steuert aus gesellschaftlicher Perspektive direkt auf ein utilitaristisches Paradigma zu. Das Leben des Ungeborenen mutiert zum objektivierten Gegenstand von Kosten-Nutzen-Erwägungen.

Die Präimplantationsdiagnostik setzt diesem Komplex der Abwägungen von Eigenschaften die Krone auf. Der im Rahmen von künstlicher Befruchtung erzeugte Embryo wird noch vor seiner Einpflanzung in den Mutterleib auf seine genetischen Eigenschaften hin überprüft. Die Beurteilung der Qualität des Embryos – im Hinblick auf die individuellen Ansprüche an das Wunschkind – erfolgt in einem Stadium, in dem die Aussortierung des menschlichen Materials weniger unmoralisch erscheint. Diese Selektion folgt der systematischen Logik, Krankheit und Behinderung auszuschließen und gesunde Nachkommen zu produzieren. Eltern gehen mit dieser Motivation freiwillig zum Check der Gendiagnose. Das Embryonenschutzgesetz gibt zwar einen Rahmen missbräuchlicher Anwendungen vor, doch bei der »inhärente[n] Tendenz zur Ausnutzung alle[r] technisch gegebenen Möglichkeiten« (Wunder, o. J.) erscheint diese Gesetzesstruktur den Rahmen variabel anzugleichen. Hat die Mehrheitsgesellschaft den Sinn der Gendiagnostik anerkannt, ist die Normierung reine Formsache. Wunder erlebt die Präimplantationsdiagnostik als eine Vorverlegung der Pränataldiagnostik und sieht eine Ausweitung der Verfahren, ebenso wie bei den pränatalen Untersuchungsverfahren, vorprogrammiert. Neben der Entkoppelung des Prozedere vom Fertilitätskriterium bestehe die Option der Expansion, beschränke man sich nicht mehr nur auf einige wenige Genfaktoren. Es ließe sich bei dieser Schwellenübertretung kaum mehr differenzieren und begründen, warum manche genetischen Auffälligkeiten untersucht würden und andere wiederum kein Verfahrensgegenstand seien (ebd.). »Von der Schwangerenvorsorge zur Menschenzüchtung – Pränataldiagnostik und Reproduktionsmedizin [befinden sich] am Scheideweg« (ebd.), der zwar in der Praxis individuell, jedoch in letzter Konsequenz mehrheitlich entschieden wird. Dabei wurde eine Richtung eingeschlagen, die bei der Gestaltung des »Designerbabys« beginnt und die Utopie des »perfekten« Menschen manifestiert.

Wiederholt wird das Recht der Selbstbestimmung und Freiheit sowie die Einpassung in den eigenen Lebensentwurf angeführt und in diesem Kontext für die Pränataldiagnostik argumentiert. Die Möglichkeit der vorgeburtlichen Diagnostik versteht sich zuweilen als ein Resultat feministischer Bewegungen und als Ergebnis einer gegenüber dem Patriarchat erkämpften, selbstbestimmten Entscheidungskultur. Daraus resultiert ein strukturelles Dilemma. Die Annahme, Selektion ließe sich mit Selbstbestimmung verwechseln, ähnlich als wolle man Äpfel mit Birnen verrechnen, löst sich bei näherer Betrachtung auf. Die Themenfelder Selbstbestimmungsrecht und das in Verbindung mit der Pränataldiagnostik diskutierte Lebensrecht differenzieren sich anhand ihres unterschiedlichen Charakters. Die offensichtliche Interessensabwägung beider Rechtsvertreter*innen konzentriert sich de facto auf die Eigenschaftsbewertung des Ungeborenen, und verfügt somit über eugenisches Potenzial, das sich deutlich von der Selbstbestimmung abgrenzt.

Achtelik kritisiert die Bewertung eines Schwangerschaftsabbruchs infolge eines positiven Befundes als selbstbestimmt und emanzipatorisch: »Frauen [...], die wegen einer positiven Diagnose abtreiben, tun das für sich und nicht für ihr dann nicht mehr zukünftiges Kind. PND ist keine Prävention, sondern Selektion« (Achtelik, 2015, S. 193f.). Das Motiv der Angst vor Behinderung und das zu erwartende Mitleid lägen in gesellschaftlichen Bedingungen begründet, die eine Unbefangenheit der Schwangerschaft jenseits von Pränataldiagnostik erschwerten (vgl. ebd.). Dennoch besteht ein subjektiv erzeugter Handlungsdruck und ein Schwangerschaftsabbruch ist individuell verantwortet. Dies grenzt die gesellschaftliche Dimension weitestgehend aus dem Wahrnehmungsfeld aus. Diese Form der Selbstbestimmung mündet in Prozessen strukturell bedingter Benachteiligung, anstatt dem weiblichen Rollenkonzept Geltung und Entlastung zu verschaffen.

Die Forderung nach einer restriktiveren Umsetzung des Abtreibungsrechtes kann eine an die Relativität flexibler Normalisierungstendenzen angepasste Veränderung nicht erfüllen. Kriminalisierung oder gar Illegalisierung von Schwangerschaftsabbrüchen verändern nicht den Blick auf das Phänomen Behinderung und führen dieses keinem sozial anerkannten Status zu. Die Lebensschützer-Argumentation versucht, mit solchen Lösungen eine eindimensionale Position zu befriedigen. Somit bildet sie die Kehrseite einer Medaille, die entweder das eine oder das andere fremdbestimmt exkludiert. Der Paragraf 218 bleibt in diesem Aspekt als eine Kompromissregelung zu würdigen, der allerdings in Bezug auf Inklusion und das Phänomen Behinderung spezifische Schwächen aufweist. Insgesamt lässt sich kritisieren, dass die Selbstbestimmung der Frau in Abwägung zu einem ungeborenen Leben, das man aufgrund spezifischer Merkmale als lebensunwert deklariert, einer Logik folgt, die Menschen klassifiziert. Auch die Gruppe der Frauen wird diskriminiert, doch sollte dies kein selektives Vorgehen legitimieren und letztlich daran hindern, die »ebenfalls verbundenen neoliberalen und individualisierenden Entwicklungen zu problematisieren« (ebd., S. 28).

Das bedeutet nicht, dass eugenisch motiviertes Handeln immer vorsätzlich, beabsichtigt oder selbstbestimmt erscheint. In einer Welt, in der Daten kursieren, dass neun von zehn Frauen abgetrieben haben (vgl.

Köppe, 2017, o. S.), in der man öffentlich die Frage stellt, ob etwas wie Behinderung denn heute noch »nötig« sei, wird Diversität durch die Verfahren der Pränataldiagnostik problematisiert. Die Verwirklichung eines medizintechnischen Homogenitätsbestrebens bleibt Ausdruck einer »Neuen Eugenik« (Degener & Köbsell, 1992, S. 23), die sich gewandelt hat. Nicht extern strukturierte Machtverhältnisse, sondern intern gebildete Zwangsmechanismen der Mehrheitskultur in Verbindung mit persönlichen Maximierungstendenzen weisen die Autonomie in gesellschaftliche Grenzen. So bleibt festzustellen: »Staatliches Interesse und individuelles Gesundheitsverhalten können das gleiche Ziel haben und funktionieren umso besser, je mehr eine Entscheidung als selbstbestimmt wahrgenommen wird« (Achtelik, 2015, S. 129).

Was also bleibt zu tun? Neben der Förderung individueller Ressourcen bleiben die Relationen, in denen die Frau sich mit ihrer sozialen Umwelt verbunden fühlt, entscheidend für Veränderungsprozesse. In dem Bewusstsein, einen Kita-Platz für ihr behindertes Kind zu erhalten, wo man Menschen mit Behinderung im Alltag integriert, anstatt dass man sie in Sonderstätten isoliert, können Frauen eine andere Auffassung entwickeln, als es bislang der Fall war. Das Individuum bleibt nicht sich selbst überlassen, sondern die Gesellschaft verantwortet einen wesentlichen Part im Umgang mit behinderten Menschen. Um das System zu transformieren, müssen sich jedoch alte Gewohnheiten ändern. Mehr Transparenz und Aufklärung bezüglich der pränataldiagnostischen Verfahren sind notwendig, um auch im öffentlichen Bewusstsein deren Tragweite – nicht nur für das Individuum – zu vermitteln. Bei all den Ambivalenzen ist es wichtig, vorab intensiver zu diskutieren und zu reflektieren, also die Austauschprozesse in den Spannungsfeldern anzuregen, aber dabei die Grenzen des Würde-Konzepts nicht aus dem Blick zu verlieren.

4.4.2 Pränataldiagnostik – medizinische Handlungsoption

Bislang wurden die Motive der Medizin und die Genese ihres Behinderungsbegriffes erläutert. Doch welcher Handlungsauftrag lässt sich für die Medizin aus der Pränataldiagnostik ableiten und welche Perspektiven sind damit verbunden? Die vorgeburtlichen Untersuchungsverfahren erwecken den Eindruck, man könne im Rahmen präventiver Maßnahmen eine Therapie ermöglichen. Am Ende der Ereigniskette steht jedoch in der Regel keine medizinische Handlungsoption, sondern die Selektion. Der Begriff der Prävention erhält in Verbindung mit den pränataldiagnostischen Untersuchungen eine andere Bedeutung als die ursprüngliche: »Behinderte und Kranke werden als lebensunwert angesehen, deshalb muss alles darangesetzt werden, Krankheit und Behinderung zu verhindern – das wird dann Prävention genannt« (Degener & Köbsell, 1992, S. 64). Folgt man der Debatte des 104. Deutschen Ärztetages (2001) sei »das Töten von Patienten kategorisch ab[zu]lehnen« und stünde »in krassem Widerspruch zum ärztlichen Auftrag, das Leben zu schützen« (Klinkhammer, 2001, A1442). Hier zeigt sich ein eklatanter Widerspruch zwischen dem ärztlichen Ethos und einer vorgeburtlichen Diagnosepraxis, die sich in ihrem Auftrag von diesem zu unterscheiden scheint. Wie kommen diese Differenzen zustande?

Die medizinische Praxis bewegt sich in einem Spannungsfeld, dass zwischen juristischen Vorgaben und ethischen Erwägungen unter den Anforderungen des medizintechnischen Fortschritts nunmehr auch mit ökonomischen Interessen interagiert. Das System des Pluralismus verschafft Raum für Freiheiten und macht so gleichzeitig divergierende Meinungen und Handlungsweisen möglich. In dieser Gemengelage orientiert sich das Gesundheitssystem an einer Struktur, die medizinische Standards zunehmend auch an wirtschaftliche Interessen gebunden sieht. Beispielhaft kann hier die Krankenhausfinanzierung angeführt werden. Wurde für die Patient*innen früher eine zeitorientierte, also an einen festgelegten Tagessatz gebundene, Pauschale gezahlt, löst seit 2002 das Fallpauschalen-System, das nach Schwere der Diagnose bewertet, diese Regelung ab. Das Streben nach Kostendeckung und Gewinnmaximierung sorgt für Personaleinsparungen und für eine Verschiebung der primären Orientierung am Zustand der Patient*innen auf die Finanzierung des Eigensystems (vgl. Hontschik, 2019). Dieser Umstand, zwar vielfach kritisiert, folgt der Normierung nach einem verbreiteten Kosten-Nutzen-Denken. Damit geht ein Prozess der Bildung neuer Ideale einher, der vielfältige Bereiche des Gesellschaftssystems erfasst und ebenfalls auf den Sektor der Medizin einwirkt.

Dahinter steht keinesfalls die Behauptung, die Medizin sei nicht an ihren Patient*innen interessiert. Im Gegenteil besteht ihr Auftrag darin, dem einzelnen Menschen durch die ärztliche Kunst des Heilens zu helfen. Doch unterliegt auch sie einer Mehrdimensionalität, die eine Werteverschiebung impliziert und Gesundheit und Krankheit unter den gesellschaftlichen Bedingungen als Zustände der Funktionalität definiert. In der Konsequenz wird das Leben aus medizinischer Perspektive zum Teil unterschiedlich interpretiert. Häufig entsprechen Krankheit und Behinderung im medizinischen Kontext einem Bild von Einschränkungen und Leiden. Ab dem Moment dieser Deutung konzentriert sich der ärztliche Auftrag auf die Aufgabe, das diagnostizierte Leiden zu lindern. Die These des leidvollen Lebens gründet sich auf eine verminderte Partizipationsfähigkeit, bezieht sich damit aber eindimensional auf biologische Faktoren. In der Aufspaltung der menschlichen Existenz bezüglich ihrer Eigenschaften existiert die Tendenz, zunehmend die Schutzwürdigkeit des Menschen in seiner Komplexität zu unterlaufen. Eine eindimensionale Perspektive neigt dazu, sofern sie interdisziplinäre Kontexte nicht wahrnimmt, diese Schutzwürdigkeit auf spezifische Aspekte zu reduzieren und lebensweltliche, übergeordnete Umstände aus dem Blick zu verlieren.

Das Beispiel der Schwangerschaft bietet ebenfalls verschiedene Optionen, den Handlungsauftrag des Mediziners/der Medizinerin zu begreifen. Degener und Köbsell kritisieren die dezidierte Spaltung der natürlichen Einheit von Mutter und Kind. Dies mache beide zu eigenständigen juristischen Subjekten. Diese Spaltung habe weitreichende Konsequenzen (vgl. Degener & Köbsell, 1992, S. 51f.): »Die ›Rechte des Fetus‹ stehen gegen das Selbstbestimmungsrecht der Frau« (ebd., S. 53). Das Handeln der Ärzt*innen als Rechtsvertretung des Säuglings sei daraufhin ausgelegt, den gewissenhaften Verlauf der Schwangerschaft anhand vielfältiger Untersuchungsmöglichkeiten zu überprüfen. Der Fokus richte sich auf die Beurteilung und Bewertung des Ungeborenen, um dessen Verfasstheit anhand statistischer Maßstäbe zu kontrollieren. Im Zuge des technischen Fortschritts entwickelten sich Verfahren mit immer neuen Optionen, um das ungeborene Kind intensiv zu inspizieren (vgl. ebd.).

Die neuen Tests der nicht-invasiven Pränataldiagnose dienen jedoch keinem therapeutischen Zweck und verfügen in diesem Sinn über keinerlei medizinische Funktionen (vgl. Braun & Könninger, 2017, S. 11). Der Ausschluss einer Therapie aber grenzt im medizinischen Handeln an eine Perspektivlosigkeit, die den ärztlichen Auftrag des Lebensschutzes in einen leidvermindernden wandelt. Diese Verquickung lässt den Schwangerschaftsabbruch als eine Notwendigkeit im Sinne einer lebensbeendenden Fürsorge aus medizinischer Sicht begreifen. Die Prognose zukünftigen Leids und ihre Darstellung aus medizinischer Perspektive werden in dieser Beziehung nun auch für die Mutter entscheidend, die das Vorgehen unter den übergeordneten Einflüssen medizinischer Empfehlungen zu verantworten hat.

Was aber passiert im Fall einer positiven Diagnose zunächst aus medizinischer Sicht? Der Arzt/Die Ärztin hat den Auftrag, der Schwangeren ein Bild über die zukünftigen Ausmaße und die Auswirkungen der Erkrankung und Behinderung zu vermitteln und sie bei der Entwicklung von Lösungen zu unterstützen. Diese non-direktiven Beratungsprozesse bewegen sich zum Teil in einem hypothetischen Raum, es wird über etwas gesprochen, was biologisch eintreten *könnte*. So handelt es sich zum Beispiel bei Gentests und den durch diese medizinisch erkannten Anomalien nicht um eine determinierende, sondern um eine disponierende Variante, die das erhöhte Risiko beschreibt, dass eine Krankheit womöglich ausbricht (Henn, 2004, S. 144). Der ungeborene Mensch bleibt eine undeterminierte Variation, dessen zukünftiges Leben auch durch die Anwendung medizinischer Verfahren nicht vorhersehbar ist. Die Beratung begrenzt sich auf spezifische Faktoren, die den Gesundheitszustand des Ungeborenen betreffen. Die Mutter muss eine Entscheidung treffen, deren soziale Dimension mutmaßbar, aber aufgrund ihrer zukünftigen und individuellen Komponenten niemals in ihrem ganzen Umfang ersichtlich sein kann. Sicherlich können verschiedene Ängste die Entscheidung für ein behindertes Kind erschweren, doch gibt es ebenfalls vielfältige Berichte von Müttern, die ihren Entschluss im Nachhinein als positive Entscheidung empfinden (vgl. z.B. Kaiser, 2016).

Doch mindert sich im gegenwärtigen System der Druck auf die zukünftigen Eltern vor dem Hintergrund medizintechnisch neuer Verfahrensweisen keineswegs. »Statt die tradierten Diskriminierungsprozesse zu unterbrechen, werden sie zementiert, der Eindruck erzeugt, Behinderung sei heute ›nicht mehr nötig‹« (Degener & Köbsell, 1992, S. 65). Auch unter Mediziner*innen wird teilweise die Auffassung vertreten, dass behinderungsbedingtes Leiden vermeidbar sei. In dem Film des WDR *Ein unvorstellbares Dilemma – Die Pränataldiagnostik* (Toussant, 2016) beschreiben zwei Frauen ihre Erlebnisse aus der Praxis. Neben Gefühlen der Trauer und des Schocks nach der Diagnose erleben beide das Handeln der Ärzt*innen als einen Druck zur schnellen Entscheidungsfindung. Die Abtreibung wird im Bereich der Medizin als eine reguläre Maßnahme offeriert. Darüber hinaus referiert der Bericht die Meinung einer Kinderärztin, dass so etwas wie Behinderung heute nicht mehr sein müsse (vgl. Toussant, 2016, 2:04, 3:54, 4:11).

Einige Frauen berichten öffentlich von ähnlichen Erfahrungen in der Schwangerschaft (vgl. Baumgarten, 2007; Kaiser, 2016; Schulz, 2017). Dies weist auf ein allgemein verbreitetes ärztliches Handeln anstatt auf konkrete Ausnahmefälle hin. Bisweilen mangelt es jedoch an der realen Kenntnisnahme und Anerkennung dieser Ausführungen als solche von Expert*innen (vgl. Jantzen, 2017, S. 1).

Auch »[d]ie den Ärzten drohende Haftung für den Unterhalt eines vorgeschädigt geborenen Kindes könnte dazu führen, im Zweifelsfall einen Schwangerschaftsabbruch zu empfehlen« (Klinkhammer, 2003, S. 351). Wiederholt kommt es zu Klageerhebungen von Eltern behinderter Kinder, die ihre Ärzt*innen wegen mangelhafter Informationsvergabe haftungsrechtlich zur Verantwortung ziehen. Im Jahr 2020 entschied das Oberlandesgericht Karlsruhe eine »Haftung nach unterlassener ärztlicher Aufklärung werdender Eltern über mögliche Behinderung des Kindes«. Die behandelnden Ärzt*innen haben aus Sicht der Mutter nicht ausreichend über die Risiken einer drohenden Behinderung informiert, sondern darauf verwiesen, dass die meisten Kinder gesund zur Welt kämen. Andernfalls hätte die Klägerin die Schwangerschaft abgebrochen. Der Mangel der Aufklärung über die Schwere der möglichen Schädigung führte zu dem Urteil, in dem den Eltern Schadensersatz und Schmerzensgeld zugesprochen wurde (vgl. Oberlandesgericht Karlsruhe, 2020). Diese Konsequenzen möchte man umgehen.

Die Deutsche Gesellschaft für Gynäkologie und Geburtshilfe äußerte generell Kritik an der Abtreibungsregel. Eine Spätabtreibung auf Grundlage der medizinischen Indikation sei sowohl für die betroffene Frau als auch für die behandelnden Ärzt*innen unzumutbar. Zudem entfiele die psychosoziale Beratung im Fall der medizinischen Indikation und begrenze den Prozess auf den medizinischen Sektor (Klinkhammer, 2003). Hier scheint man sich der eindimensionalen Handlungsvorgänge gewahr zu sein.

Generell wird das Phänomen Behinderung in medizinischen Kontexten zumeist problematisiert. Das Leben des ungeborenen Kindes erscheint steuerbar, auch wenn dies in letzter Konsequenz in einer Abtreibung mündet. Erst eine Reflexion und anschließende Transformation des tradierten Bildes von Gesundheit, Krankheit und Behinderung eröffnet neue Chancen für ein Leben mit als wahrscheinlich diagnostizierter Abweichung. Dafür braucht es Dialoge, die ebenfalls unter Einbezug des medizinischen Sektors geführt werden müssen.

4.4.3 Pränataldiagnostik und ihre politische Dimension

»Das Private ist politisch!«
(Helke Sander)

Die Pränataldiagnostik hat mittlerweile eine lange Geschichte hinter sich. Im Jahr 1958 gab es erste Ultraschallaufnahmen von Föten. Sechs Jahre später wurde erstmalig eine Anenzephalie, ein Neuralrohrdefekt, der auf das Fehlen von Teilen des Großhirns und des Schädelknochens hinweist, mittels Ultraschallverfahren diagnostiziert. Der Fortschritt des Echtzeitverfahrens sorgte ab 1965 auch in Deutschland für eine Einführung der sonografischen Untersuchung. Diese entwickelte sich rasch weiter. Als die Ultraschallgeräte über digitale Speicher und Bildbearbeitungsprogramme verfügten, etablierte sich die Methode in den 1970er Jahren weltweit (vgl. Hucklenbroich, 2010). Medizintechnische Verfahren wie die Ultraschalluntersuchung zeigen sich einerseits von spezifischem Nutzen und bergen anderseits immer auch ein Konfliktpotenzial. Die Interessen dahinter sind zum Teil vielschichtig und bleiben gesamtgesellschaftlich nicht folgenlos. Es bedarf einer politischen Regulierung.

Diese durchlief bei der Steuerung der Pränataldiagnostik verschiedene Etappen, die von Ambivalenzen durchzogen sind. Immer warnten Kritiker*innen auch vor den mit der Pränataldiagnostik verbundenen Konsequenzen. Im Feld der Pränataldiagnostik scheint der Nutzen-Faktor bislang zu überwiegen, sodass die Forschungen und Untersuchungsverfahren aktuell erweitert werden. In Anbetracht der pluralen Veränderungen lohnt es sich, einen Blick auf die diversen Entwicklungen und die Verantwortungsverteilung zu werfen. Letztlich lässt sich nur so Stellung zu dem Gesamtkomplex und den gegenwärtigen Prozessen beziehen.

Während die Geschichte der Pränataldiagnostik bislang als eine Geschichte der Humangenetik und klinischen Disziplin im Fokus stand, machen Nemec und Zimmer auf eine zusätzliche Perspektive aufmerksam: das umweltspezifische Forschungsinteresse an der Pränataldiagnostik (vgl. Nemec & Zimmer, 2019). In ihrer Fallstudie nehmen sie Bezug auf die These, dass sich Pränataldiagnostik zunächst mit der »Prävention von exogen ausgelösten Mutationen befasste […], also mit Schädigungen des menschlichen Erbguts durch Stoffe in der Umwelt« (ebd., S. 41). In der Methode der Pränataldiagnostik lag die Hoffnung der Schaffung eines Werkzeuges zur Regulierung der durch den technischen Fortschritt resultierenden schadhaften Umwelteinflüsse, wie sie zum Beispiel von radioaktiven Strahlen im Atomzeitalter, Impfstoffen oder Arzneimitteln – wie im Fall des Contergan-Skandals – ausgehen. In Anlehnung an diese These bildete zu Beginn die Gefahrensteuerung in Vertretung gesamtgesellschaftlicher und staatlicher Interessen das Hauptziel hinter den Verfahren. Diese Erwägungen verbanden sich jedoch zunehmend mit der Medizin und der Gesundheitspolitik. Die Umschichtung führte zu einem neuen Hauptaugenmerk: die Früherkennung von erblichen Risiken und Anomalien, welche die Pränataldiagnostik in individuelle Bereiche verlagerte und zunehmend für Frauen und Familien generalisierte (vgl. ebd., S. 41f.). Verstärkt begleiteten individualisierte Prozesse den Verlauf pränataldiagnostischer Verfahren. Deren Aufnahme in den Regelleistungskatalog der Krankenkassen und die Reform des Paragrafen 218 im Jahr 1976 lenkten die Aufmerksamkeit ebenso auf deren Finanzierungsdimension (vgl. ebd., S. 61). Die bereits erwähnte »Kosten-Nutzen-Analyse« zur »Genetischen Pränataldiagnostik als Aufgabe der Präventivmedizin« im Jahr 1977 von Passarge und Rüdiger präsentierte eine Strategie, um das Konzept der Pränataldiagnostik in der Gesellschaft finanziell abgesichert zu etablieren.

Ein Bericht des Bayrischen Rundfunks aus dem Jahr 2019 mit dem Titel *Wie viel darf ein Mensch kosten?* führt diverse Recherchen an, die belegen, dass Kosten-Nutzen-Erwägungen in Bezug auf behindertes Leben Ende der 1970er Jahre in der Bundesrepublik offensiv angegangen wurden (vgl. BR Fernsehen, 2019, ab 07:30). In Arbeitspapieren des bayrischen Sozialministeriums seien direkte Vergleiche einer Mehraufwendung im Leben eines behinderten Menschen gegenüber den Kosten einer Fruchtwasseruntersuchung beziffert worden (vgl. ebd. ab 12:52). Einer der damals führenden Humangenetiker, Georg Gerhard Wendt, begründete die Verfahren der Pränataldiagnostik damit, dass sie nicht nur zu einer Vermeidung der gesellschaftlichen Belastung, sondern auch zur Verhinderung familiären Unglücks führe (vgl. ebd., ab 8:41). Die Entscheidung zur autonomen Wahl wurde zwar auch damals betont (vgl. ebd., 10:25), stand aber unter den gesellschaftlichen Bedingungen in enger Verbindung zu den belastenden Gegenargumenten.

Letztlich war infolge der vielfältigen Entwicklungen eine implizite Weichenstellung rund um die Pränataldiagnostik erfolgt, die die Themenstellung des Verfahrens auf verschiedene Verantwortungsbereiche verlagerte. Diese funktionale Differenzierung innerhalb des Gesellschaftssystems in heterogene Bereiche prägt die Prozesse der Gegenwart. Die Politik bildet ein in diesem Komplex autonomes System, dass sich nicht mehr wie früher durch homogene Anschauungen und Ideale wie in der Religion begründet. Dabei erfüllt die staatliche Regulierung eine, wie bereits im Kapitel 3.3.1 begründet wurde, gesellschaftliche, strukturierende Orientierungs- und Vorbildfunktion.

In Zeiten der Pluralität des Neoliberalismus lässt sich eine fortwährende Ausdifferenzierung und Segmentierung beobachten. Dabei sieht man sich seitens der Politik fortwährend mit verschiedenen Möglichkeiten und Grenzen in Spannungsfeldern konfrontiert, die aufgrund ihrer Konstitution niemals alle Bedürfnisse befriedigen. Die Beteiligung markt- und privatwirtschaftlicher Vorgänge verschärfen den Konflikt, der unter Voraussetzungen der Interessenvielfalt nur auf der Basis allgemeiner Regelungen zu adäquaten Lösungswegen führen kann. Das politische System seinerseits greift bei den vielfältigen Anforderungen auf verschiedene Gremien zurück, um Handlungen und Begründungen zu legitimieren und letztlich unter Kompromissen zu regieren. Eine Instanz stellt zum Beispiel der im Jahr 2008 gebildete Deutsche Ethikrat dar, der sich auf dem Ethikratgesetz von 2007 begründet. Als eines von vielen unabhängigen Gremien erfüllt er die Aufgabe, Entwicklungen im Forschungsbereich auf deren individuelle und soziale Auswirkungen hin zu kontrollieren und dementsprechend als Berater zu agieren. Neben dem Deutschen Ethikrat war auch der Gemeinsame Bundesausschuss aufgefordert, über die Einführung des neuen Verfahrens der NIPT-Tests zu debattieren. Die Crux bei dieser Angelegenheit besteht darin, dass erst öffentlich über die Markteinführung und die Aufnahme in den Regelleistungskatalog der gesetzlichen Krankenkassen debattiert wurde, nachdem die Entwicklung von der Bundesregierung längst bewilligt und staatlich gefördert wurde (vgl. Braun & Könninger, 2017).

Die Firma LifeCodexx, die den nicht-invasiven PraenaTest marktfähig machte, erhielt für die Entwicklung ihres Produktes 230.000 Euro vom Bundesforschungsministerium. Die Konstanzer Firma GATC Biotech AG bekam ebenfalls finanzielle Unterstützung, um mit ihrer Forschung die Entwicklung pränataler Frühtests voranzutreiben. Tolmein kritisiert in diesem Zusammenhang die staatliche Förderung in einem »Klima von ›Machbarkeitswahn‹ und ›Perfektionsdrang‹« (vgl. Tolmein, 2011).

Das Netzwerk gegen Selektion durch Pränataldiagnostik thematisierte auf einer Netzwerktagung im Jahr 2017 mit einer eigens geführten politikwissenschaftlichen Studie die »Partizipation in technisch-gesellschaftlichen Innovationsprozessen mit fragmentierter Verantwortung: das Beispiel nicht-invasiver Pränataldiagnostik«[27] (Braun & Könninger, 2017, S. 6). Ein Part der Untersuchung betrifft die politischen Steuerungs- und Gestaltungsprozesse, die sogenannten Governance-Prozesse, die alle beteiligten »staatliche[n], halbstaatliche[n] und nicht-staatliche[n] Instanzen (Parlament, Bundesregierung, G-BA, Deutscher Werberat, Fach- und Berufsgesellschaften usw.)« (Braun et al., 2017, S. 3) in die Überlegungen der Prozesse der Einführung des NIPT-Verfahrens einbezieht.

Die Bundesregierung habe, so der Ausgangspunkt der Studie, nicht nur die Firma des PraenaTests im Jahr 2009 unterstützt, sondern schon zwischen 2000 und 2012 innerhalb verschiedener Programme diesbezüglich Entwicklungs- und Forschungsgelder investiert (vgl. Braun & Könninger, 2017, S. 7f.). »Mit Produktentwicklung und Markteinführung wurden bereits Fakten geschaffen, ohne dass es zuvor eine gesellschaftliche Reflexion darüber geben konnte, ob die Gesellschaft den damit eingeschlagenen Weg wirklich gehen will« (ebd., S. 8). Erst die Markteinführung des PraensTests 2011/2012 sorgte für Bedingungen, die eine öffentlich geführte Kontroverse zwar ermöglichten, diese wurde aber wiederholt nach symptomatischen Mustern mit dem Argument der »Individualisierung von Verantwortung« abgewehrt (vgl. ebd., S. 9). Seitens des Netzwerks kritisiert man die methodische »mangelnde Transparenz und Rechenschaftspflicht«, die zu einer »Individualisierung von Verantwortung und eine[r] Fragmentierung von Verantwortung« und letztlich zu einer »Entpolitisierung« des Geschehens führe (vgl. ebd., S. 5f.). Die einzelne Frau müsse sich für oder gegen ein Verfahren entscheiden, das zuvor unter mangelnder Transparenz und weitestgehendem Ausschluss der Öffentlichkeit in politischen Dimensionen gefördert und beschlossen wurde. Erst im letzten Schritt erfolgte die Beratung der Kostenübernahme durch die Gesellschaft (vgl. ebd., S. 9ff.).

Natalie Dedreux, selbst eine Frau mit Down-Syndrom, machte im Rahmen der *Wahlarena* 2017 (eine Sendung, die vor der Bundestagswahl in der ARD ausgestrahlt wurde) öffentlich auf Entwicklungen wie die der Pränataldiagnostik aufmerksam. Sie konfrontierte die damalige Kanzlerin Angela Merkel in ihrer Ansprache mit der Tatsache, dass neun von zehn Babys mit einem Down-Syndrom in Deutschland abgetrieben werden (vgl.

27 Das vom Bundesministerium für Bildung und Forschung geförderte Projekt am IMEW, geleitet von Katrin Grüber, in der wissenschaftlichen Durchführung von Sabine Könninger und Kathrin Braun realisiert, greift empirisch auf Dokumentenanalyse und Experteninterviews zurück, um diese in einem Folgeschritt auszuwerten und zu deuten.

Dedreux, 2017). Im Jahr 2019 vertrat sie aktiv die Petition »Menschen mit Down-Syndrom sollen nicht aussortiert werden!« (Dedreux, 2019), um eine Einführung der kassenärztlichen Finanzierung des Bluttests zur Früherkennung zu verhindern. Mit ihren Auftritten wehrt sie sich öffentlich gegen eine Logik, die Menschen wie ihr aufgrund eines Merkmales das Lebensrecht abspricht. Das aber ist das Ziel der Pränataldiagnostik: auf der Grundlage einer Diagnose eine Konsequenz – die Entscheidung für oder gegen einen Schwangerschaftsabbruch – abzuleiten.

Im April 2019 debattierte der Bundestag über die Einführung des genetischen Bluttests als Regelleistung der gesetzlichen Krankenkassen. In einer zeitlich begrenzten Redezeit von drei Minuten für die insgesamt 38 Beiträge positionierten sich die einzelnen Fraktionsmitglieder gegenüber dem neuen NIPT-Testverfahren. Drei rational begründete Kernargumente dienten wiederholt bündnisübergreifend der Legitimation des Testes: Neben der Betonung, dass die Untersuchungen bereits angewendet würden, differenzierten einige Fraktionsmitglieder zwischen der neuen nicht-invasiven, risikoarmen Methode gegenüber der seit 30 Jahren Anwendung findenden gefährlicheren Amniozentese. Des Weiteren wurde mehrfach die finanzielle Benachteiligung der Frauen angeführt, die als Selbstzahlerinnen gefragt wären. Man schränke deren Selbstbestimmung aufgrund einer finanziellen Hürde ein, so das Argument für eine Kostenübernahme. Vielfach wurde der Wunsch nach einer umfangreichen Beratung geäußert. Entgegen einer Verkürzung der Diskussion auf partikulare, medizinische beziehungsweise wirtschaftliche Argumente, lenkten Kritiker*innen des Tests die Aufmerksamkeit auf übergeordnete soziale und ethische Zusammenhänge. Einige Redner*innen benannten die Komplexität des Themenfeldes und dessen weitreichende Auswirkungen auf das vergangene und zukünftige gesellschaftliche Zusammenleben. Auch die Befürchtung einer Ausdehnung auf die Nutzung künftiger Tests wurde geäußert (vgl. Deutscher Bundestag, 2019).

Am 19. September 2019 beschloss der Gemeinsame Bundesausschuss, eine Aufnahme des Verfahrens in den Regelleistungskatalog zu genehmigen (vgl. Gemeinsamer Bundesausschuss, 2019a). Nun obliegt es der einzelnen Frau, die Wahrnehmung des Untersuchungsverfahrens unter den vorgegebenen Umständen zu erwägen. Doch »Schwangerschaft und Geburt sind unter Einwirkung sozialstaatlicher und medizintechnologischer Entwicklungsprozesse sukzessive zu öffentlich kontrollierten Ereignissen geworden« (Griese, 2000, S. 102). Die Debatte und ihr bevölkerungspolitischer Charakter lassen die inhärenten verwobenen Ebenen des Menschen in seiner Doppelstellung als Individuum in seiner Sozialität nicht trennen. Insbesondere die Strukturen des flexiblen Normalismus zeichnen neoliberalistische Gesellschaften als Produkt einer mehrheitlich ausgeübten Zwangskultur aus, anstatt diese wie früher unter patriarchalen Machtverhältnissen zu begreifen.

Da Sozialität immer auch non-direktiven Einflüssen und Steuerungsprozessen unterliegen, rückt dies auch die öffentlichkeitswirksame Arbeit von Politiker*innen in unterschiedlichen Bereichen in den Fokus. So wurde zum Beispiel Ursula von der Leyen im Jahr 2006 zur Schirmherrin der »Stiftung für das behinderte Kind – Förderung von Vorsorge und Früherkennung« ernannt. Die Stiftung wurde im Jahr 1967 als Reaktion auf die Contergan-Geschehnisse gegründet. Den Vorsitz übernahm zeitweilen der Humangenetiker Georg Gerhard Wendt, der sich ableistisch gegenüber Behinderung äußerte (BR Fernsehen, 2019, 9:36). Rund 40 Jahre später erklärt von der Leyen in einem Grußwort, es sei notwendig, Eltern möglichst frühzeitig über Risiken zu informieren, da dann Behinderungen wirksamer vorzubeugen sei (vgl. von der Leyen, 2006, S. 5). »Und je früher Ärzte Behinderungen erkennen, umso wirksamer können sie den Kindern den Weg in ein selbstbestimmtes, inklusives Leben ebnen« (ebd.). Die »Prävention aus Liebe zum Kind« der gemeinnützigen Stiftung impliziert einen kontrainduzierten Status der Doppeldeutigkeit. Der direkte Kontakt zu behinderten Kindern und deren Familien sowie die vielfältigen Projekte der Unterstützungsarbeit scheinen in einem direkten Widerspruch zu der Förderung von Früherkennungsmaßnahmen durch den Ausbau genetischer Beratungsstellen zu stehen. Denn, so heißt es, »[d]urch genetische Beratung bzw. gezielte Vorsorge und Früherkennungsmaßnahmen kann ein Großteil aller angeborenen Behinderungen vermieden oder doch entscheidend gebessert werden« (vgl. Stiftung für das behinderte Kind, o.J. a).

Die Geschichte der Pränataldiagnostik erlebte einen Wandel, die Intention der Leidvermeidung bleibt jedoch bestehen. Die Entwicklungen zeigen nicht nur eine Verschiebung auf die individuelle Verantwortbarkeit, sondern rücken insbesondere die soziale Dimension von Pränataldiagnostik in den Fokus:

> »Individuelle Absichten, Motive und Interessen sind nicht losgelöst von der Gesellschaft zu sehen, sondern werden durch diese beeinflusst und wirken auf sie zurück. Deshalb ist es wichtig, nicht nur individuelle Einstellungen

> und Absichten zu beachten und zu diskutieren, sondern auch die gesellschaftlichen Rahmenbedingungen, die eben auch immer die Gefahr mit sich bringen, eigendynamische Prozesse zu erzeugen die dann den individuellen Absichten und Motiven zuwiderlaufen« (Dederich, 2000, S. 261).

Nicht Unterdrückung oder offensichtlicher Zwang bilden den Knotenpunkt des Spannungsfeldes. Achtelik merkt in diesem Zusammenhang an, dass »eine als selbstbestimmt empfundene Entscheidung herrschaftskonform sein« kann (Achtelik, 2019, S. 129), und kritisiert, dass der Gesetzgeber keine Begrenzung der Verfahren diskutiere (vgl. ebd., S. 61). Doch wie wäre im politischen Rahmen mit der Kritik konstruktiv umzugehen?

Die politische Debatte bewegt sich zwischen den Polen. Und wenn sich auch kein Konsens herbeiführen lässt, so ist die Qualität des Austausches entscheidend. Die Politik steht vor der Pflicht, transparent und unter dem Blick der Öffentlichkeit nachvollziehbar zu agieren. Und dies bereits, bevor grundlegende, richtungsweisende Entscheidungen getroffen werden. Hierfür ist es notwendig, Betroffene in den Austausch zu integrieren. Die Grünen-Politikerin Corinna Rüffer bemängelt, dass Menschen mit Behinderungen in dem Kontext kaum zu Wort kämen (vgl. Rüffer, o.J.). Des Weiteren wäre es meiner Meinung nach wirksam, den übergeordneten Gesamtkontext und somit insbesondere auch die sozialen Folgen öffentlich zu diskutieren und zu reflektieren. Das Netzwerk gegen Selektion durch Pränataldiagnostik kritisiert die bislang erfolgte Bewertung des NIPT-Verfahrens ausschließlich als Methode: »Die Frage, welchen Zwecken das Verfahren dient und ob die Verfolgung dieser Zwecke gesellschaftlich wünschenswert ist, war nicht Gegenstand der Bewertung; die Frage der Zwecke blieb ausgeklammert« (Braun & Könninger, 2017, S. 12). In Anlehnung an den Soziologen Ulrich Beck und dessen Buch thematisiert man »[d]ie organisierte Verantwortungslosigkeit« (1988), die durch institutionelle Mechanismen abgesichert sei (vgl. ebd., S. 13). Die Selektion rührt an den Grundfesten unseres Daseins und steht letztlich in Verbindung zu ihrer staatlichen Förderung. Das Gerüst unseres Würde-Konzepts gerät bei dieser Dynamik ins Wanken. Das *Ärzteblatt* berichtete im Oktober 2019 vom Markteintritt eines neuen Verfahrens. »Das Unternehmen Eluthia hat in der vergangenen Woche einen neuen Bluttest vorgestellt, der Mukoviszidose, spinale Muskelatrophie, die Sichelzellenkrankheit und die α- und β-Thalassämien beim Embryo in einem frühen Stadium erkennt« (Aerzteblatt.de, 2019). Eine Einführung als gesetzliche Kassenleistung sei bislang nicht geplant (vgl. ebd.). Die Politik steht nun vor der Pflicht, den weiteren Fortgang zu entscheiden.

4.5 Pränataldiagnostik und das Recht auf Inklusion

Eine neue Technik, die in Gesundheitsfragen Hoffnungen aufzuwerfen scheint, haben Forscher mit der Methode des »Genome Editing« entwickelt. Ein Eingriff in die DNA von Menschen, Tieren und Pflanzen kann diese verändern. Das Embryonenschutzgesetz untersagt seit 1990 den Eingriff in die menschliche Keimbahn. In China sind jedoch mittlerweile erste genetische Veränderungen von Embryonen gelungen. Auch in Deutschland machen sich nun einige Wissenschaftler*innen für den Eingriff in das Erbgut von Embryonen stark und hoffen auf einen Dialog. Die Frage, ob der Eingriff in die menschliche Keimbahn aus Gründen der Verbesserung von Eigenschaften, dem sogenannten Human Enhancement, vorgenommen werden dürfe, sei unter den Forschenden umstritten, erklärt der Medizinethiker und Mitglied des Ethikrates Professor Taupitz in einem Interview mit der *Welt*. Er wendet sich gegen einen solchen Einsatz, spricht sich aber für eine Anwendung zu medizinischem Nutzen, sprich für eine Vermeidung von schweren Erbkrankheiten aus (vgl. Lossau, 2017). Der Zweck heiligt die Mittel – doch bleibt nicht gerade dieser Zweck infrage zu stellen?

Ethisch stellt sich eine Steuerung des Fötus vor einem inklusiven Menschenbild als höchst fragwürdig dar. Ob Pränataldiagnostik, Präimplantationsdiagnostik oder Genome Editing – diese Techniken basieren auf einer Differenzierung nach »der Norm entsprechenden« und »abweichenden« Merkmalen eines Menschen. Diese Diskriminierungsprozesse im Rahmen der Normierung des Menschen formen eine auf genetischen Begründungen basierende Grundlage der Selektion. Die ungleiche Bewertung von Leben hat unter diesen Rahmenbedingungen, das ist nicht zu leugnen, eugenisches Potenzial. Dass Eugenik nicht offensichtlich praktiziert werden muss, sondern auch auf impliziten Techniken der Steuerungen basieren kann, zeigt ihre unmittelbare Position, wie auch Spaemann formuliert: Denn »[w]ahrscheinlich gibt es heute noch keine Gruppe von Mächtigen, die das Mitleid im Dienst einer bevölkerungspolitischen Strategie bewußt instrumentalisiert. Aber es gibt objektive Interessenlagen« (Spaemann, 2006, S. 80). Diese objektiven Interessenlagen beeinflussen gesellschaftliche und kulturelle Prozesse auf unterschiedlichen Wegen.

Auch die Prozesse der Schwangerschaft gestalten sich zunehmend, in Abkehr von der Natürlichkeit, extern reguliert. Die Emotion der Angst und die sozialen Anforderungen steuern die Schwangere unbewusst, wenn nicht sogar instinktiv. Die Selbstbestimmung ergibt sich in den gesellschaftlichen Räumen der flexiblen Normalisierungstendenzen. In Abwägung der Risiken resultiert ein individuell wahrgenommener Entscheidungsdruck als ein Ausdruck der neuen Autonomie. Zwar verschieben sich die Grenzen im flexiblen Normalismus laut Link dynamisch, doch bleibt die seltene Bedrohung der Anomalie im Bewusstsein der Menschen verankert (vgl. Link, 2004, S. 135f.). Frauen fürchten das Risiko einer Behinderung des ungeborenen Kindes, trotz fortschrittlicher medizintechnischer Möglichkeiten. Das Phänomen Behinderung wird negativ konnotiert und im Feld der Pränataldiagnostik auf der Grundlage zahlenbasierter Wahrscheinlichkeiten als Abweichungsbestand gedeutet.

Erscheint der Fötus nicht normkonform, endet die Schwangerschaft oftmals in einer Abtreibung. Doch ein Abbruch einer ehemals gewollten Schwangerschaft aufgrund des Merkmals der Behinderung ist vor dem Hintergrund eines humanen Menschenbildes als selektiv zu bewerten. Tolmein kritisiert eine reduktionistische Perspektive, die, wie im Rahmen pränataldiagnostischer Untersuchungen, nur spezielle Kriterien in den Blick nimmt. Anstatt die Ganzheitlichkeit und die Gesamtheit eines Menschen zu betrachten, begrenzt eine eugenische Sichtweise den Fokus auf ein Merkmal. »Dabei ist das Kind mehr als die Summe der bei ihm diagnostizierten Defekte« (Tolmein, 1993, S. 52). Eine nach Eigenschaften differenzierende Argumentation ignoriert einen entscheidenden Fakt – dass wir unabhängig von den extern wahrgenommenen Merkmalen alle Menschen sind.

Die hier vorgebrachte Kritik an der Pränataldiagnostik richtet sich keineswegs gegen feministische Orientierungen, doch sieht sie die Notwendigkeit, eine Abtreibung aufgrund von Eigenschaften eindeutig von einem Handeln als emanzipative Entscheidung zu differenzieren. Das Kind passt aufgrund seiner Behinderung häufig nicht in das eigene Leben, in das Konzept der Selbstverwirklichung. Das Dilemma der Pränataldiagnostik und damit verbunden der Abtreibung entwickelt sich somit zu einer Entscheidung der normativen Mutterschaft. Das Motiv des Mitleids verstärkt den Konflikt der Schwangeren. Die Not, ein leidvolles Leben bewusst herbeizuführen, lastet schwer. Fürsorglich möchte man sich bemühen, kein behindertes, also in der Annahme ein leidendes Kind, in die Gesellschaft einzuführen. Auf dieser Basis können Testergebnisse, unabhängig von ihrer Wartezeit, zwar kurzfristig zur

Beruhigung führen, die Prozesse der Angst jedoch nicht unterbinden. »Die pränatale Diagnostik bietet individuelle, medizin-technische Lösungen für gesellschaftlich-soziale Probleme« (Achtelik, 2015, S. 129). Das Individuum erfüllt eine Doppelfunktion; es ist einerseits autonom und andererseits durch den Zwang der Mehrheit repressiv bestimmt. In den gegebenen gesellschaftlichen Umständen kann eine Frau gar nicht anders, als sich schuldig zu fühlen. Der Entscheidungsprozess bleibt dilemmatisch, geprägt von Ambivalenz: für oder gegen das Kind mit Behinderung in einer nicht-gleichberechtigten Welt.

Die Frau wird während des einst natürlichen Prozesses der Schwangerschaft von medizinischen Spezialist*innen begleitet. Deren Perspektive konzentriert sich auf die Gesundheit und den Schutz des Lebens als Ziele ihres Handelns. Für das Phänomen Behinderung gestaltet sich eine funktionelle Ausrichtung jedoch problematisch, denn schon der Gedanke der Prävention und der Therapie implizieren: Du kannst nicht so bleiben! Einhergehend ergibt sich somit die an das Individuum gerichtete Erwartung behinderungsbedingter Veränderungsprozesse. Diese gipfeln mit dem Vorgehen der Pränataldiagnostik in einem vollkommenen Ausschluss vom Leben. Die Abschaffung der früheren embryopathischen Indikation kann zwar rechtlich als Erfolg gewertet werden, sorgt in der Praxis durch die Bedingungen der medizinischen Indikation allerdings für eine Verschärfung der Situation. Die Entscheidung wird zunehmend in die individuelle Verantwortung überstellt.

> »Und damit schließt sich ein Teufelskreis, in dem sich jede/r auf jemand anderen berufen kann: Die Frauen bekommen von den ÄrztInnen gesagt, was sie zu tun oder zu lassen haben, die ÄrztInnen sagen, sie müßten das tun, damit sie nicht gerichtlich belangt werden können, und die Gerichte wiederum handeln nur auf Antrag der Frauen bzw. Eltern ›misslungener‹ Kinder.« (Degener & Köbsell, 1992, S. 54).

Die Fragmentierung von Verantwortung geht einher mit einer Entpolitisierung (vgl. Braun & Könninger, 2017, S. 6). »Damit ist nicht nur niemand Schuld, sondern es ist auch sichergestellt, dass sich das Rad des sogenannten medizinischen Fortschritts ungestört weiterdrehen wird« (Degener & Köbsell, 1992, S. 54).

Wie hier bislang demonstriert, vermischen sich im Themenfeld der Pränataldiagnostik verschiedenartige Interessenlagen. Gerade deshalb ist es wesentlich, zwischen den Perspektiven zu differenzieren. Doch sollte eine Analyse wie diese sich nicht nur auf partikulare Komponenten konzentrieren. Das Hauptaugenmerk richtet sich darauf, die übergeordneten Zusammenhänge nicht aus dem Fokus zu verlieren: *Die Ungleichbehandlung von Menschen ist ein Missstand, der das Leben an Voraussetzungen bindet.* Die Schutzwürdigkeit wird infrage gestellt. Das Recht auf Inklusion wird bereits vor seinem Beginn genommen – durch eine dysfunktionale, fremdbestimmte Exklusion. Die Selektion hat zum Ziel, behindertes Leben aufgrund des Nicht-Entsprechens einer Norm von der gesellschaftlichen Partizipation noch vor seinem Beginn auszuschließen.

Das Fundament für diesen gesellschaftlichen Ausschluss bilden differierende Menschenbilder, die in Diskrepanz zu einer Logik einer allgemeinen, alle umfassenden Einheit Menschen anhand diverser Kriterien klassifizieren. Die Schutzwürdigkeit ist abhängig von dem- oder derjenigen, der/die über die Macht verfügt, den Status des/der zu Schützenden zu definieren. Wie Feuser beschreibt, ist es gerade die Bemessung des Wertes eines Menschen, der de facto nicht existiert, der Menschen zu verfügbaren Objekten werden lässt (vgl. Feuser, 1998b, S. 29).

Utilitaristische Perspektiven schaffen einen Kontrast. Sie verfolgen das primäre Ziel, das Wohlergehen des Menschen zu befördern. Oberflächlich keineswegs negativ zu sehen, treten allerdings bei näherer Betrachtung spezifische Schwierigkeiten auf. Das Konstrukt einer Nutzenkultur basiert auf den Prinzipien der Ungleichheit. Ableismus ist ein Ergebnis dieser Systematisierung. Die strukturelle Gewalt entwickelt sich im Zuge ökonomisch motivierter Kosten-Nutzen-Rechnungen zu einer lebensweltübergreifenden Benachteiligung behinderter Menschen. Doch »[u]ns fehlt jede Legitimation, willkürlich über den Anderen in einer Kosten-Nutzen-Rechnung zu verfügen. Ich bin, der ich bin, das ist genug!« (Saal, 2006, o. S.).

Laut Spaemann lässt sich dies in Bezug auf Peter Singer und die Anwendung selektiver Maßnahmen als eine machtvolle Interessenumsetzung interpretieren:

> »Peter Singer plädiert dafür ›mißratene‹ Säuglinge beiseite zu räumen, um für besser geratene Platz zu schaffen, also für solche, die eine größere Kapazität haben, sich ihres Lebens zu freuen. Das nämlich optimiert den Zustand der Welt, und allein darauf kommt es an« (Spaemann, 2006, S. 85).

Der Neoliberalismus und dessen kapitalistische Marktorientierung tragen zu einem veränderten Welt- und Menschenbild wesentlich bei. Dieses verleitet Menschen zunehmend dazu, nach der Logik des Humankapitals zu agieren. Gerade das bildet die Paradoxie unserer Gesellschaft, den Menschen auf Prinzipien der Leistungsmaximierung oder das Motiv des Leidens zu reduzieren, ist er in seiner Weltoffenheit in seinen Entwicklungsoptionen doch unbestimmt und frei.

Die Schwelle des Würde-Konzepts zu übertreten bedeutet, den Menschen in seiner demokratischen und humanen Konstitution anzugehen. In der Landschaft des Pluralismus, in der es nicht nur ein Menschenbild gibt, lässt sich ein Verlust des einheitsstiftenden Sinns über die Herstellung und Sicherung des Würde-Konzeptes bilden. Zwischen Heteronomie und Autonomie bleibt sie als unantastbare Grenze zu fixieren.

Wie ist es also nun in einem Spannungsfeld von differierenden Menschenbildern um das Recht der Inklusion bestellt? Wie Koppermann auf der Tagung des Netzwerks gegen Selektion durch Pränataldiagnostik aus der Perspektive von Betroffenen und Professionellen kritisiert, lassen sich weiterhin »rückläufige Entwicklungen in der Gleichstellung von Menschen mit Behinderungen – aus Kostengründen« (Koppermann, 2017, S. 3) beobachten. Die Ausführungen um die Pränataldiagnostik sind nur das Pars pro Toto. Sie weisen auf Tendenzen hin, die Menschen zunehmend im Wandel der Lebenswirklichkeit in ihrer Existenz bedrohen. Verschiedenheit wird weiterhin problematisiert, und die resultierende soziale Ungerechtigkeit lässt sich nicht ohne Weiteres beheben.

Der Mensch in seiner Doppelstellung – als Individuum in seiner Sozialität – ist jedoch nicht isoliert zu betrachten. Er reagiert auf die umweltbedingten Prozesse. »Der Mensch wird am Du zum Ich« (Buber, 2014b, S. 28) und »Er wird zu dem Ich, dessen Du wir ihm sind!« (Feuser, 2004, S. 127). Damit präsentiert sich ein Themenkomplex, den ich in Anlehnung an Georg Feusers Ausführungen noch einmal aus erkenntnistheoretischer Sicht knapp ausführen möchte. »Erkennen« und »Handeln« bilden demnach essenzielle Aspekte, die ein grundlegendes Interaktionsfeld aufspannen. Feuser erläutert, dass die beiden Begriffe »sowohl als Operatoren höchst dynamischer Beziehungsprozesse wie als Attraktoren und Katalysatoren eines mehrdimensionalen Feldes pädagogischer Kooperation und Verantwortung beschrieben werden können« (ebd., S. 116). Was aber bedeutet das konkret? Erkenne ich behinderungsbedingte Benachteiligung als solche an, ist sie ein Ergebnis meines Wahrnehmungsprozesses der Umwelt und diversen Relationen gegenüber. Gleichzeitig werde ich durch das Erkennen eine Tatsache generieren, die mich aufgrund der »Dialektik von Erkennen und Handeln« zum Handeln verpflichtet (ebd., S. 117).

Um real anerkannte Diversität zu erzielen, müssten sich verschiedene Funktionssysteme abseits von ihren bisherigen Machtstrukturen bewegen. Ein bestehendes System kann sich jedoch nicht voraussetzungslos transformieren. Die Erkenntnis bildet die Prämisse, die eine Systemveränderung möglich macht.

Inklusion gestaltet sich als eine fortwährende, soziokulturelle Aufgabe. Die Zielvorstellung lautet, unter Wahrnehmung differenter Bedürfnisse zu kommunizieren und zu interagieren. Das macht einen interdisziplinären Diskurs für unsere Gegenwartsgesellschaft wertvoll. Vorhandene Spannungsfelder können sich nicht vollkommen auflösen, doch gewähren sie den Raum, die Synergie zu nutzen, um Entwicklungen und Wandel infolge des Erkennens zuzulassen. Ein Beharren auf starren Positionen hingegen führt zu Stagnation und Handlungsunfähigkeit.

Die Konversation über unsere Gesellschaft muss in der Allgemeinheit geführt werden und von Offenheit und Transparenz geprägt sein. Es bräuchte darüber hinaus Strukturen, die absichern, dass eine Bundesregierung Maßnahmen wie die Förderung eines nicht-invasiven Pränataltests öffentlich diskutiert, bevor sie die Forschung an solchen Verfahren mit finanziellen Mitteln bezuschusst (vgl. Braun & Könninger, 2017, S. 7f.). Auch Marginalisierungen ließen sich zunehmend vermeiden, beteiligte man »Betroffene« am Dialog. Viel zu selten kommen behinderte Menschen zu Wort. Sie werden – wie auch sonst – aus vielen Lebensbereichen fremdbestimmt ausgeschlossen und erhalten einen Sonderstatus. Erst wenn wir Menschen aus allen Bereichen in den Diskurs integrieren, existiert die Chance, deren Perspektive auf das gesellschaftliche Zusammenleben wahrzunehmen. Das wäre demokratisch. Human gestaltet sich in diesem Komplex ein Handeln, dass Familien den Rückhalt durch die Solidargemeinschaft in Aussicht stellt, anstatt dass sie sich allein verantworten müssen. Über diese Unterstützung ließe sich eine allgemeine Anerkennung und ein ausgewogeneres Verhältnis zwischen Rechten und Pflichten herbeiführen. Diese basalen Prozesse würden zwangsläufig auch eine Veränderung des Schwangerschaftsgeschehens mit sich führen. Darüber hinaus möchte ich einige weitere Überlegungen im Hinblick auf die Beziehung von Pränataldiagnostik und Schwangerschaft benennen.

Die Verschiebung von der Frage des Umgangs mit einer positiven Diagnose auf die Überlegung, ob das Untersuchungsgeschehen und eine Diagnose notwendig sind, bilden eine mögliche Alternative zu dem bislang praktizierten Vorgehen. Vielleicht ist es an der Zeit, die Schwangere, als

Spezialistin für ihre Lebenslage, in dem Moment der Aufklärung auch seitens der Mediziner*innen zu befragen, also zu ergründen, warum sie die Untersuchung macht, und bestehende Ängste zu thematisieren, anstatt zu erwarten, dass Frauen eine Nicht-Wahrnehmung der Untersuchungsvorgänge erklären. Im gemeinsamen Austausch ließe sich gegebenenfalls ein anderes Bewusstsein für den Kontext und für die Tragweite der Verfahren noch vor deren Nutzung entwickeln. Das erfordert ebenfalls eine medizinische Offenheit, die Maßnahmen der Prävention bereits zu Beginn in ihrem realen Kontext darzulegen: Es geht um die Feststellung von normativen Abweichungen und darum, diese zu verhindern. Da sich ein »Recht auf Nichtwissen« nicht ohne weiteres als neue Normalität etabliert, braucht es umso mehr die Chance eines offen geführten Dialoges. Das Schwangerschaftskonfliktgesetz sieht eine Beratung der Schwangeren vor, doch im Fall einer medizinischen Indikation weicht die Gesetzeslage, wie bereits in Kapitel 4.3.2 beschrieben, derzeit von dieser Regelung ab. In einem breit gefächerten Beratungskomplex existiert jedoch die Chance, das individuell wahrgenommene Dilemma zu diskutieren und seitens des Beraters/der Beraterin – unter Einbezug der persönlichen Ressourcen der Frau – verschiedene Lösungssoptionen zu präsentieren.

Darüber hinaus gestaltet es sich als eine Chance in der Kommunikation miteinander, schwangerschaftsbezogene Ängste auf ihr niedriges Risiko hin zu entlarven und Schwangerschaften als das zu benennen, was sie sind: unkontrollierbare Ereignisse mit in ihren Eigenschaften unvorhersehbaren Ergebnissen.

Insgesamt wäre es wünschenswert, die Themen der behinderungsbezogenen Diskriminierungen und Stigmatisierungen gesellschaftlich zu enttabuisieren und nicht zu postulieren, dass alle Menschen vor dem Gesetz gleichberechtigt sind. Normen können zu Normalität werden, das bedeutet aber nicht, dass sie es sind. Schon allein die Bezahlung der Menschen in den Behindertenwerkstätten unter Mindestlohn erfordert eine Kritik, die ebenso pädagogische Fachkräfte in die Verantwortung nimmt. Allgemein braucht es diesbezüglich viel mehr Aufklärung und Selbstkritik. Denn auch die pädagogische Disziplin bildet Umstände ab, die vor einem gleichberechtigten Menschenbild nicht zu legitimieren sind. Ein inklusiven Menschenbildes bedingt die Anerkennung und Akzeptanz des Anderen. Genau dann eröffnet sich ein Bild vom Menschen als: »Alle in Verschiedenheit« die Chance, die »Wiederherstellung der [solidarischen] Einheit des Menschen in der Menschheit« (Feuser, 2014, S. 48) zu erwirken. Das bedeutet für die Gegenwart: »[N]icht sterben lassen, sondern das Leben lebenswerter machen!« (Dörner, 2002, S. 142). Und das nicht nur für das Individuum, sondern gesamtgesellschaftlich unter solidarischen Bedingungen für alle »in der Jetztzeit, indem die *leere und homogene Zeit des Fortschritts* außer Kraft gesetzt w[ird]« (Jantzen, 2004, S. 264).

5 Bislang ein selektiver Weg …

Das Ziel dieses Buches ist es, verschiedene Perspektiven im Hinblick auf Pränataldiagnostik und das Recht auf Inklusion kritisch zu diskutieren. Dies macht auch den Blick auf vorhandene Ambivalenzen unvermeidlich. Pränataldiagnostik und das Recht auf Inklusion formen Gegenpole in einem Spannungsfeld, die sich als unvereinbar erweisen. Gerade deswegen ist ein Dialog unerlässlich. Die vorangegangenen Überlegungen resümierend, stellt die Pränataldiagnostik eine durch differenzierte gesellschaftliche Dimensionen abgesicherte Maßnahme der Selektion dar. In ihr fließen multifaktorielle Einflüsse der Macht und (Selbst-)Kontrolle im Rahmen der flexiblen Normalisierungstendenzen zusammen. Die Pränataldiagnostik realisiert sich, wie schon Degener und Köbsell 1992 formulierten, auch aktuell als »Neue Eugenik« der Moderne. Ihr primäres Ziel ist es, Behinderung zu vermeiden. Ihr Handlungsauftrag in Bezug auf den Präventionsbegriff lässt sich ebenso als selektiv bezeichnen, denn gegenwärtig existieren kaum Maßnahmen, die präventiv die Lebensbedingungen des Ungeborenen befördern könnten. Die Prävention bezieht sich somit auf das ungelebte Leben, das es aufgrund eines Merkmales zu verhindern gilt.

Die individuelle Entscheidung der Schwangeren, sich oder das ungeborene Kind dem (Leidens-)Druck zu entziehen, gestaltet sich in unserer Gegenwartsgesellschaft dilemmatisch. Häufig beeinflussen Unsicherheit und Angst oder auch der Wunsch nach Selbstbestimmung zum Teil unbewusst die Urteilsfindung. Der individuell verantwortete Entschluss kann nicht losgelöst von soziokulturellen Bedingungen gesehen, sondern muss eingebettet in gesellschaftliche Verhältnisse verstanden werden. Das behinderte Kind erscheint als ein medizinisch ausgewertetes, statistisches Risiko, dass sich nicht in den individuellen Lebensentwurf unter den gegenwärtigen gesellschaftlichen, ableistischen Umständen einpassen lässt. Politische Dimensionen entscheiden darüber, wie viele dieser Untersuchungsverfahren dem Individuum zuzumuten sind. Als Kritikpunkte in diesem Zusammenhang zu benennen sind: ein Ausschluss der Öffentlichkeit, die Bewilligung von Forschungsgeldern für pränatale Untersuchungsverfahren und eine nicht erfüllte Rechenschaftspflicht (vgl. Netzwerk gegen Selektion durch Pränataldiagnostik, 2017). Eine Erweiterung der in der Anwendung harmloseren Verfahren ändert vordergründig die Untersuchungspraxis, verhindert aber nicht die verbundenen Schwierigkeiten. Im Gegenteil erscheinen mit der Pränataldiagnostik verbundene Motive, die sich diskriminierend auf Behinderung auswirken, für das Individuum zunehmend undurchsichtig.

Das Phänomen Behinderung wird im Rahmen eindimensionaler Perspektiven nach medizinisch-funktionalen Kriterien bewertet. Im Paradigma von Normen und Normalität erscheint Behinderung als ein Abweichungsbestand. Infolgedessen zeigt sich das Phänomen Behinderung negativ konnotiert, als defizitär und leidvoll, und wird zum Gegenstand von Diskriminierungen und Stigmatisierungen. Alternativ präsentiert sich das Phänomen als mehrdimensional, als ein Ergebnis sozialer, wechselseitiger Austauschprozesse. Die Disability Studies erachten dies als einen Ausgangspunkt, um die Beziehungen und Spannungsfelder, die alle Menschen beeinflussen – und nicht nur behinderungsbezogene Benachteiligungen – zu erforschen. Einige Rechtsnormen, wie zum Beispiel die UN-Behindertenrechtskonventionen oder die Anti-Diskriminierungsgesetze, normieren die Gleichberechtigung, haben sich in der gesellschaftlichen Praxis aber noch nicht umfassend verwirklicht. Link (2004) und auch Waldschmidt (2003, 2010) beschreiben unsere postmoderne Gegenwartsgesellschaft anhand der Strukturen der flexiblen Normalisierungsgesellschaft. Das Phänomen Behinderung konstruiere den notwendigen Gegensatz, um Normalität herzustellen. Neben dem Fortschritt wirken sich, wie Dörner (2004) feststellt, insbesondere auch ökonomische Faktoren auf unsere Grenzen des Normalismus aus. Bröckling (2017) differenziert zwischen der Theorie der »Menschökonomie« nach Goldscheid und der »Humankapitaltheorie«, um den Menschen in diesem Feld zu verorten. Während der Mensch als Menschenökonom unter humanitären Ansichten agiert, um Produktivität mit einem Mehrwert zu strukturieren, sieht Bröckling in der Regulierung durch Maximierungstendenzen – anhand von Kosten-Nutzen-Bewertungen vergleichbar der Humankapital-Theorie – eine anstehende Krise.

In ethischen Dimensionen wird der Mensch nach utilitaristischen Erwägungen in Bezug auf seine Wertigkeit interpretiert (vgl. Feuser, 1998b). In der Konsequenz erscheint menschliches Leben nicht bedingungslos, sondern in den Theorien von Singer, Hoerster und Gillon auf unterschiedliche Weise an Voraussetzungen gebunden. Dies widerspricht unserem gültigen Würde-Konzept, das jedem Menschen ein Lebensrecht und Schutzbedürftigkeit zuspricht. Das Phänomen Behinderung stellt sich durch diesen »Pannwitz-Blick«, wie Dörner (2002) die Klassifizierung von Menschen beschreibt, auf besondere Weise als bedroht dar. Im Unterschied zu historischen Dimensionen von Menschenbildern, die Eugenik und Euthanasie als ein Ergebnis von Machtmechanismen entfalteten, zeigt sich die Diskriminierung und daraus resultierend die Tötung von Menschen weit weniger offensichtlich. Ich möchte in diesem Zusammenhang ebenso noch einmal auf die als harmlos wahrgenommenen nicht-invasiven Verfahren verweisen. Die Bioethik ist eine Disziplin der Moderne, die sich mit den neuzeitlichen dilemmatischen Konflikten konfrontiert sieht und Verfahren wie die Pränataldiagnostik im Hinblick auf ihr kontrainduziertes Verständnis diskutiert.

Die Bewertung eines Verfahrens gestaltet sich in Abhängigkeit der Perspektive und des jeweils gültigen Menschenbildes. In diesen Bewertungsansätzen entscheidet sich ebenfalls, ob das Recht auf Inklusion umgesetzt wird. Das bedeutet auch: Inklusion ist eine allgemeine, keine spezifisch pädagogische Aufgabe. Nur ein Ansatz, der alle Menschen als »einheitlich verschieden« ansieht und in dieser Differenz die Gleichheit begründet, erkennt die Unantastbarkeit der Würde an. Dieses Bild vom Menschen, wie auch Gehlen (2009) es umschreibt, berücksichtigt die Entwicklungsfähigkeit des Menschen aufgrund seiner Unbestimmtheit. In dieser Beziehung lässt sich Sprache – keineswegs nur als gesprochenes Wort zu fassen – als Entwicklungsbedingung und menschliches Problem ansehen. Denn Sprache ist, wie Feuser (1996) festhält, ein individuelles Verstehen und (be-) deutungsgebunden. Eine erste Chance, dieser Schwierigkeit zu begegnen, besteht darin, die Bedeutung des Mitleids in den sprachlichen Austauschprozessen zu ersetzen und anstatt dessen das Mitgefühl als solidarisch anzuerkennen.

Insgesamt zeigt sich hierin ein paradoxes Verhältnis, das unsere Gegenwartsgesellschaft ausmacht und das sich nicht nur partikular ökonomisch, politisch oder ethisch, sondern soziokulturell vollzieht. Rödler erkennt diese Prozesse als ein Ergebnis des Verlustes einer gemeinsamen Einheit seit der Aufklärung an (Rödler, 2013). Der Mensch, auf der Suche nach einem für ihn individuellen Sinn, hat den Wunsch, die Unwägbarkeiten zu kontrollieren.

Die Pränataldiagnostik steht somit beispielhaft für eine humanitäre Krise, die sich in diversen Bereichen manifestiert. Wie mir wichtig war zu zeigen, wirken diverse Faktoren in einem Wechselverhältnis zueinander. Einige dieser Perspektiven und Mechanismen konnte ich darstellen und in Beziehung zueinander setzen. Ein komplexes Verhältnis, wie es in unserer Gegenwartsgesellschaft existiert, lässt sich jedoch als fortwährender Reflexionsgegenstand begreifen. Vertiefend lassen sich diverse Ordnungen wie die Beziehungen von Macht und struktureller Gewalt ergänzen. Darüber hinaus können Verfahren wie die Präimplantationsdiagnostik oder auch Überlegungen zur aktiven Sterbehilfe aufgrund ihrer der Pränataldiagnostik ähnlichen Beschaffenheit ebenso in zukünftige Überlegungen einbezogen werden.

Mein Wunsch war es, den Leser*innen neue Perspektiven zu eröffnen beziehungsweise alte Sichtweisen nochmals zu fokussieren, da die angesprochenen Themen bislang nicht an Aktualität verloren haben. Im Gegenteil, es entwickelt sich im Pluralismus der Moderne eine Dynamik, die immer neue Verlockungen der Neuzeit hervorbringt. Der Mensch als form- und gestaltbares Objekt wirkt kontrollierbar. Auf dieser Basis wird aber auch der Diskurs um Pränataldiagnostik einer, der uns alle und nicht nur Einzelne betrifft. Die Relevanz des Themenfeldes ist mit Blick auf gegenwärtige Umstände und für zukünftige Wege gegeben. Die Sicherung unseres Würde-Konzepts stellt eine Grenzlinie und für uns alle eine gemeinschaftliche Aufgabe dar. Das Prinzip der menschlichen Würde erhält unsere menschliche Einheit, denn würde man die Diskussion um das Lebensrecht ad absurdum führen, wem bliebe dann noch eines? Dahingehend sind wir alle – als Menschen – aufgefordert, zu reflektieren und uns in Besinnung auf solidarische Prinzipien zu verständigen, denn »Demokratie ist im Grunde die Anerkennung, dass wir sozial genommen, alle füreinander verantwortlich sind« (Mann, 2021, S. 145).

Literatur

Achtelik, Kirsten (2015). *Selbstbestimmte Norm. Feminismus, Pränataldiagnostik, Abtreibung*. Berlin: Verbrecher Verlag.

Achtelik, Kirsten (2019). Eingeschränkte Entscheidungsfreiheit. Abtreibung und Selbstbestimmung: Drei Positionen. *Aus Politik und Zeitgeschichte. Zeitschrift der Bundeszentrale für politische Bildung (Themenheft Abtreibung), 69*, 27–29.

Aerzteblatt.de (2019). Nichtinvasive Pränataldiagnostik: Debatte um neuen vorgeburtlichen Bluttest. https://www.aerzteblatt.de/nachrichten/106687/Nichtinvasive-Praenataldiagnostik-Debatte-um-neuem-vorgeburtlichen-Bluttest (17.10.2019).

Antidiskriminierungsstelle (o.J.). Was ist rechtlich eine Diskriminierung? http://www.antidiskriminierungsstelle.de/SharedDocs/Downloads/DE/publikationen/Handbuch_Diskriminierungsschutz/Kapitel_2.pdf?__blob=publicationFile (02.02.2018).

Aurien, Ursula (1990). Humangenetik und Ethik. In Theo Bruns, Ulla Penselin & Udo Sierck, *Tödliche Ethik, Beiträge gegen Eugenik und »Euthanasie«* (S. 49–57). Hamburg: Verlag Libertäre Assoziation.

Bahrdt, Hans-Paul (2003). *Schlüsselbegriffe der Soziologie. Eine Einführung mit Lehrbeispielen*. München: C.H. Beck.

Barbery, Muriel (2009). *Die Eleganz des Igels*. München: DTV.

Baumgarten, Katja (2007). *Mein kleines Kind*. [DVD].

Behren, Dirk von (2019). Kurze Geschichte des Paragraphen 218 Strafgesetzbuch. *Aus Politik und Zeitgeschichte. Zeitschrift der Bundeszentrale für politische Bildung (Themenheft Abtreibung), 69*, 12–19.

Berrached, Anne Zohra (2016). *24 Wochen*. [Film]. Zero one film GmbH, Filmakademie Baden-Würtemberg; ZDF.

Berufsverband Medizinische Genetik & Deutsche Gesellschaft für Humangenetik (2001). Neufassung des §218a STGB (S. 42–43). https://www.medgenetik.de/sonderdruck/1995-360.PDF (03.02.2018).

Binding, Karl & Hoche, Alfred (1920). *Die Freigabe der Vernichtung lebensunwerten Lebens. Ihr Maß und ihre Form*. Berlin: Berliner Wissenschafts-Verlag.

Braun, Kathrin (2000). Kann man über alles reden? Bioethik und demokratischer Diskurs. In Christian Mürner, Adelheid Schmitz & Udo Sierck (Hrsg.), *Schöne, heile Welt? Biomedizin und Normierung des Menschen* (S. 175–187). Hamburg: Verlag Libertäre Assoziation & Verlag der Buchläden Schwarze Risse /Rote Straße.

Braun, Kathrin, Grüber, Katrin & Könninger, Sabine (2017). Partizipation in technisch-gesellschaftlichen Innovationsprozessen mit fragmentierter Verantwortung am Beispiel der nicht-invasiven Pränataldiagnostik. IMEW Projekt gefördert vom Bundesministerium für Bildung und Forschung.

Braun, Kathrin & Könninger, Sabine (2017). Pränataldiagnostik – Die »organisierte Verantwortungslosigkeit«?! In Netzwerk gegen Selektion durch Pränataldiagnostik, Pränataldiagnostik: eine organisierte Verantwortungslosigkeit?! Dokumentation der Netzwerktagung 2017, Rundbrief 29.

BR Fernsehen (2019). Wie viel darf ein Mensch kosten? https://www.ardmediathek.de/video/kontrovers/wie-viel-darf-ein-mensch-kosten/br-fernsehen/Y3JpZDovL2JyLmRlL3ZpZGVvL2YzZDAxZDQ4LTVmZGUtNDhkMy04ZmFjLTA2ODE4NGRmNTg4ZQ/ (29.04.2021).

Bröckling, Ulrich (2017). *Gute Hirten führen sanft. Über Menschenregierungskünste*. Berlin: Suhrkamp.

Bruns, Theo, Penselin, Ulla & Sierck, Udo (2009). *Tödliche Ethik. Beiträge gegen Eugenik und »Euthanasie«*. Hamburg: Verlag Libertäre Assoziation.

Buber, Martin (2014a). *Der Weg des Menschen nach der chassidischen Lehre*. München: Gütersloher Verlagshaus.

Buber, Martin (2014b). *Ich und Du*. Stuttgart: Reclam.

Bundesärzteordnung (1987). http://www.gesetze-im-internet.de/b_o/BJNR018570961.html (26.01.2017).

Bundesministerium der Justiz (2010). Gendiagnostikgesetz. http://www.gesetze-im-internet.de/gendg/index.html (25.03.2022).

Bundeszentrale für gesundheitliche Aufklärung (2010). *Pränataldiagnostik – ein Handbuch für Fachkräfte aus Medizin und Beratung*. Köln: Eigenverlag.

Bundeszentrale für gesundheitliche Aufklärung (2011). *Pränataldiagnostik – Informationen über Beratung und Hilfen bei Fragen zu vorgeburtlichen Untersuchungen* (akt. Aufl.) Köln: Eigenverlag. https://publikationen.sexualaufklaerung.de/fileadmin/redakteur/publikationen/dokumente/13625300.pdf (04.02.2022).

Bundeszentrale für gesundheitliche Aufklärung (2020). *Pränataldiagnostik. Beratung, Methoden und Hilfen. Ein Überblick*. Köln: Eigenverlag.

Caritas (2017a). Inklusion inklusive. https://www.caritas-konstanz.de/angeboteundhilfen/menschenarbeitgeben/integrationsbetriebe/seehoernlehotelgasthaus/seehoernlehotelgasthaus (23.12.2017).

Caritas (2017b). Inklusiv für alle! https://www.caritas-regensburg.de/aktuelles/presse/inklusiv-fuer-alle (23.12.2017).

Caritas (2017c). Migration und Integration. https://www.caritas.de/fuerprofis/fachthemen/migration/fachthema-migration (23.12.2017).

Cloerkes, Günther (2007). *Soziologie der Behinderten*. Heidelberg: Edition S.

Däubler-Gmelin, Herta (2003). Biomedizin und die Grenzen der Gesetzgebung. In Oliver Tolmein & Walter Schweidler (Hrsg.), *Was den Menschen zum Menschen macht* (S. 83–98). Münster, Hamburg, London: LIT Verlag.

Dederich, Markus (2000). *Behinderung – Medizin – Ethik. Behindertenpädagogische Reflexionen zu Grenzsituationen am Anfang und Ende des Lebens*. Bad Heilbrunn: Klinkhardt.

Dederich, Markus (2012). *Körper, Kultur, Behinderung. Eine Einführung in die Disability Studies*. Bielefeld: transcript.

Dedreux, Natalie (2017). Wortbeitrag in der Wahlarena am 11.09.2017 [Video]. https://www.bing.com/videos/search?q=Natalie+Dedreux&&view=detail&mid=6FAB037EA918630C03F46FAB037EA918630C03F4&&FORM=VDRVRV. (03.02.2018).

Dedreux, Natalie (2019). Petition: Menschen mit Down-Syndrom sollen nicht aussortiert werden! https://www.change.org/p/menschen-mit-downsyndrom-sollen-nicht-aussortiert-werden-ich-will-nicht-dass-die-krankenkasse-den-bluttest-bezahlt-goeringeckardt-tonihofreiter-dietmarbartsch-swagenknecht-c-lindner-andrea nahlesspd-rbrinkhaus (08.04.2019).

Degener, Theresia & Köbsell, Swantje (1992). *»Hauptsache, es ist gesund«? Weibliche Selbstbestimmung unter humangenetischer Kontrolle*. Hamburg: Konkret Literatur Verlag.

dejure.org (o. J. a). Strafgesetzbuch, §218. https://dejure.org/gesetze/StGB/218.html (02.02.2021).

dejure.org (o. J. b). Strafgesetzbuch (o. J. b). §219. https://dejure.org/gesetze/StGB/219.html (02.02.2021).

Deutscher Bundestag (2017). Regelungssystematik der §§218, 218a StGB, Sachstand WD 7 – 3000–161/17.

Deutscher Bundestag (2019). Stenografischer Bericht 95. Sitzung; Plenarprotokoll 19/95. https://www.bundestag.de/dokumente/textarchiv/2019/kw15-de-genetische-bluttests-633704 (15.10.2019).

Digitales Wörterbuch der deutschen Sprache (o. J. a). leiden. https://dwds.de/wb/leiden (02.02.2018).

Digitales Wörterbuch der deutschen Sprache (o. J. b). Diskriminierung. https://dwds.de/wb/Diskriminierung (17.01.2018).

Digitales Wörterbuch der deutschen Sprache (o. J. c). Intrauterin. https://dwds.de/wb/intra uterin (07.02.2018).

Dobel, Sabine (2016). Kind mit Downsyndrom. Eltern klagen auf Schadenersatz. *Der Spiegel*. http://www.spiegel.de/gesundheit/schwangerschaft/kind-mit-downsyn drom-eltern-klagen-auf-schadenersatz-a-1075665.html (02.02.2018).

Doherr, Silke (2007). *Die Professionalisierung der Behindertenpädagogik zur Qualitätsentwicklung und -sicherung in Einrichtungen und Diensten für behinderte Menschen*. Oldenburg: Isensee Verlag.

Dörner, Klaus (2002). *Tödliches Mitleid. Zur Sozialen Frage der Unerträglichkeit des Lebens*. Neumünster: Die Brücke.

Dörner, Klaus (2004). Das Menschenbild der biotechnischen Medizin. In Sigrid Graumann, Katrin Grüber, Jeanne Nicklas-Faust, Susanna Schmidt & Michael Wagner-Kern (Hrsg.), *Ethik und Behinderung. Ein Perspektivenwechsel* (S. 154–162). Frankfurt am Main, New York: Campus.

Dörner, Klaus (2006). Ärztliche Ethik und Menschenbild. In Matthias Girke, Jörg-Dietrich Hoppe, Peter Matthiessen & Stefan N. Willich (Hrsg.), *Medizin und Menschenbild. Das Verständnis des Menschen in Schul- und Komplementärmedizin* (S. 41–50). Köln: Deutscher Ärzte-Verlag.

Elevit (2012). Elevit Ratgeber. https://www.elevit.de/static/documents/broschuere_kin derwunsch_DE.pdf (03.02.2018).

Embryonenschutzgesetz (1991). https://www.gesetze-im-internet.de/eschg/BJNR 027460990.html (17.01.2018).

Feuser, Georg (1996). Zum Verhältnis von Menschenbild und Integration – »Geistigbehinderte gibt es nicht!«. Vortrag vom 29.10.1996 im Österreichischen Parlament in Wien. http://bidok.uibk.ac.at/library/feuser-menschenbild.html (12.01.2018).

Feuser, Georg (1998a). Die Würde des Menschen ist antastbar. http://bidok.uibk.ac.at/library/feuser-wuerde.html?hls=Die (02.02.2018).

Feuser, Georg (1998b). Pädagogik im Spannungsfeld von Bioethik und Menschenwürde. https://www.georg-feuser.com/wp-content/uploads/2020/06/Eth-P%C3%A4d-3-Vortrag-Halle-1998-HOMEPAGE-30-05-2020.pdf (04.02.2022).

Feuser, Georg (2001). Prinzipien einer inklusiven Pädagogik. http://bidok.uibk.ac.at/library/beh2-01-feuser-prinzipien.html (01.04.22).

Feuser, Georg (2002). Integration, Allgemeine Pädagogik und Erziehungswissenschaften – ein neu zu bestimmendes Verhältnis. Vortrag am 11./12.10.2002 am Institut EZW Uni Innsbruck. https://www.georg-feuser.com/wp-content/themes/pdf/Integration_Allgemeine_Paedagogik_und_Erziehungswissenschaft.pdf (02.04.2022).

Feuser, Georg (2004). Erkennen und Handeln. Integration – eine conditio sine qua non humaner menschlicher Existenz. *Behindertenpädagogik, 43*(2), 115–135.

Feuser, Georg (2012). Eine zukunftsfähige »Inklusive Bildung« – keine Sache der Beliebigkeit! Vortrag vom 06.06.2012. https://www.georg-feuser.com/wp-content/themes/pdf/Feuser__G._Zukunftsf_hige_Inklusive_Bildung_HB_06_06_2012.pdf (02.04.2022).

Feuser, Georg (2013a). Was braucht der Mensch? Teilhabe und Inklusion – eine humanwissenschaftliche Begründung. Vortrag am 24.06.2013 im Rahmen des Kongresses »Herausforderung Inklusion?«. http://docplayer.org/21470575-Was-braucht-der-mensch-teilhabe-und-inklusion-eine-humanwissenschaftliche-begruendung-1-georg-feuser.html (01.02.2018).

Feuser, Georg (2013b). Die »Kooperation am Gemeinsamen Gegenstand« – ein Entwicklung induzierendes Lernen. In Georg Feuser & Joachim Kutscher (Hrsg.), *Entwicklung und Lernen* (S. 282–293). Stuttgart: Kohlhammer.

Feuser, Georg (2014). Bildung und Förderung im Kontext von Integration und Inklusion. Ein Essay. In Willehad Lanwer (Hrsg.), *Bildung für alle – Beiträge zu einem gesellschaftlichen Schlüsselproblem*. Gießen: Psychosozial-Verlag.

Flexikon (o. J.). Genfer Gelöbnis. https://flexikon.doccheck.com/de/Genfer_%C3%84rztegel%C3%B6bnis (04.02.2022).

Foucault, Michel (1983). *Der Wille zum Wissen. Sexualität und Wahrheit 1*. Frankfurt am Main: Suhrkamp.

Fuchs, Peter (2015). Inklusion/Exklusion – theoretische Präzisierungen. In Ingeborg Hedderich, Gottfried Biewer, Judith Hollenweger & Reinhard Markowetz (Hrsg.), *Handbuch Inklusion und Sonderpädagogik*. Bad Heilbrunn: Verlag Julius Klinkhardt.

Gehlen, Arnold (2009). *Der Mensch. Seine Natur und seine Stellung in der Welt*. Wiebelsheim: AULA-Verlag.

Gemeinsamer Bundesausschuss (2017). Pressemitteilung: Methodenbewertung. Möglichkeiten und Grenzen vorgeburtlicher Diagnostik: G-BA bringt Entscheidungshilfe für werdende Eltern auf den Weg. https://www.g-ba.de/presse/pressemitteilungen/668/ (19.02.2019).

Gemeinsamer Bundesausschuss (2019a). Beschluss des Gemeinsamen Bundesausschusses über eine Änderung der Mutterschafts-Richtlinien (Mu-RL): Nicht-invasive Pränataldiagnostik zur Bestimmung des Risikos autosomaler Trisomien 13, 18 und 21 mittels eines molekulargenetischen Tests (NIPT) für die Anwendung bei Schwangerschaften mit besonderen Risiken. https://www.g-ba.de/downloads/39-261-3955/2019-09-19_B_Mu-RL_NIPT_WZ_.pdf (22.10.2019).

Gemeinsamer Bundesausschuss (2019b). Pressemitteilung: Methodenbewertung.

Nicht-invasive Tests bei Risikoschwangerschaften: G-BA fordert zur Stellungnahme auf. https://www.g-ba.de/presse/pressemitteilungen/789/ (07.04.2019).

Geipel, A., Gembruch, U. & Berg, C. (2010a). Techniken der pränatalen Diagnostik. In Werner Rath, Ulrich Gembruch & Stephan Schmidt (Hrsg.), *Geburtshilfe und Perinatalmedizin. Pränataldiagnostik – Erkrankungen – Entbindungen* (S. 87–93). Stuttgart, New York: Thieme.

Geipel, A., Gembruch, U. & Berg, C. (2010b). Schwangerschaftsabbruch: Rechtliche Regelungen und Durchführungen. In Werner Rath, Ulrich Gembruch & Stephan Schmidt, (Hrsg.), *Geburtshilfe und Perinatalmedizin. Pränataldiagnostik – Erkrankungen – Entbindungen* (S. 119–123). Stuttgart, New York: Thieme.

Gerspach, Manfred & Mattner, Dieter (2004). *Institutionelle Förderprozesse von Menschen mit geistiger Behinderung*. Stuttgart: Kohlhammer.

Gillon, Ranaan (2003). Die Tötung des Zwillings als Nothilfe-Handlung? In Oliver Tolmein & Walter Schweidler (Hrsg.), *Was den Menschen zum Menschen macht* (S. 99–110). Münster, Hamburg, London: LIT Verlag.

Gleiss, Gerlef (2000). Behinderte Menschen – Selbstbestimmung = weniger soziale Absicherung? In Christian Mürner, Adelheid Schmitz & Udo Sierck (Hrsg.), *Schöne, heile Welt? Biomedizin und Normierung des Menschen* (S. 79–96). Berlin: Verlag Libertäre Assoziation und Verlag der Buchläden Schwarze Risse /Rote Straße.

Goffman, Erving (1973). *Asyle. Über die soziale Situation psychiatrischer Patienten und anderer Insassen*. Frankfurt am Main: Suhrkamp.

Goffman, Erving (2014). *Stigma. Über Techniken der Bewältigung beschädigter Identität*. Frankfurt am Main. Suhrkamp.

Graumann, Sigrid (2002). Was ist Bioethik? Zum wissenschaftlichen Selbstverständnis einer umstrittenen Disziplin. http://www.imew.de/index.php?id=238 (17.12.2017).

Graumann, Sigrid (2004). Ethik und Behinderung – warum ist ein Perspektivenwechsel notwendig? In Sigrid Graumann, Katrin Grüber, Jeanne Nicklas-Faust, Susanna Schmidt & Michael Wagner-Kern (Hrsg.), *Ethik und Behinderung. Ein Perspektivenwechsel* (S. 20–24). Frankfurt am Main, New York. Campus.

Griese, Karin (2000). Kind nach Maß? Frauen und pränatale Diagnostik. In Christian Mürner, Adelheid Schmitz & Udo Sierck (Hrsg.), *Schöne, heile Welt? Biomedizin und Normierung des Menschen* (S. 97–124). Berlin: Verlag Libertäre Assoziation und Verlag der Buchläden Schwarze Risse /Rote Straße.

Grundgesetz BRD (o.J.). http://www.gesetze-im-internet.de/gg/BJNR000010949.html (01.02.2018).

Grundrechteschutz: Recht auf informationelle Selbstbestimmung (o.J.). https://www.grundrechteschutz.de/gg/recht-auf-informationelle-selbstbestimmung-272 (25.04.21).

Gesellschaft für Qualität in der außerklinischen Geburtshilfe e.V. (2021). Geburtenzahlen in Deutschland. http://quag.de/quag/geburtenzahlen.htm (10.05.2021).

Henn, Wolfram (2004). *Warum Frauen nicht schwach, Schwarze nicht dumm und Behinderte nicht arm dran sind. Der Mythos von den guten Genen*. Freiburg im Breisgau: Herder.

Hoerster, Norbert (2008). Wann beginnt das Recht auf Leben? http://www.bpb.de/gesellschaft/umwelt/bioethik/33779/standpunkt-hoerster (11.01.208).

Hoerster, Norbert (2015). *Neugeborene und das Recht auf Leben*. Frankfurt am Main: Suhrkamp.

Hontschik, Bernd (2019). »Totalschaden« – Wie das Gesundheitssystem die Medizin zerstört. *Frankfurter Rundschau*. https://www.fr.de/politik/krankenhaus-aerzte-geraten-immer-mehr-unter-druck-dramatischen-folgen-10966265.html (27.04.21).

Hucklenbroich, Christina (2010, 18. August). Auf Herz und Nieren geprüft. *Frankfurter Allgemeine Zeitung*.

Hügli, Anton & Lübcke, Poul (2013). *Philosophie-Lexikon. Personen und Begriffe der abendländischen Philosophie von der Antike bis zur Gegenwart*. Reinbek bei Hamburg: Rowohlt.

Huxley, Aldous (2008). *Schöne neue Welt*. Frankfurt am Main: Fischer.

InteressenGemeinschaft Kritische Bioethik Deutschland (o. J.). Organspende-Aufklaerung.de. https://www.organspende-aufklaerung.de/organspende_ueber_uns.html (02.02.2018).

Jantzen, Wolfgang (o. J.). Materialistische Behindertenpädagogik als basale und allgemeine Pädagogik. http://basaglia.de/Artikel/Materialistische%20BHP.htm (02.02.2018).

Jantzen, Wolfgang (2001). Nicht Zellhaufen, nicht Person. Postmoderne Ethik und Embryonenschutz. *Forum Wissenschaft, 18*(4), 47–51.

Jantzen, Wolfgang (2004). *Materialistische Anthropologie und postmoderne Ethik. Methodologische Studien*. Bonn: Pahl-Rugenstein.

Jantzen, Wolfgang (2015). Inklusion als Paradiesmetapher? Zur Kritik einer unpolitischen Diskussion und Praxis. Vortrag beim Inklusionspädagogischen Wochenende in Dorum, 13.–15.03.2015. https://userpages.uni-koblenz.de/~proedler/autsem/ipame.pdf (11.02.19).

Jantzen, Wolfgang (2017). »Sondermütter«. Rezension von Mareice Kaiser: Alles inklusive. Aus dem Leben mit meiner behinderten Tochter. S. Fischer-Verlag, Frankfurt/M. 2016, ISBN 978-3-596-290606-4, € 14,99. http://basaglia.de/Artikel/Rezension%20Kaiser.pdf (14.04.2019).

Jantzen, Wolfgang (2018). Kolonialität der Behinderung und Dekolonisierung. In Thomas Hoffman, Wolfgang Jantzen & Ursula Stinkes (Hrsg.), *Empowerment und Exklusion. Zur Kritik der Mechanismen gesellschaftlicher Ausgrenzung* (S. 189–198). Gießen: Psychosozial-Verlag.

Kaiser, Mareice (o. J.). Kaiserinnenreich. http://kaiserinnenreich.de/ (14.04.2019).

Kaiser, Mareice (2016). *Alles inklusive, Aus dem Leben mit meiner behinderten Tochter*. Frankfurt am Main: Fischer.

Klemm, Klaus (2013). Inklusion in Deutschland – eine bildungsstatistische Analyse. https://www.unesco.de/fileadmin/medien/Dokumente/Bildung/Studie_Inklusion_Klemm_2013.pdf (03.02.2018).

Klinkhammer, Gisela (1996). Abtreibung: Wann beginnt das Lebensrecht? *Deutsches Ärzteblatt, 93*(34–35). https://www.aerzteblatt.de/archiv/2516/Abtreibung-Wann-beginnt-das-Lebensrecht (26.03.2021).

Klinkhammer, Gisela (2001). Die Unverfügbarkeit menschlichen Lebens. *Deutsches Ärzteblatt, 98*(22), A1440–A1442.

Klinkhammer, Gisela (2003). Pränatale Diagnostik. Engere Grenzen für Spätabtreibungen. *Deutsches Ärzteblatt*, (8), 351.

Köppe, Julia (2017). Downsyndrom führt meist zu Abtreibung. *Spiegel Gesundheit*. https://www.spiegel.de/gesundheit/schwangerschaft/down-syndrom-neun-von-zehn-frauen-treiben-ab-a-1138841.html (01.04.2022).

Koppermann, Silke (2017). Begrüßung der Teilnehmerinnen und Tagesgäste. In Netzwerk gegen Selektion durch Pränataldiagnostik, Pränataldiagnostik: eine organisierte Verantwortungslosigkeit?! Dokumentation der Netzwerktagung 2017, Rundbrief 29.

Krauthausen, Raul (o. J.). Raul Krauthausen. http://raul.de/ (06.02.2018).

Kuhlmann, Andreas (2004). Akzeptanz ist zu wenig: Behinderte zwischen Angleichung und Abweichung. In Sigrid Graumann, Katrin Grüber, Jeanne Nicklas-Faust, Susanna Schmidt & Michael Wagner-Kern (Hrsg.), *Ethik und Behinderung. Ein Perspektivenwechsel* (S. 52–57). Frankfurt am Main, New York: Campus.

Kuhse, Helga & Singer, Peter (1993). *Muß dieses Kind am Leben bleiben? Das Problem schwerstgeschädigter Neugeborener*. Erlangen: Harald Fischer Verlag.

Landeszentrale für politische Bildung (o. J.). Die wichtigsten Etappen zur Gleichberechtigung. Auswirkungen von Artikel 3 des Grundgesetzes. https://www.lpb-bw.de/publikationen/stadtfra/frauen4.htm (22.04.21).

Lanwer, Willehad (2009). Die Bedeutung der dialogischen Philosophie Martin Bubers für die Behindertenpädagogik. In Peter Rödler, Ernst Berger & Wolfgang Jantzen (Hrsg.), *Es gibt keinen Rest! Basale Pädagogik für Menschen mit schwersten Beeinträchtigungen* (S. 65–85). Weinheim, Basel: Beltz.

Lanwer, Willehad (2014). Philosophisch-anthropologische Perspektiven auf Bildung für alle. In ders. (Hrsg.), *Bildung für alle. Beiträge zu einem gesellschaftlichen Schlüsselproblem* (S. 57–86). Gießen: Psychosozial-Verlag.

Lebenshilfe (o. J.). Das Oldenburger Baby ist tot. https://www.lebenshilfe.de/aus-dem-leben/familie/oldenburger-baby-ist-tot/ (03.04.2022).

Levc, Barbara (2008). *Mutterschaft von Frauen mit Behinderungen. Soziale Reaktionen und Zugang zu Angeboten für Schwangere, Gebärende und Eltern*. Saarbrücken: VDM Verlag Dr. Müller.

Levinas, Emmanuel (2005). *Humanismus des anderen Menschen*. Hamburg: Meiner.

LifeCodexx (2019a). PraenaTest. http://lifecodexx.com/fuer-schwangere/ (15.04.2021).

LifeCodexx (2019b). PraenaTest – FAQ. https://lifecodexx.com/faq-service/faq/ (15.04.2021).

LifeCodexx (2022). WM-1131-DE-016_PraenaTest_Arztbroschuere_Screen_Einzelseiten.pdf (lifecodexx.com) (02.04.2022).

Link, Jürgen (2004). »Irgendwo stößt die flexibelste Integration schließlich an eine Grenze« – Behinderung zwischen Normativität und Normalität. In Sigrid Graumann, Katrin Grüber, Jeanne Nicklas-Faust, Susanna Schmidt & Michael Wagner-Kern (Hrsg.), *Ethik und Behinderung. Ein Perspektivenwechsel* (S. 130–140). Frankfurt am Main, New York: Campus.

Link, Jürgen (2006). *Versuch über den Normalismus. Wie Normalität produziert wird*. Göttingen: Vandenhoeck & Ruprecht.

Luhmann, Niklas (1996). Inklusion und Exklusion. In Helmut Berding (Hrsg.), *Nationales Bewußtsein und kollektive Identität. Studien zur Entwicklung des kollektiven Bewußtseins in der Neuzeit 2* (S. 15–45). Frankfurt am Main: Suhrkamp.

Lossau, Norbert (2017). Forscher wollen Erbgut von Embryonen verändern. Welt https://www.welt.de/gesundheit/article163248847/Forscher-wollen-Erbgut-von-Embryonen-veraendern.html (01.05.21).

Mann, Heinrich (2021). *Anfang und Ziel ist der Mensch. Texte eines Idealisten*. Wiesbaden: Marix Verlag.

Maturana, Humberto R. & Varela, Francisco J. (2012). *Der Baum der Erkenntnis. Die biologischen Wurzeln menschlichen Erkennens*. Bern, München, Wien: Fischer.

Menschenrechtserklärung (1948). https://www.amnesty.de/alle-30-artikel-der-allgemeinen-erklaerung-der-menschenrechte (01.02.2018).

Moskopp, Werner (2009). Einführung: Der Ort der Bioethik in der Philosophie https://www.bpb.de/gesellschaft/umwelt/bioethik/33715/bioethik-und-philosophie (16.03.2021).

Mürner, Christian, Schmitz, Adelheid & Sierck, Udo (2000). Vorwort. In dies. (Hrsg.), *Schöne, heile Welt? Biomedizin und Normierung des Menschen* (S. 7–10). Berlin: Verlag Libertäre Assoziation und Verlag der Buchläden Schwarze Risse /Rote Straße.

Mutterpass (2020). https://www.g-ba.de/downloads/17-98-4161/2020-02-20_G-BA_Mutterpass_web.pdf (10.02.2022).

Mutterschafts-Richtlinien (2020). https://www.g-ba.de/downloads/62-492-2301/Mu-RL_2020-08-20_iK-2020-11-24.pdf (10.02.2022).

Nemec, Birgit & Zimmer, Fabian (2019). Wie aus Umweltforschung die genetische Pränataldiagnostik entstand. Über eine Methodenverschiebung in der Vorsorge um 1970. *N.T.M., 27*, 39–78. https://link.springer.com/content/pdf/10.1007/s00048-019-00207-w.pdf (10.04.21).

Netzwerk gegen Selektion durch Pränataldiagnostik (2017). Feministisches Positionspapier des Netzwerks gegen Selektion durch Pränataldiagnostik. Weder sogenannter Lebensschutz noch neoliberaler Feminismus. In dass., Pränataldiagnostik: eine organisierte Verantwortungslosigkeit?! Dokumentation der Netzwerktagung 2017, Rundbrief 29.

Netzwerk Pränataldiagnostik (1995). http://www.netzwerk-praenataldiagnostik.de/startseite.html (06.02.2018).

Oberlandesgericht Karlsruhe (2020). Urteil vom 19.02.2020 – 7 U 139/16.

Organisation für wirtschaftliche Zusammenarbeit und Entwicklung (2017). Dare to share. http://www.oecd-ilibrary.org/social-issues-migration-health/dare-to-share-deutschlands-weg-zur-partnerschaftlichkeit-in-familie-und-beruf_9789264263420-de (12.01.2018).

Passarge, Eberhard & Rüdiger, Hugo W. (1979). *Genetische Pränataldiagnostik als Aufgabe der Präventivmedizin. Ein Erfahrungsbericht mit Kosten/Nutzen-Analyse*. Stuttgart: Ferdinand Enke Verlag.

PND-Beratung (2017). Nicht-invasive Untersuchungen. http://www.pnd-beratung.de/was-ist-pnd/nicht-invasive-untersuchungen/nicht-invasive-untersuchungen.html (02.02.2018).

Rau, Johannes (2004). Ethik und Behinderung – In welcher Gesellschaft wollen wir leben? In Sigrid Graumann, Katrin Grüber, Jeanne Nicklas-Faust, Susanna Schmidt & Michael Wagner-Kern (Hrsg.), *Ethik und Behinderung. Ein Perspektivenwechsel* (S. 12–19). Frankfurt am Main, New York: Campus.

Reichsgesetzblatt (1933). Gesetz zur Verhütung erbkranken Nachwuchses. https://www.landesarchiv-bw.de/stal/grafeneck/grafeneck02_1.htm#:~:text=Das Gesetz zur Verhütung erbranken,an angeborenen körperlichen Missbildungen litten (02.04.2022).

Rödler, Peter (o.J.). Ein inklusives Menschenbild – 3 Versuche. https://userpages.uni-koblenz.de/~proedler/autsem/menschenbild.pdf (29.01.2018).

Rödler, Peter (2012a). Kein Missverständnis! Zur tödlichen Logik der Argumentation Peter Singers. *Behindertenpädagogik, 51*, 54–65.

Rödler, Peter (2012b). Integration gegen Behinderungen, Allgemeine Pädagogik für alle. Bedingungen für ein inklusives Gemeinwesen. https://userpages.uni-koblenz.de/~luetjen/sose12/e_h.pdf (Stand vom 02.02.2018).

Rödler, Peter (2013). Menschen(ge)recht – Anthropologische Grundüberlegungen zu einer menschlichen Qualität. In Markus Dederich, Heinrich Greving, Christian Mürner & Peter Rödler (Hrsg.), *Behinderung und Gerechtigkeit. Heilpädagogik als Kulturpolitik* (S. 37–53). Gießen: Psychosozial-Verlag.

Rödler, Peter (2014). Kültütel Cesitliligin Önemi Üzerine – Hepsi Bircoktur – Icselleme Tartismalari Acisindan. Inklusion und Integration – alle sind viele. http://politeknik.de/alle-sind-viele-zur-bedeutung-kultureller-vielfalt-aus-sicht-der-inklusionsdebatte-prof-dr-peter-roedler-universitaet-koblenz-2/ (29.01.2018).

Rösner, Hans-Uwe (2010). Inklusion allein ist zu wenig! Plädoyer für eine Ethik der Anerkennung. In Markus Dederich, Heinrich Greving, Christian Mürner & Peter Rödler (Hrsg.), *Inklusion statt Integration? Heilpädagogik als Kulturtechnik* (S. 126–141). Gießen: Psychosozial-Verlag.

Rösner, Hans-Uwe (2014). *Behindert sein – behindert werden. Texte zu einer dekonstruktiven Ethik der Anerkennung behinderter Menschen*. Bielefeld: transcript.

Rüffer, Corinna (o.J.). Bioethik. https://www.corinna-rueffer.de/behindertenpolitik/bioethik/ (30.04.2021).

Saal, Fredi (2006). Behindertsein I – Bedeutung und Würde aus eigenem Recht oder: Die Unantastbarkeit des menschlichen Lebens als Postulat der Vernunft. http://bidok.uibk.ac.at/library/beh4-98-behindertsein.html (23.10.2017).

Schulz, Sandra (2017). *»Das ganze Kind hat so viele Fehler«. Die Geschichte einer Entscheidung aus Liebe*. Reinbek bei Hamburg: Rowohlt.

Schumann, Monika (1989). Vom Sozialdarwinismus zur modernen Reproduktionsmedizin und zur pränatalen Diagnostik – Gibt es eine Kontinuität? *Behindertenpädagogik, 28*(2), 134–157.

Schwangerschaftskonfliktgesetz (1992). http://www.gesetze-im-internet.de/beratungsg/BJNR113980992.html (03.02.2018).

Schweidler, Walter (2003). Bioethik zwischen Norm- und Nutzenkultur. In Oliver Tolmein & Walter Schweidler (Hrsg.), *Was den Menschen zum Menschen macht* (S. 1–10). Münster, Hamburg, London: LIT Verlag.

Schweidler, Walter (2006). Normkultur versus Nutzkultur: Worüber streitet die Bioethik? In Thomas S. Hoffmann & Walter Schweidler (Hrsg.), *Normkultur vs. Nutzenkultur*. Berlin: De Gruyter.

Schweidler, Walter (2008). Bioethik als Verantwortungsprinzip. Bioethik, Biopolitik und Biorechtswissenschaft. https://www.bpb.de/gesellschaft/umwelt/bioethik/33719/bioethik-als-verantwortungsprinzip (10.02.2022).

SGB VIII (o.J.). https://www.gesetze-im-internet.de/sgb_8/BJNR111630990.html (02.02.2018).

SGB IX (o.J.). https://dejure.org/gesetze/SGB_IX_a.F./2.html (02.02.2018).

Sieradzka, Monika (2018). Abtreibungsdebatte als politische Wunderwaffe? *mdr*. https://www.mdr.de/nachrichten/welt/osteuropa/ostblogger/abtreibungsdebatte-polen-100.html (10.02.2022).

Sierck, Udo (2000). Fitnesswahn und Ausgrenzung. In Christian Mürner, Adelheid

Schmitz & Udo Sierck (Hrsg.), *Schöne, heile Welt? Biomedizin und Normierung des Menschen* (S. 73–77). Berlin: Verlag Libertäre Assoziation und Verlag der Buchläden Schwarze Risse /Rote Straße.

Singer, Peter (2013). *Praktische Ethik*. Stuttgart: Reclam.

Smykowski, Judyty (2014). »Inspiration Porn« – In Erinnerung an Stella Young. Leitmedien.de. http://leidmedien.de/aktuelles/inspiration-porn-stella-young/ (22.01.2018).

Spaemann, Robert (2003). Die Herausforderung der Zivilisation. In Oliver Tolmein & Walter Schweidler (Hrsg.), *Was den Menschen zum Menschen macht* (S. 11–20). Münster, Hamburg, London: LIT Verlag.

Spaemann, Robert (2006). Töten oder sterbenlassen? *Aufklärung und Kritik* (Sonderheft 11), 80–88. http://www.gkpn.de/Spaemann_Euthanasie.pdf (03.02.2018).

Statistisches Bundesamt (2021). Schwangerschaftsabbrüche. DeStatis. https://www.destatis.de/DE/ZahlenFakten/GesellschaftStaat/Gesundheit/Schwangerschafts abbrueche/Tabellen/RechtlicheBegruendung.html (14.12.2017).

Stein, Anne-Dore (2009). Integration als gesellschafts- und bildungspolitische Aufgabe. In Peter Rödler, Ernst Berger & Wolfgang Jantzen (Hrsg.), *Es gibt keinen Rest! Basale Pädagogik für Menschen mit schwersten Beeinträchtigungen* (S. 40–53). Weinheim, Basel: Beltz.

Stiftung Anerkennung und Hilfe (o.J.). http://www.stiftung-anerkennung-und-hilfe.de/DE/Aufarbeitung/Zwischenergebnisse/zwischenergebnisse.html (14.03.21).

Stiftung für das behinderte Kind (o.J. a). http://www.stiftung-behindertes-kind.de/start seite.html (03.02.2018).

Stiftung für das behinderte Kind (o.J. b). http://www.stiftung-behindertes-kind.de/stif tungsarbeit/schwerpunkte/down-syndrom.html (03.02.2018).

Stowasser, J.M., Petschenig, M. & Skutsch, F. (1998). *Stowasser, Lateinisch – deutsches Schulwörterbuch*. München: Oldenbourg Schulbuchverlag.

Streeck, Nina (2015). »Ein Embryo hat kein Recht auf Leben«. Interview. *NZZ am Sonntag*. https://www.nzz.ch/nzzas/nzz-am-sonntag/philosoph-peter-singer-ein-embryo -hat-kein-recht-auf-leben-1.18547574 (02.02.2018).

Tolmein, Oliver (1993). *Wann ist der Mensch ein Mensch? Ethik auf Abwegen*. München, Wien: Hanser.

Tolmein, Oliver (2003). Bioethik und der Zusammenhang von Individuum und Gesellschaft. In Oliver Tolmein & Walter Schweidler (Hrsg.), *Was den Menschen zum Menschen macht*. Münster, Hamburg, London: LIT Verlag.

Tolmein, Oliver (2011). Molekulare Gentests: ethisch bedenklich, öffentlich gefördert. *FAZ*. https://blogs.faz.net/biopolitik/2011/08/25/molekulare-gentests-ethisch-be denklich-oeffentlich-gefoerdert-192/ (03.02.2018).

Tolmein, Oliver & Schweidler, Walter (Hrsg.). (2003). *Was den Menschen zum Menschen macht*. Münster, Hamburg, London: LIT Verlag.

Toussaint, Iris (2016). *Ein unvorstellbares Dilemma – Die Pränataldiagnostik*. Film des WDR. YouTube. https://www.youtube.com/watch?v=o1MisjVqY34 (03.02.2018).

UN-Behindertenrechtskonvention (2006). https://www.behindertenrechtskonvention.info/in-kraft-treten-der-konvention-3138/ (17.01.2018); https://www.behinder tenrechtskonvention.info/inklusion-3693/ (17.01.2018); https://www.behinder tenrechtskonvention.info/definition-von-behinderung-3121/ (06.02.2018).

Übereinkommen über Menschenrechte und Biomedizin (1997). https://www.coe.

int/t/dg3/healthbioethic/texts_and_documents/DIRJUR(97)5_German.pdf (02.02.2018).

Vetter, Karl Friedrich (2009). Der Rand ist die Mitte! Gedanken zum 60. Geburtstag von Prof. Dr. Georg Feuser, für den Pädagogik stets Gesellschaftspolitik ist. In Peter Rödler, Ernst Berger & Wolfgang Jantzen (Hrsg.), *Es gibt keinen Rest! Basale Pädagogik für Menschen mit schwersten Beeinträchtigungen* (S. 7–14). Weinheim, Basel: Beltz.

von der Leyen, Ursula (2006). Grußwort: »Man sieht nur mit dem Herzen gut«. In Stiftung für das behinderte Kind, *Broschüre – Vorsorge aus Liebe zum Kind*. Berlin: Eigenverlag.

von Weizsäcker, Richard (1993). Ansprache von Bundespräsident Richard von Weizsäcker bei der Eröffnungsveranstaltung der Tagung der Bundesarbeitsgemeinschaft Hilfe für Behinderte. http://www.bundespraesident.de/SharedDocs/Reden/DE/Richard-von-Weizsaecker/Reden/1993/07/19930701_Rede.html (02.02.2018).

Waldschmidt, Anne (2002). Kritik der Bioethik, Anmerkungen zum neuen Institut Mensch, Ethik und Wissenschaft. http://www.bdwi.de/forum/archiv/archiv/441582.html (03.02.2018).

Waldschmidt, Anne (2003). Risiken, Zahlen, Landschaften. Pränataldiagnostik in der flexiblen Normalisierungsgesellschaft. In Petra Lutz, Thomas Macho, Gisela Staupe & Heike Zirden (Hrsg.), *Der [Im]perfekte Mensch – Metamorphosen von Normalität und Abweichung* (S. 95–107). Köln: Vandenhoeck & Ruprecht.

Waldschmidt, Anne (2006). Pränataldiagnostik im gesellschaftlichen Kontext. https://www.imew.de/de/barrierefreie-volltexte-1/volltexte/praenataldiagnostik-im-gesellschaftlichen-kontext (15.04.21).

Waldschmidt, Anne (2010). Warum und wozu brauchen die Disability Studies die Disability History? Programmatische Überlegungen. In Elsbeth Bösl, Anne Klein & Anne Waldschmidt (Hrsg.), *Disability History – Konstruktionen von Behinderung in der Geschichte. Eine Einführung* (S. 13–27). Bielefeld: transcript.

Waldschmidt, Anne & Schneider, Werner (2007). Disability Studies und Soziologie der Behinderung. Kultursoziologische Grenzgänge – eine Einführung. In dies. (Hrsg.), *Disability Studies, Kultursoziologie und Soziologie der Behinderung. Erkundungen in einem neuen Forschungsfeld* (S. 9–30). Bielefeld: transcript.

WHO – World Health Organization (1980). International Classification of Impairments, Disabilities and Handicaps. A Manuel of Classification Relating to the Consequences of Disease. http://apps.who.int/iris/bitstream/10665/41003/1/9241541261_eng.pdf (02.02.2018).

WHO – World Health Organization (2005). Internationale Klassifikation der Funktionsfähigkeit, Behinderung und Gesundheit. http://www.dimdi.de/dynamic/de/klassi/downloadcenter/icf/stand2005/ (02.02.2018).

Wesolowski, Kathrin (2017). Wo Menschen mit Behinderung eine Heimat finden, Besuch in der Lebensgemeinschaft Bingenheim. Hessenschau. http://www.hessenschau.de/gesellschaft/wo-menschen-mit-behinderungen-eine-heimat-finden,inklusion-bingenheim-102.html (20.12.2017).

Wieden, Lotta (2017). Alltag in der DDR. Die Wochenkrippen-Kinder. Deutschlandfunk Kultur. https://www.deutschlandfunkkultur.de/alltag-in-der-ddr-die-wochenkrippen-kinder.976.de.html?dram:article_id=379620 (11.03.2019).

Wieland, Wolfgang (2006). Medizin als praktische Wissenschaft – Die Frage nach ihrem

Menschenbild. In Matthias Girke, Jörg-Dietrich Hoppe, Peter Matthiessen & Stefan N. Willich (Hrsg.), *Medizin und Menschenbild. Das Verständnis des Menschen in Schul- und Komplementärmedizin* (S. 9–27). Köln: Deutscher Ärzte-Verlag.

Wildfeuer, Armin G. (2007). »Normalität« und »Menschenbild«. Überlegungen im Kontext der Bestimmung des Begriffs »Behinderung«. In Friedhelm Eller & Armin G. Wildfeuer (Hrsg.), *Problemkontexte kindlicher Entwicklung* (S. 13–56). Münster: Verlag Barbara Budrich.

Wolff, Gerhard (2004). »Behinderung« – Die medizinische Sicht. In Sigrid Graumann, Katrin Grüber, Jeanne Nicklas-Faust, Susanna Schmidt & Michael Wagner-Kern (Hrsg.), *Ethik und Behinderung. Ein Perspektivenwechsel* (S. 25–35). Frankfurt am Main, New York: Campus.

Wunder, Michael (2009). Forschung ohne Einwilligung – Ein Prüfstein für humane Bedingungen für alle. In Peter Rödler, Ernst Berger & Wolfgang Jantzen (Hrsg.), *Es gibt keinen Rest! Basale Pädagogik für Menschen mit schwersten Beeinträchtigungen* (S. 54–64). Weinheim, Basel: Beltz.

Wunder, Michael (o. J.). Von der Schwangerenvorsorge zur Menschenzüchtung – Pränataldiagnostik und Reproduktionsmedizin am Scheideweg. Gen-ethisches Netzwerk e.V. https://www.gen-ethisches-netzwerk.de/index.php/von-der-schwangerenvorsorge-zur-menschenzuchtung-pranataldiagnostik-und-reproduktionsmedizin-am (03.02.2018).

Wuketits, Franz M. (1999). Biologismus. *Spektrum.de*. http://www.spektrum.de/lexikon/biologie/biologismus/8707 (17.12.2017).

Wygotski, L. S. (1975). Zur Psychologie und Pädagogik der kindlichen Defektivität. *Die Sonderschule*, (2), 65–72.

Anhang

Schwangerschaftsabbrüche

Jahr	2012	2013	2014	2015	2016	2017	2018	2019	2020
Insgesamt	106 815	102 802	99 715	99 237	98 721	101 209	100 986	100 893	99 948
Rechtliche Begründung									
Medizinische Indikation	3 326	3 703	3 594	3 879	3 785	3 911	3 815	3 875	3 809
Kriminologische Indikation	27	20	41	20	28	20	20	17	29
Beratungsregelung	103 462	99 079	96 080	95 338	94 908	97 278	97 151	97 001	96 110
Dauer der Schwangerschaft von ... bis ... vollendete Wochen									
unter 12	104 069	100 002	96 935	96 442	95 892	98 496	98 168	97 974	97 074
12 bis 21	2 299	2 238	2 196	2 161	2 199	2 059	2 163	2 271	2 226
22 und mehr	447	562	584	634	630	654	655	648	648
vorangegangene Lebendgeborene									
Keine	42 616	40 506	39 261	38 793	38 506	39 627	40 417	40 537	40 663
1	27 914	26 718	25 316	24 869	24 259	24 036	23 051	22 510	22 001
2	24 387	23 711	23 159	23 111	22 863	24 069	24 005	24 124	23 700
3	8 355	8 260	8 310	8 533	8 895	8 995	9 023	9 229	9 279
4	2 409	2 431	2 509	2 597	2 724	2 906	2 955	2 929	2 804
5 und mehr	1 134	1 176	1 160	1 334	1 474	1 576	1 535	1 564	1 501

Die Tabelle zum Thema "Schwangerschaftsabbrüche nach rechtlicher Begründung, Dauer der Schwangerschaft und vorangegangenen Lebendgeborenen" mit weiteren Informationen findet sich auch im Informationssystem der **Gesundheitsberichterstattung**.

Anzahl der Schwangerschaftsabbrüche in Deutschland nach rechtlicher Begründung, Dauer der Schwangerschaft und vorangegangenen Lebendgeborenen im Zeitvergleich ab 2012. Stand: März 2021 (Quelle: Statistisches Bundesamt. https://www.destatis.de/DE/ZahlenFakten/GesellschaftStaat/Gesundheit/Schwangerschaftsabbrueche/Tabellen/RechtlicheBegruendung.html [25.03.2022]).

Wolfgang Jantzen

Behindertenpädagogik als synthetische Humanwissenschaft

Sozialwissenschaftliche und methodologische Erkundungen

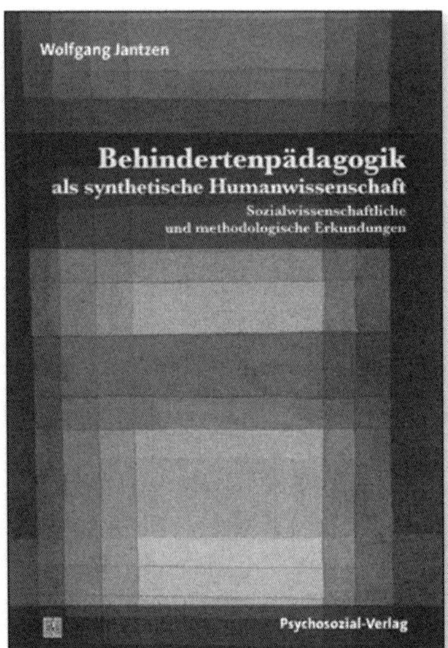

2019 · 394 Seiten · Broschur
ISBN 978-3-8379-2881-5

»Wolfgang Jantzen ist im deutschsprachigen Raum in besonderer Weise für die Rezeption und Weiterentwicklung der Arbeiten der Kulturhistorischen Schule zu danken.«

Georg Feuser

Behindertenpädagogik als synthetische Humanwissenschaft ist auf die Vermittlung von Individuum und Gesellschaft unter Einbezug der biologischen, psychologischen und sozialen Ebenen menschlicher Existenz ausgerichtet. Ihre sozialwissenschaftliche Öffnung gegenüber einer reduktionistischen Heil- und Sonderpädagogik erfordert die Aneignung unterschiedlicher sozialwissenschaftlicher Debatten als Untersuchungsinstrumente für die soziale Konstruktion von Behinderung. Mit den Themenbereichen »Marxismus und Behinderung«, »Behinderung und Feld der Macht« sowie »Inklusion und Kolonialität« eröffnet Wolfgang Jantzen Zugänge zu einem vertieften Verständnis menschlicher Existenz – stets im Kontext allgemeiner anthropologischer und pädagogischer Fragestellungen, die weit über den Bereich der Behinderung hinausreichen. Als wesentliche Vertiefung sozialwissenschaftlicher Reflexion des eigenen Faches und der eigenen Tätigkeit konkretisieren sie den tief greifenden Paradigmenwechsel im Denken über Behinderung und Behindertenpädagogik, zu dem der Autor zentrale Beiträge geleistet hat.

Spyridon-Georgios Soulis, Lucia Kessler-Kakoulidis

Inklusive Kulturschöpfung

Wie Menschen mit und ohne Behinderungen zur Entwicklung unserer Gesellschaft beitragen

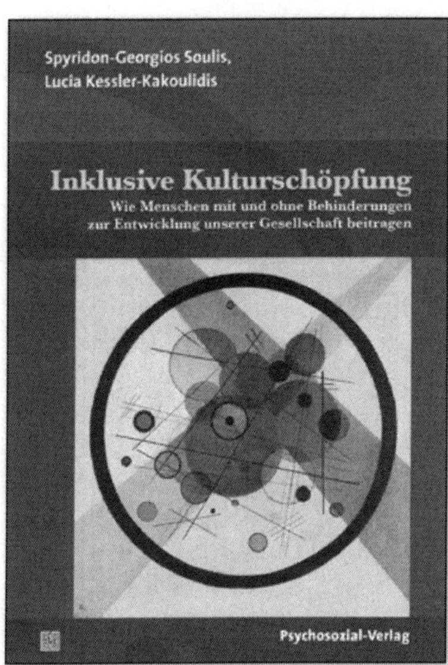

2020 · 192 Seiten · Broschur
ISBN 978-3-8379-2978-2

Alle Kulturschöpfer sind gleich, aber manche sind gleicher!?

Jeder Mensch trägt zur Kultur bei. Das heißt, auch Menschen mit Behinderungen sind aktiv am kulturellen Prozess beteiligt. Spyridon-Georgios Soulis und Lucia Kessler-Kakoulidis zeigen, dass Behinderung ein soziales Konstrukt ist, das Betroffene benachteiligt und daran hindert, gleichberechtigt an der Gesellschaft teilzunehmen. Um Ausgrenzung, Isolation und Stigmatisierung vorzubeugen, plädieren sie für mehr Toleranz sowie für die Anerkennung der individuellen Ausdrucksmöglichkeiten anderer Menschen und setzen sich für einen interkulturellen Austausch ein. Nur so lassen sich Vorurteile und Ängste vor dem angeblich »Fremden« abbauen.
Anhand von Fallbeispielen verdeutlichen Soulis und Kessler-Kakoulidis, wie Lehrerinnen und Lehrer den kulturellen Beitrag ihrer Schülerinnen und Schüler mit einer Behinderung wahrnehmen und fördern können. Durch gegenseitiges Verständnis und uneingeschränkten Respekt werden in jedem von uns Lern- und Entwicklungsprozesse angeregt und gesellschaftlicher Fortschritt forciert.